国家科学技术学术著作出版基金资助出版

中国道地药材——苍术

主　编　郭兰萍　黄璐琦
副主编　张　燕　詹志来　周　洁　王　升

上海科学技术出版社

图书在版编目(CIP)数据

中国道地药材——苍术/郭兰萍,黄璐琦主编.—上海:上海科学技术出版社,2019.11

ISBN 978-7-5478-4573-8

Ⅰ.①中… Ⅱ.①郭… ②黄… Ⅲ.①苍术-研究 Ⅳ.①R282.71

中国版本图书馆CIP数据核字(2019)第190332号

审图号:GS(2019)4675号

本书出版得到以下课题资助:

国家自然基金重大项目(81891014)

国家重点研发计划(2017YFC1700701)

财政部中央本级专项(2060302)

中国道地药材——苍术

主编 郭兰萍 黄璐琦

上海世纪出版(集团)有限公司
上海科学技术出版社 出版、发行

(上海钦州南路71号 邮政编码200235 www.sstp.cn)

上海盛通时代印刷有限公司印刷

开本 787×1092 1/16 印张 17.5

字数 350千字

2019年11月第1版 2019年11月第1次印刷

ISBN 978-7-5478-4573-8/R·1916

定价:128.00元

本书如有缺页、错装或坏损等严重质量问题,请向工厂联系调换

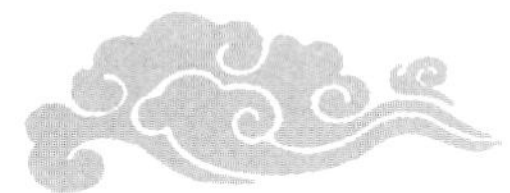

编委会

（按姓氏笔画排序）

王　升　中国中医科学院中药资源中心
王　晓　山东省分析测试中心
王　凌　中国中医科学院中药资源中心
王红阳　湖北中医药大学药学院
王铁霖　中国中医科学院中药资源中心
邓爱平　中国中医科学院中药资源中心
冯学锋　中国中医科学院中药资源中心
刘　伟　山东省分析测试中心
刘大会　湖北中医药大学药学院
池秀莲　中国中医科学院中药资源中心
孙　楷　中国中医科学院中药资源中心
孙宇章　贵州中医药大学
向增旭　南京农业大学园艺学院
杨　光　中国中医科学院中药资源中心
杨　野　昆明理工大学生命科学与技术学院
杨　健　中国中医科学院中药资源中心
何雅莉　中国中医科学院中药资源中心
张小波　中国中医科学院中药资源中心
张　霁　云南省农业科学院
张　燕　中国中医科学院中药资源中心
张泽坤　中国中医科学院中药资源中心
张培成　中国医学科学院药物研究所
欧阳臻　江苏大学药学院
周　利　中国中医科学院中药资源中心
周　洁　济南大学生物科学与技术学院
赵青红　昌信科学仪器公司
郝庆秀　中国中医科学院中药资源中心
郭兰萍　中国中医科学院中药资源中心
黄璐琦　中国中医科学院
康传志　中国中医科学院中药资源中心
韩邦兴　皖西学院科技处
彭华胜　安徽中医药大学
蒋待泉　中国中医科学院中药资源中心
蒋靖怡　中国中医科学院中药资源中心
曾　燕　中国中药有限公司
詹志来　中国中医科学院中药资源中心
穆　婧　中国中医科学院中药资源中心

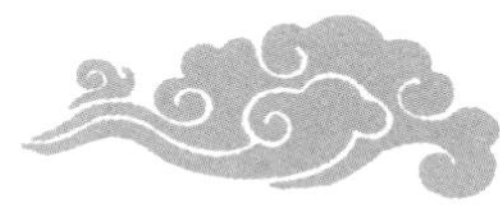

内容提要

本书是一部关于中国道地药材苍术的学术专著，旨在为道地药材相关研究提供参考与示范。本书主要以苍术为切入点，对苍术道地性的历史演变、遗传结构与道地性、生态环境与道地性、道地性化学成分特征及现代生产技术等方面进行了较为系统和全面的探讨，通过理论结合实践，为道地药材的科学研究提供新思路和新观点。

本书不仅适合医药院校生药学专业、中药学专业的本科生、研究生及教师阅读和参考，同时可为从事中药材道地性研究的科研人员提供有益借鉴。

序 言

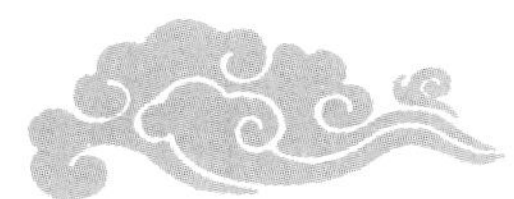

转眼间，关于道地药材的研究已有二十余载。其间，我们的团队发表了不少有关道地药材的论述，涉及道地药材的生物学本质、道地药材的连续变异及鉴别、道地药材的多基因数量遗传、道地药材形成的逆境效应、道地药材的地理标志产品本质及知识产权保护等，还出版了几部有关道地药材的著作。同时，研究团队召开了以“道地药材品质特征及其成因的系统研究”为主题的第390次香山科学会议，主持了国家自然基金重大项目中药道地性研究、国家自然基金重点项目道地药材的环境机制研究，值得庆贺的是，其中有关道地药材形成的机制及应用研究获得了国家科技进步二等奖。

二十多年来，对于道地药材的研究从未间断，道地药材已然成为我们工作生活的一部分。在我们所参与的各类政府规划、项目建议中，作为优质中药的代名词，道地药材也一直被列为一个重要方向。道地药材不仅是我们研究组的核心研究内容，也已经被列为整个中药研究领域的核心内容。如果真的能领会并用现代科学语言阐明道地药材的科学内涵，那么中药研究中面临的很多问题也就迎刃而解了。

作为中医药的精髓，道地药材的科学内涵及理论博大精深，很难用一两句话来概括。我们常常向业内外人士阐述道地药材的概念，解释“道地药材”和“地道药材”两个提法的区别，回答道地药材的品质是否确实如传说中优良、优在哪里，分析道地药材的形成过程，以及移栽后的品质变化等，此类问题，或简单或复杂，不一而足。

由此，我们想到，道地药材的表型特征千差万别，其形成机制各不相同，其保护和利用也各有侧重，但其研究方法和思路却异曲同工。因此，如果能完整地展示道地药材苍术研究的全过程，不但可以为其他道地药材的研究提供示范，还能更好地帮助人们理解道地药材的相关理论，本书正是在这种情况下编著的。

苍术作为典型的道地药材之一，不仅道地产区明确，且表型明确。本书以苍术为载体，系统整理了本研究组二十多年的研究内容，从文献考证、表型变异、遗传结构、环境适应特征、炮制加工、栽培等多个方面阐释了道地药材苍术研究的全过程及取得的成果。需要说明的是，虽然我们在对苍术的研究中投入了大量的时间和精力，但由于研究初期对道地药材认知的局限以及技术方法的限制，对于苍术的研究尚不够透彻，苍术研究依然任重道远。尤其是近年来各种组学，特别是系统生物学的飞速发展，为道地药材的研究提供了前所未有的机遇，我们确信未来在苍术的道地性研究方面会取得更大的进展。

回首望去，道地药材不仅仅是我们的研究对象，理解和解读道地药材科学内涵、继承和发展道地药材事业，已成为我们的信念！

本书书名《中国道地药材——苍术》，苍术只是一例，我们期待更多的道地药材研究能集结成册，供广大道地药材研究者参考。

中国工程院院士

中国中医科学院院长

2019 年 7 月

前言

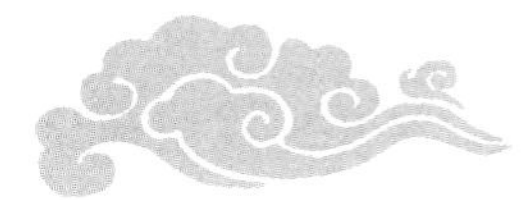

中药材是中医临床物质基础，其品质优劣与质量稳定直接关系到临床疗效。历代医家在长期的实践总结中，采用固定产地的方法对影响中药材品质的基原、生境、加工等多种因素加以综合控制，从而形成了道地药材。道地药材是中药中用量最大、效果最好、经济价值最高的公认优质中药材。常用500种中药中，道地性明显的药材200种，但其用量却占到80%。可见，道地药材在某种程度上就是优质中药材的代名词。

中药材道地性的理论溯源于距今2 000多年前的《神农本草经》，所谓“土地所出，真伪陈新”，就是强调中药材要讲求道地性。之后历代本草都不乏中药道地性或道地药材相关的理念和记载。20世纪80年代之后，道地药材相关研究进入发展期。1986年，国家中医药管理局首次确定了“中药道地药材研究”课题。1989年，胡世林主编了中国第一部论述道地药材的专著——《中国道地药材》。1997年，黄璐琦等发表了《“道地药材”的生物学探讨》，从生物学的角度对道地药材进行阐述，认为“道”的形成是基因型与环境之间相互作用的产物，“道”是指生物学上的“居群”。

21世纪以来，道地药材相关研究方兴未艾。以科技部与国家中医药管理局共建的“国家道地药材重点实验室培育基地”和国家中医药管理局“道地药材遗传与环境机制重点研究室”为代表的很多研究机构或团队，就道地药材文献考证及历史变迁、道地药材的多基因遗传本质、道地药材形成的逆境效应、道地药材连续变异及表型特异性、道地药材特色栽培及产地加工、道地药材地理标志产品特征及知识产权保护等相关内容展开广泛而深入的研究。其间，《道地药材理论与文献研究》《道地药材品质保障技术研究》《道地药材特色栽培及产地加工技术规范》《道地药材“黄金”图谱精粹》等著作相继问世。

虽然道地药材生产和保护中的很多问题还未解决，如一些道地药材资源濒危的问题，各地盲目引种和无序发展道地药材的问题，道地药材生产技术不成熟及化肥农药等投入品的违规使用问题，其他药材冒充道地药材等，但道地药材的研究、保护和生产所取得的成就达到了前所未有的深度和广度。2011年2月，以“道地药材品质特征及其成因的系统研究”为主题的第390次香山科学会议学术讨论会在北京成功召开。2017年颁布的《中华人民共和国中医药法》将道地药材定义为：道地药材是指经过中医临床长期应用优选出来的，产在特定地域，与其他地区所产同种中药材相比，品质和疗效更好，且质量稳定，具有较高知名度的中药材，并明文“鼓励采取地理标志产品保护等措施保护道地中药材”；2018年，国家自然基金委支持我国中药领域第一个重大专项“中药道地性研究”；2018年12月18日，由农业农村部联合国家药品监督管理局、国家中医药管理局共同下发了《全国道地药材生产基地建设规划（2018—2025年）》，表明“健康中国”引领中药材需求由量向质转变，道地药材产地建设迎来“天时、地利、人和”的历史机遇。

本书首先介绍了道地药材研究的理论基础，然后以苍术为切入点，从苍术道地性的历史演变、资源分布、表型特征、遗传背景、环境成因、生产技术等方面进行了较为系统和全面的探讨，阐发了一些新思路和新观点，全书理论研究与实例分析有机结合。希望本书的出版能够为从事道地药材研究的广大师生和科研工作者提供有益的参考。

本书是一系列相关研究项目成果的总结，相关研究得到国家自然基金重大项目(81891014)、国家重点研发计划(2017YFC1700701)，财政部中央本级专项(2060302)的支持。

道地药材的研究依然任重道远，如何把祖先留给我们的宝贵遗产继承好、发展好、利用好，这是当前的重要课题。期待越来越多的中药人投入到道地药材的研究中来。

编　者

2019年7月

目录

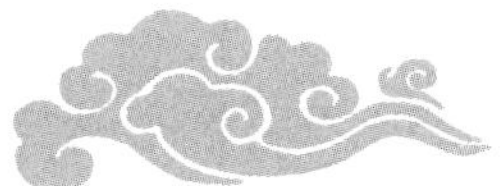

第一章 道地药材研究的理论基础

第二章
苍术道地药材资源

第三章 苍术道地药材表型特征

第四章
苍术道地药材形成原因

第五章
环境胁迫与苍术道地药材的形成

第六章
苍术生产技术研究

第七章
麸炒对苍术挥发油的影响及其与道地性的关系

第一章 道地药材研究的理论基础

第一节　道地药材的概念、属性、分类及历史沿革

一、道地药材的概念

不少学者试图对道地药材（常见的英文翻译有 daodi herbs、geoherbs、geoauthentic herbs）的概念进行描述，各家的表述不尽相同，但内容基本一致。如谢宗万先生认为，道地药材是指在特定自然条件、生态环境的地域内所产的药材，因生产较为集中，栽培技术、采收加工也都有一定的讲究，以致较同种药材在其他地区所产者品质佳、疗效好、为世人所公认而久负盛名者。2011 年，第 390 次香山会议对道地药材进行了定义："道地药材是指经过中医临床长期应用优选出来的，在特定地域，通过特定生产过程所产的，较其他地区所产的同种药材品质佳、疗效好，具有较高的知名度的药材。"这一描述后来被《中华人民共和国中医药法》采纳（第二十三条）。

由于有品质优良的内涵，业内外一些人士有时也会将"道地药材"称为"地道药材"。实际上，"道"是中国古代的行政区划单位，如唐贞观元年（627 年），唐太宗将全国依山川形胜分为十道，可见"道"为唐代的国家一级行政区划。孙思邈《千金要方》中专设"药出州土"，按"道"列出了各地所产的药材。可见，"道地药材"的提法不仅包含着"地道"（即优质）的意思，更强调了这种"地道"与特定地域的密不可分。因此，"道地药材"的内涵要远比"地道药材"丰富，这个概念不应混淆。

道地性（geoherblism）是道地药材所具有各种专属性状的总称，也可以将其视为道地药材特有表型的高度概括，它可能包括道地药材外观性状好、高产、易贮藏、抗虫、抗病、化学成分具有独特的自适应特征并且含量相对较高、临床疗效好等诸多优良性状的全部或部分特征。其中，作为中医药的物质基础，化学成分组成特异并且含量相对较高是道地性的物质基础，更是其优质性的核心。

二、道地药材的属性

（一）具有特定的质量标准和公认的临床疗效

道地药材在长期适应当地独特生境的过程中，通常会在药材外观、质地及化学成分等方面表现出一定特异性，常具皮薄、个大、高产、肉厚、油多等特性。如人参加工品边条红参体长、芦长、形体优美；辽细辛气味浓烈、辛香；北五味肉厚、色鲜、质柔润；宁夏枸杞粒大饱满、色红、肉厚、油润、籽少、味甜微苦；潞党参皮细嫩、紧密、质坚韧等。青海大黄（道地药材）中蒽醌衍生物含量高，泻下作用明显，而黑龙江产大黄（非道地药材）鞣质含量高，反而有止泻作用；陕西秦皮道地药材有效成分含量比四川的高；四川厚朴道地药材所含酚类

是江西产厚朴的6倍；黄芪的道地产区在山西，湖北引种的黄芪，植株较高大，根部分枝多质硬，味不甜而微苦。道地药材在化学成分上的差异，最终可能会导致其临床疗效的不同。例如，广州产穿心莲道地药材，抗菌作用远较福建、安徽产者为优。独特的质量特征造就了道地药材独特的临床疗效，道地药材因临床疗效好而副作用小受到中医临床及患者的普遍欢迎。

需要说明的是，虽然有效成分或指标性成分含量是评价中药品质的重要指标，但大量研究表明，作为一种优质药材的标准，道地药材次生代谢的独特的自适应特征通常更多地表现为各种化学成分的配比和组合，而非某些化学成分（尤其是指标性）含量越高可能越好。此外，研究表明，初生代谢产物如糖类、脂类、蛋白类等对道地药材品质的贡献不可忽视。如茅苍术道地药材的化学成分多样性更丰富，均一性更好，而非某一两种化学成分极端高，同时，茅苍术的蛋白质、多糖等组分的含量也相对较高。可见，道地性，尤其是其在化学成分上自适应的特征表现为“表型独特，品质和谐”。

（二）具有明显地域性

道地药材这一概念形成和发展的全过程都离不开特定产地，其本质是同一药材在不同产地中质量最佳者，特定地域是道地药材形成的必要条件。我国历代医家对此早有深刻认识，《本草经集注》云：“诸药所生，皆有其界。”《新修本草》云：“离其本土，则效异。”《本草衍义》云：“凡用药必须择土地所宜者，则药力具用之有据。”其中的“本土”“土地”即包括土壤、水、光、温度、地形等在内的环境因子。近代关于道地药材的研究表明，道地药材是“天地人药合一”的产物，是由一个涉及天（气候）、地（地形、地貌及土壤）、生（生物）、人（人为影响）的复杂的巨系统，特定生境是道地药材形成的动力。作为特定地理环境的产物，道地性被认为是特定种质长期适应环境的结果。即使是道地药材的种子或种苗，离开了道地产区，所生产出的药材也不是道地药材，而是非道地药材。由于道地药材与非道地药材遗传背景往往非常相似，环境因素在道地药材品质的形成中起着极其重要的作用。不少道地药材从名称上就能看出地域，道地药材名称的表示方法一般为“地名＋药材名”，如怀牛膝、怀菊花、温郁金、杭白菊、川芎、茅苍术、岷当归、巴戟天、蜀椒、秦椒、秦皮、吴茱萸、阿胶、代赭石等。

需要注意的是，由于气候环境的渐变特征，导致道地和非道地药材并非是截然可分的，而是同样具有渐变的特征。加上各种行政划分的不断变化，在道地药材产区不应简单地用行政区划来界定。通常，山脉、河流、城市化等导致气候骤然变化或生境改变的区域可作为界定道地药材的边界。

（三）具有丰富的文化内涵

道地药材的形成与我国特有的地理、文化背景及中医药理论有关，世界其他民族和国家均未见到道地药材的提法。道地药材的理念根植于传统中医药理论，来源于生产实践。它是一项古人评价优质中药材质量的独特标准，也是我国珍贵的文化遗产。道地药材不仅是自然的产物，同时也是社会生产力发展的产物。道地药材的人文因素包括生产技术、临床选择、文化传播、市场交通、社会政治等。对于种养殖药材而言，生产加工技术（这里包括栽培、养殖、采收、炮制、养护等过程)是影响道地药材品质形成的重要因素之一。如四川江油与陕西汉中均大量生产附子和附片,但因栽培和炮制技术不尽相同,药材质量迥异,江油附子一直是人们公认的道地药材。道地药材栽培生产反映了当地群众的药材耕作技术水平。不同的生产加工技术对其各种性状,及药材内在活性成分的积累和分布具有选择性,栽培历史愈悠久,技术愈成熟,道地药材的特性就愈突出。同时,对道地药材的使用反映出中医对中药性味功效、临床特点、毒副作用等知识和理论的深刻认识和理解,是中医医疗用药水平的重要标志之一。因此,文化内涵是道地药材重要的特征之一,道地药材因其具有的文化特征更显珍贵。文化内涵使道地药材区别于一般天然产品,也使其成为具有知识产权属性的一类特殊天然产品。

(四)具有较高经济价值

由于有着适宜道地药材原植物生长发育及品质形成的特定生态环境,道地药材在道地产区种植规模相对较大,栽培加工技术先进,生产成本低,加之质量优良,市场信誉好,具有良好竞争优势,具有较高经济效益。通常,道地药材的市场价均较同类非道地药材高。如川产花椒的收购价为其他产区的 2 倍;宁夏枸杞的市场价通常为其他非道地枸杞的 2～3 倍。不少道地药材不仅是当地农村及山区的重要的经济支柱,并在一定程度上带动了当地旅游、出口创汇等行业的发展。种植、加工、销售道地药材是不少道地产区的农民的主要经济来源。作为我国中药行业一个约定俗成的中药质量相关的概念,道地药材可以被视为古代中医辨别优质中药材的独具特色的标准。道地药材在中药中用量大、经济价值最高,常用 600 种中药材中,有道地性的药材约占 200 种,其用量占中药材总用量的约 80%。

三、道地药材的分类

道地药材与非道地药材的差异通常有异种异质和同种异质两种情况,前者如贝母(浙贝母、川贝母)、郁金(温郁金、桂郁金、川郁金)等,后者如白芷(祁白芷、川白芷、杭白芷)、白芍(亳白芍、川白芍、杭白芍)等中药材。来源于不同物种的种质资源引起中药材质量差异是必然的,因此,异种异质的道地药材的研究通常采用各类药用植物亲缘学的研究思路和方法,可见,异种异质来源的道地药材并非通常意义上道地药材。而人们通常所谓的道地药材指的是同种异质的情况,即道地药材的生物学本质是种内变异。

对基于种内变异的道地药材,肖小河等根据各种因素对道地性形成贡献率的大小,认为可将道地药材形成模式分为生境主导型、种质主导型、技术主导型、传媒主导型和多因子关联主导型五类。特定地域及生境对生境主导型的道地药材道地性形成贡献巨大,这类道地药材道地产区相对稳定,如茅苍术、化橘红、冬虫夏草等;遗传变异对种质主导型道地药材道地性影响更为突出,如丹参、广藿香、甘草、黄芪等;生产加工尤其是炮制技术的技术主导型道地药材道地性形成的关键,如亳白芍、江油附子、川芎、岷当归等;多因子关联主导型的道地药材的形成原因复杂,可能是经济、政治、市场、传播的各种社会因子的作用,或者这些社会因子与遗传和环境等因素耦合所造成,如天麻、金银花等大量道地药材都是这种情况。因此，在这类道地药材的道地性形成机制研究中应首先区分哪些是其道地性的真正内核，哪些是表型与道地药材的品质和道地性无关。

四、道地药材概念的历史沿革

道地药材的理念可追溯到公元 2 世纪的中药专著《神农本草经》，书中记载“土地所出，真伪新陈，并各有法”，表明了区分产地，讲究优良产地的重要性。《神农本草经》所收载的 365 种药物中，不少从药名上看就带有道地色彩，如巴戟天、蜀椒、蜀枣（山茱萸别名）、秦椒、秦皮、吴茱萸、阿胶、代赭石等。巴、蜀、秦、吴、东阿、代州都是西周前后的古国地名，并且每药所记虽无具体产地，却有生山谷、川谷、川泽、池泽、大泽、丘陵、田野、道旁、平土等大略生境，可见《神农本草经》已带有朴素的生态学的思想。同时代的中医学专著《黄帝内经》从理论上阐述了道地药材的意义，指出“岁物者，天地之专精也”。而《伤寒杂病论》则是最早使用道地药材的方书，书中所用阿胶、巴豆、代赭石等均为道地药材。

南朝陶弘景所著《本草经集注》中进一步论述了药物道地的重要性，即：“诸药所生，皆有境界……多出近道，气力性理，不及本邦……所以疗病不及往人，亦当缘此故也。蜀药及北药，虽有去来，亦复非精者……上党人参，殆不复售。华阴细辛，弃之如芥。”指出就地取材产生的混乱和不良后果。这是历代本草第一次论述道地与非道地药材对临床疗效的影响。书中对 40 多种道地药材质量用“第一”“最胜”“为良”“为胜”等加以记述。

到了公元 7 世纪，道地药材的概念更加强化。唐代官方修订的《新修本草》被称为世界上第一部药典。书中对道地药材有精辟论述：“窃以动植物形生，因方椉性，春秋节变，感气殊功，离其本土，其质同而效异。”唐代孙思邈所编著的《千金翼方》中，最先按当时行政区划的“道”来归纳药材产地，特别强调“用药必依土地”，这些可能为后世采用“道地药材”的术语奠定了基础。

宋代中医药学进一步继承和发展了道地药材的经验，唐慎微的《证类本草》对道地药材的记载较汉、唐丰富得多，尤其附图的图题均冠以产地名称，如“银州柴胡”“成德军狗脊”“齐州半夏”等，共 144 处（包括州、军、京、府），约 250 种药材。寇宗奭的《本草衍义》提出“凡用药必须择州土所宜者，则药力具，用之有据”。金元名医李杲从临床经验总结道：“凡诸草木昆虫，产之有地，失其地则性味少异。”

到了明代，“道地药材”的专用术语已正式见于本草及文学作品中。陈嘉谟在《本草蒙筌》中也强调：“各有相宜地产，气味功力自异寻常……一方土地出一方药也。”李时珍的《本草纲目》对水土的论述尤为深刻：“性从地变，质与物迁……沧卤能盐，阿井能胶……将行药势，独不择夫水哉?”并在许多单味药下记载其最优产地，如麦冬“浙中来者甚良”，薄荷“今人药用，多以苏州为胜”。

清代诸多医家发现药物效用不灵的原因之一是“道地”问题。如徐大椿在《药性变迁论》中指出：“当时初用之始，必有所产之地，此乃本生之土，故气厚而力全。以后移种他方，则地气移而力薄矣。”

20 世纪末期，道地药材的研究越来越受到重视。谢宗万、胡世林、肖小河、郑金生等学者就道地药材科学性相关问题展开研究。其中，胡世林主编的《中国道地药材》《中国道地药材图说》等著作是当时道地药材研究的重要成果之一。

21 世纪以来，黄璐琦、郭兰萍等学者就道地药材生物学本质、道地药材遗传本质、道地药材环境机制、道地药材人文学属性、道地药材形成的模式假说等展开研究和讨论。其中《道地药材理论与文献研究》《道地药材品质保障技术研究》《道地药材"黄金"图谱》《道地药材特色栽培及产地加工技术规范》《中药资源生态学》《分子生药学》等著作代表或反映了我国道地药材研究的最新成果。

第二节　道地药材产区变迁及资源分布

一、道地药材产区变迁

道地药材的形成受到气候环境、人文地理、政治经济、交通传播等多种因素影响。文献考证发现，很多道地药材的道地产区不是固定不变的，会随着历史的变化而变迁。如人参最早的道地产区是在山西上党一带，现今已演变发展到东北长白山地区。

道地药材变迁的原因诸多，如气候变化、政治经济文化中心转移、疆域变迁及地缘割据、资源过度利用导致原道地产区资源濒危、人类认知水平提高、疾病谱变化导致对药性要求改变等。根据历史文献考证结合现代研究推测，过度利用导致野生道地药材资源濒危无法形成商品，或连作障碍导致栽培中药材生产萎缩可能是原道地产区消失的主要原因，而政治经济文化中心的转移或地理割据则常常会导致新兴道地产区产生。

道地药材是生物进化的产物，也依然处于进化的过程中，因此，其道地性的内涵不是永恒不变的。其中，道地产区的变迁是其道地性内涵改变的最直接的证据。这种变迁在生物学上多是长期进化的结果，而非突发事件。可见，道地产区的形成既有历史的必然性，也存在一定的或然性。已经形成的道地药材必然有其道地性和优质性，但伴随着人类社会生活的变化，更多新兴产区的优质药材会不断地被发现和产生，道地产区的变迁不可避免。

中药资源绝大多数来源于植物、动物和矿物。它们的生长发育和形成积累与周围的自然环境有着极为密切的关系。道地药材的形成是长期适应自然环境的结果，环境是道地药材形成的第一动力。因此，在道地产区变迁的过程中，气候等自然环境变化对道地药材的产量、质量及其他政治经济文化因素或直接或间接的影响是深远而不可忽视的。

二、道地药材资源分布

道地药材自古就有川药、怀药、南药、关药、蒙药等以区域进行分类的称谓。现今，在自然区划的基础上，我国道地药材或地理标志中药材资源在东北区、华北区、华东区、西南区、华南区、内蒙古区、西北区、青藏区以及海洋区9个中药区的主要分布情况如下。

（一）东北区

本区包括黑龙江大部分地区、吉林和辽宁的东半部及内蒙古北部。地貌上包括大兴安岭、小兴安岭和长白山地区，以及三江平原。本区是我国最寒冷地区，热量资源不够充足，大部分地区属于寒温带和中温带的湿润与半湿润地区。全区覆被以针叶林为主的森林，覆被率达30%。

全区的中药资源有2 000余种，其中植物类1 700种左右，动物类300多种，矿物类50余种。特点是野生的种群数量大，蕴藏量丰富。野生资源有五味子（*Schisandra chinensis*）、关黄柏（*Phellodendron amurense*）、关升麻（*Cimicifuga heracleifolia*）、辽细辛（*Asarum heterotropoides* var. *mandshuricum*）、草乌（*Aconitum kusnezoffii*）、关龙胆（*Gentiana scabra*）、赤芍（*Paeonia lactiflora*）、槲寄生（*Viscum coloratum*）、牛蒡子（*Arctium lappa*）、桔梗（*Platycodon grandiflorus*）、地榆（*Sanguisorba officinalis*）、刺五加（*Acanthopanax senticosus*）以及熊胆（*Selenarctos thibetanus*，*Ursus arctos*）、蛤蟆油（*Rana temporaria chensinensis*）等一批“关药”，蕴藏量分别占全国同品种蕴藏量的50%以上。其中，人参（*Panax ginseng*）、熊胆、鹿茸（*Cervus nippon*，*C. elaphus*）、蛤蟆油等已建立种植及家养基地。

（二）华北区

本区包括辽宁南部、河北中部及南部、北京、天津、山西中部及南部、山东、陕西北部和中部，以及宁夏中南部、甘肃东南部、青海、河南、安徽及江苏的小部分地区。地貌上西北高、东南低。夏季较热，冬季寒冷，大部分地区属于暖温带。植物种类以华北植物区系为主，森林植被是以松、柏为主的针叶林和以栎树为主的阔叶林。

全区的中药资源有1 800余种，其中植物类1 500种左右，动物类约250种，矿物类约30种。野生资源中较丰富的有远志（*Polygala tenuifolia*）、北柴胡（*Bupleurum chinense*）、黄芩（*Scutellaria baicalensis*）、知母（*Anemarrhena asphodeloides*）、山药（*Dioscorea opposita*）、怀牛膝（*Achyranthes bidentata*）、板蓝根（*Lsatis indigotica*）、山楂（*Crataegus pinnatifida* var. *major*）、酸枣仁（*Ziziphus jujuba* var. *spinosa*）、连翘（*Forsythia suspensa*）、柏子仁（*Platycladus orientalis*）、银柴胡（*Stellaria dichotoma* var. *lanceolata*）、山茱萸（*Cornus officinalis*）、玉竹（*Polygonatum odoratum*）等。栽培药材产量较大者有地黄（*Rehmannia glutinosa*）、金银花（*Lonicera japonica*）、杏仁（*Armeniaca vulgaris*）、黄芪（*Astragalus membranaceus* var. *mongholicus*）、党参（*Codonopsis pilosula*）、紫菀（*Aster tataricus*）、菊花（*Dendranthema morifolium*）、栝楼（*Trichosanthes kirilowii*）、北沙参（*Glehnia littoralis*），以及近年得到飞速发展的栽培西洋参（*Panax quinquefolium*）。动物类药物主要有全蝎（*Buthus martensii*）、牛黄（*Bos taurus domesticus*）和阿胶（*Equus asinus*）。矿物类中药主要有龙骨、赭石、磁石、炉甘石及阳起石等。

（三）华东区

本区包括浙江、江西、上海、江苏中部和南部、安徽中部和南部、湖北中部和东部、湖南中部和东部、福建中部和北部,以及河南和广东的小部分地区。全区丘陵山地占3/4,平原占1/4。雨量较充沛,属于北亚热带及中亚热带,前者的植被为常绿落叶阔叶混交林,后者主要为常绿阔叶林。

全区有中药资源约3 000种,其中植物类2 500余种,动物类300余种,矿物类约50种。著名的道地药材有种植的"浙八味":浙贝母(*Fritillaria thunbergii*)、杭白术(*Atractylodes macrocephala*)、杭白芍(*Paeonia lactiflora*)、杭白菊(*Dendranthema morifolium*)、延胡索(*Corydalis yanhusuo*)、杭麦冬(*Ophiopogon japonicus*)、玄参(*Scrophularia ningpoensis*)和温郁金(*Curcuma aromatica*)。还有产于安徽的霍山石斛(*Dendrobium huoshanense*)、宣州木瓜(*Chaenomeles speciosa*)、铜陵牡丹皮(*Paeonia suffruticosa*),江苏的苍术(*Atractylodes lancea*),江西的清江枳壳(*Citrus aurantium*)、葛根(*Pueraria lobata*),湖南的平江白术(*Atractylodes macrocephala*),福建的建泽泻(*Alisma orientalis*)和建莲子(*Nelumbo nucifera*)。其他较著名的中药还有:薄荷(*Mentha haplocalyx*)、山茱萸、茯苓(*Poria cocos*)、太子参(*Pseudostellaria heterophylla*)、粉防己(*Stephania tetrandra*)、海风藤(*Piper kadsura*)、女贞子(*Ligustrum lucidum*)、栀子(*Gardenia jasminoides*)、夏枯草(*Prunella vulgaris*)。动物药有鳖甲(*Trionyx sinensis*)、龟甲(*Chinemys reevesii*)、蜈蚣(*Scolopendra subspinipes mutilans*)等。

(四)西南区

本区包括贵州、四川、云南的大部分地区、湖北及湖南西部、甘肃东南部、陕西南部、广西北部及西藏东部。全区绝大部分为山地、丘陵及高原。属于北亚热带及中亚热带,前者的植被主要为常绿落叶阔叶混交林,后者则主要为常绿阔叶林。

本区自然条件复杂,生物种类繁多,为我国中药材的主要产地。全区中药资源约5 000种,其中植物类约4 500种,动物类300多种,矿物类约80种,且有众多的道地药材。例如,四川产道地药材主要有:川附子(*Aconitum carmichaeli*)、川牛膝(*Cyathula officinalis*)、川麦冬、川芎(*Ligusticum chuanxiong*)、川郁金(*Curcuma sichuanensis*)、川白芷(*Angelica dahurica* cv. *Hangbaizhi*)、黄柏(*Phellodendron chinense*)、川黄连(*Coptis chinensis*, *C. deltoidea*)、川贝母(*Fritillaria unibracteata*, *F. cirrhosa*)、川大黄(*Rheum officinale*)、独活(*Angelica pubescens* f. *biserrata*)等。云南产道地药材主要有:云木香(*Aucklandia lappa*)、云南三七(*Panax notogineng*)、云黄连(*Coptis teetoides*)、云当归(*Angelica sinensis*)、云天麻(*Gastrodia elata*)等。贵州产道地药材主要有:杜仲(*Eucommia ulmoides*)、半夏(*Pinellia ternata*)、吴茱萸(*Evodia rutaecarpa*)等。野生药材中占全国产量50%以上的主要品种有:茯苓、厚朴(*Magnolia officinalis*)、胡黄连(*Picrorhiza scrophulariiflora*)、猪苓(*Polyporus umbellatus*)、天麻、半夏、川续断(*Dipsacus asperoides*)、川楝子(*Melia toosendan*)、天门冬(*Asparagus cochinchinensis*)、冬虫夏草(*Cordyceps sinensis*)、石斛(*Dendrobium nobile*)及矿物药雄黄、朱砂等。动物药则有乌梢蛇(*Zoacys dhumnades*)、穿山甲(*Manis pentadactyla*)、蟾蜍(*Bufo gargarizans*, *B. melanostictus*)及熊胆等。

(五) 华南区

本区包括海南、台湾及南海诸岛、福建东南部、广东南部、广西南部及云南西南部。本区大陆部分的地势为西北高,东南低。气温较高,湿度也大,属南亚热带及中亚热带。植被为南亚热带常绿阔叶林,热带季雨林以及赤道热带珊瑚岛植被。

全区有中药资源近 4 000 种,其中植物类约 3 500 种,动物类 200 多种,矿物药 30 种左右。区内多道地南药,著名的有:广藿香(*Pogostemon cablin*)、巴戟天(*Morinda officinalis*)、钩藤(*Uncaria rhynchophylla*)、肉桂(*Cinnamomum cassia*)、槟榔(*Areca catechu*)、诃子(*Terminalia chebula*)、降香(*Dalbergia odorifera*)、千年健(*Homalomena occulta*)、胡椒(*Piper nigrum*)、荜茇(*Piper longum*)、沉香(*Aquilaria sinensis*)、安息香(*Styrax tonkinensis*)、儿茶(*Acacia catechu*)、广豆根(*Sophora subprostrata*)、干姜(*Zingiber officinale*)、砂仁(*Amomum villosum*)、益智仁(*Alpinia oxyphylla*)、高良姜(*Alpinia officinarum*)、草果(*Amomum tsaoko*)、山柰(*Kaempferia galanga*)、草豆蔻(*Amomum katsumadai*)、郁金(*Curcuma aromatica*)、姜黄(*Curcuma longa*)、莪术(*Curcuma aeruginosa*, *C. kwangsiensis*)、马钱子(*Strychnos nuxvomica*)、檀香(*Santalum album*)、丁香(*Eugenia caryophyllata*)、胖大海(*Sterculia lychnophora*)、乳香(*Boswellia carterli*)、血竭(*Daemonoropus draco*)、番泻叶(*Cassia angustifolia*)、鸦胆子(*Brucea javanica*)、狗脊(*Cibotium barometz*)、使君子(*Quisqualis indica*)以及大量引种的白豆蔻(*Amomum compactum*, *Amomum kravanh*)等。动物药中有蛤蚧(*Gekko gecko*)、金钱白花蛇(*Bungarus multicinctus*)及穿山甲。

(六) 内蒙古区

本区包括黑龙江中南部、吉林西部、辽宁西北部、河北及山西的北部、内蒙古中部及东部。地势东部有山脉及平原,中部有山脉及高坝,南部地势也高,而北部则为大草原。大部分地区冬季干燥寒冷,而夏季凉爽。本区的北部及西部植被以蒙古植物区系为主,东部及南部则有华北及长白山区系成分。

全区有中药资源 1 200 余种,其中药用植物 1 000 余种,绝大部分为草本植物。著名的道地药材有:野生及栽培的蒙古黄芪(*Astragalus membranaceus* var. *mongholicus*, *A. membranaceus*),产量占全国黄芪产量的 4/5 左右;其他产量较大的有麻黄(*Ephedra sinica*)、黄芩、甘草(*Glycyrrhiza uralensis*)、多伦赤芍(*Paeonia lactiflora*)、关防风(*Saposhnikovia divaricata*)、知母、远志、龙胆(*Gentiana manshurica*, *G. triflora*)、郁李仁(*Prunus humilis*)、蒲黄(*Typha angustifolia*, *T. davidiana*)、桔梗(*Platycodon grandiflorum*)、酸枣仁、苍术(*Atractylodes lancea* var. *chinensis*)、柴胡、秦艽(*Gentiana macrophylla*)等。动物类药材主要有熊胆、鹿茸以及饲养的乌鸡(*Gallus gallus domesticus*)。矿物类药材主要有石膏、芒硝、麦饭石、龙骨、白石英等。

(七) 西北区

本区包括新疆、青海及宁夏的北部、内蒙古西部以及甘肃西部和北部。本区内高山、盆地及高原相间分布，但高平原占绝大部分，沙漠及戈壁也有较大面积。日照时间长，干旱少雨，气温的日差较大。从北到南地跨干旱中温带、干旱南温带及高原温带。植被类型主要以温带荒漠和温带草原为主，由东向西为草原、荒漠草原、荒漠。

全区中药资源约 2 000 余种，其中植物类近 2 000 种，动物类约 160 种，矿物类约 60 种。不少种类的中药蕴藏量较大，其中在全国占重要地位的有：甘草、枸杞子(*Lycium barbarum*)、伊贝母(*Fritillaria pallidiflora*)、红花(*Carthamus tinctorius*)、罗布麻(*Apocynum venetum*)、肉苁蓉(*Cistanche deserticola*，*C. tubulosa*)、锁阳(*Cynomorium songaricum*)、麻黄(*Ephedra equisetina*，*E. sinica*)、新疆紫草(*Arnebia euchroma*)、阿魏(*Ferula fukanensis*，*F. sinkiangensis*)、大叶白麻(*Poacynum hendersonii*)等，均有很大的产量。其他蕴藏量较大的中药材还有：雪莲花(*Saussurea involucrata*)、苦豆子(*Sophora alopecuroides*)、马蔺子(*Iris lactea* var. *chinensis*)、银柴胡及沙棘(*Hippophae rhamnoides* subsp.*chinensis*)等。动物类药材主要有马鹿茸(*Cervus elaphus*)和羚羊角(*Saiga tatarica*)。

(八) 青藏区

本区包括西藏大部分、青海南部、四川西北部和甘肃西南部。本区海拔高，山脉纵横，多高山峻岭，地势复杂。气候属高寒类型，日照强烈，光辐射量大。植被主要有高寒灌丛、高寒草甸、高寒荒漠草原、湿性草原以及温性干旱落叶灌丛。

全区有中药资源 1 100 余种，多高山名贵药材。其中蕴藏量占全国 60%～80%或以上的种类有：冬虫夏草、大黄(*Rheum palmatum*，*R. tanguticum*)、胡黄连、甘松(*Nardostachys jatamansi*，*N. chinensis*)。其他主要的药材还有：天麻、川贝母、羌活(*Notopterygium incisum*)、藏黄连(*Coptis teeta*)、秦艽(*Gentiana tibetica*，*G. crassicaulis*)、乌奴龙胆(*Gentiana urnula*)、翼首花(*Pterocephalus hookeri*)、船盔乌头(*Aconitum naviculare*)、尼泊尔黄堇(*Corydalis hendersoknii*)、金球黄堇(*Corydalis hendersonii*)、轮叶棘豆(*Oxytropis chiliophylla*)。动物类药材主要有麝香(*Moschus berezovskii*，*M. sifanicus*，*M. moschiferus*)及鹿茸。矿物类药材主要有石膏、云母、芒硝。

(九) 海洋区

本区包括我国东部和东南部广阔的海岸线，以及我国领海海域各岛屿的海岸线，总面积达 4.2×10^{6} km^{2}。海底的地貌由西北向东北倾斜，气候由北至南逐渐由暖温带向亚热带再向热带过渡的特征。

本区蕴藏着十分丰富的药用生物，总数近 700 种，其中海藻类 100 种左右，药用动物类 580 种左右，矿物及其他类药物约 4 种。主要的海洋中药有：昆布(*Laminaria japonica*)、海藻(*Sargassum pallidum*，*S. fusiforme*)、石决明(*Haliotis diversicolor*，*H. gigantea discns*，*H. ovina*)、牡蛎(*Ostrea gigas thunberg*，*O. rivularis gould*，*O. talienwhanensis crosse*)、海马(*Hippocampus histrix*，*H. Erectus*，*H. kuda*，*H. Coronatus*)、海龙(*Syngnathus acus*，*Syngnathoides biaculeatus*，*Solenognathus hardwickii*），以及海螵蛸（*Sepia esculenta*，*Sepiella maindroni*）、海狗肾（*Callorhinus ursinus*）等。

第三节　道地药材的表型特异性及鉴别

一、道地药材的表型特异性

（一）药用植物表型可塑性与道地药材

表型（phenotype）为基因型与环境结合后实际表现出来的可见性状。环境饰变（environmental modification）由生境引起的表型不可遗传变异。表型可塑性（phenotypic plasticity）同一基因型受环境的不同影响而产生的不同表型，是生物对环境的一种适应。它包括除基因自身之外的所有性状，涉及结构形态可塑性、生理生化可塑性、功能可塑性、发育可塑性、生活史可塑性、生殖可塑性等各个方面。

可塑性是生物在复杂的环境中产生一系列不同的相对适合的表现型的潜能。表型可塑性在生物界中是普遍存在的现象。且大量的研究表明，生物的表型可塑性具有连续性。而且各类群间界线模糊，有许多地理上的替代和过渡。由于环境总是异质的，作为生物个体适应环境的方式，表型可塑性与环境的相关性一直是可塑性研究的热点。这类研究最早是以野外观察为主，近些年来，大量的受控试验被用来揭示生物在不同气候、土壤、水分、重金属、其他生物影响下的表型可塑性。

作为适应异质性生境的产物，药用植物表型可塑性所表现出来的连续性，与环境因子的连续渐变特点相适应，如气候类型、土壤类型、植被类型等均呈现连续的逐渐过渡。道地药材的形成是长期适应环境的结果，属于种内变异。从一个较大的范围来看，环境条件中的大多数空间变异是梯度的，而不是间断的或陡峭的。居群或物种适应于环境的变异也应是梯度的、连续的，按照环境梯度形成一个形态特征逐渐过渡的居群。因此，环境因素在时间和空间的连续性造就药材遗传与表型的连续性，即很多道地药材与非道地药材的各种表型变异通常只是量变而非质变。

（二）药用植物生态型与道地药材

在研究表型可塑性和连续变异的同时，有不少研究在记录表型变异时采取了分类的方法。当一个或一些性状表型性状呈现可识别的间断时，人们也将其称之为表型变异（phenotypic variation），其基础是表型可塑性。绝大多数广布种在形态学和生理学的特征上表现出地理空间的差异，这些植物种内居群水平的表型变异都与特定的生境条件联系，它不仅是对环境的可塑反映，也通过自然选择具有遗传基础。

植物生态型（ecotype）是一种典型的表型变异。生态型可以看成是物种对某一特定生境内基因型反应的产物，是与特定生境相协调的基因型集群。换言之，生态型是同一物种，因适应不同生境而表现出的具有一定结构或功能差异的不同类群。生态型是遗传变异和自然选择的结果，其生物学本质是植物适应异质性生境的产物，具有特定的遗传基础。

生态型的划分主要是依据表现在形态、生理和生化等方面表型间差异。这种表型间差异主要是因不同生境的生态因子各异所致，多与营养、代谢有关。对很多生态型的研究表明，表型间差异与原生境特征有明显的关系。如高纬度性生态型，通常属长日照类型，要求低温春化；低纬度性生态型通常属短日照类型、对低温春化无明显要求。大陆性生态型通常要求较大的昼夜温差，海洋性生态型则相反。一般说来，如果生境异质性明显，原生境互有明显界限，所形成的生态型也很容易区分；如果界限不明显，有过渡区域，则会产生过渡型，称为生态渐变型。在异花授粉的特别是风媒的种类中，通常由于基因的频繁交流会出现生态型界限模糊的现象。一般说来，物种分布越广，特别是分布区内生境差异越大，分化出的生态型就越多。常见的生态型有气候生态型、土壤生态型、生物生态型、品种生态型、野生生态型、耐铅生态型、岩生生态型、等级生态型，等等。可见，除等级生态型是用于生态渐变型的划分，其他几种生态型的划分都是以形成生态型的关键因子为依据的。当然，不少生态型的形成是多种生态因子联合作用的结果，此时，可用生境或植物类型等间接反映生境的环境因子区分，如草地生态型、森林生态型等。

生态型一词多用于植物(生态宗用于动物)，这一概念的产生，最初也一直是基于人们对生物表型变化与环境异质性的观察。在生物学角度看，道地药材本身正是一种典型的生态型。表型变异与环境异质性既是道地药材形成的原因，也正是道地药材研究的热点。因此，道地药材研究完全可以借鉴生态型研究的方法和策略。

(三) 药用植物化学型与道地药材

质量稳定性和均一性是确保中药材质量及中医临床用药安全有效的关键和基础。中药材质量主要是由其所含化学成分而定，但越来越多的研究发现，不同产地，甚至是同一产地不同个体间同种中药材内所含化学成分具有连续性和变异性。其中，有些成分的变异达到数量级，有些化学成分甚至存在有和无的差异。植物种内化学成分稳定的可识别差异被称为不同的化学型(chemotype)。

常见的化学型(或化学宗)包括由于品种差异引起的化学型和由于地理变异引起的化学型。其中由地理变异产生的化学型的本质是生态型的一种，是表型变异在化学成分上表现出来的一种显著差异，特点是以表型特征的化学成分进行划分，其原意是指同种生物体内所含次生代谢产物的组成或含量不同，因而可分为多种类型的现象，多用于植物或微生物。大量的研究证明，次生代谢产物在药用植物与外界环境的相互作用中具有重要的信号识别和信息传递功能，对药用植物的生长发育、器官形成、遗传等生命过程有调控的作用。作为药用植物药效的物质基础，次生代谢产物结构、组成及含量的分析一直是药用植物研究的重点内容，导致化学型的研究成为药用植物研究中一个富有活力领域。化学型的产生被认为是药用植物在进化过程中长期适应环境变化的结果，其产生与植物分布区的广度、植物的生命周期以及植物的发育阶段具有关系。植物的分布区越广、生命周期越长，分化出化学型的概率越高，种类越多。

化学型现象在药用植物中普遍存在，涉及很多物种及各类化学成分。其中，挥发油成分被证明是化学型现象最普遍的一类物质，在很多药用植物中都有报道，如薄荷、苍术、香薷（*Elsholtzia ciliata*）、樟（*Cinnamomum camphora*）、紫苏（*Perilla frutescens*）、鱼腥草（*Houttuynia cordata*）、广藿香等；其他如罂粟（*Papaver somniferum*）、大麻（*Cannabis sativa*）、贝母、蛇床子（*Cnidium monnieri*）等药用植物中所含生物碱或黄酮或香豆素等成分也被证实有化学型存在。

作为一种典型的生态型，由于化学成分的特异性是道地性的重要属性，道地药材因其独特的化学物质基础而产生了有别于种内其他居群中药材的化学型。道地药材正是因为具有次生代谢形成的独特的化学物质基础而产生了有别于种内其他居群中药材的化学型而发挥其良好疗效。作为一个开放的复杂系统，道地药材化学型（道地药材表型之一）的形成是长期适应环境的结果。因此，针对不同的外部环境，不同生境的道地药材的化学组成呈现出其独特的自适应特征。例如，广布种常呈连续分布，其化学成分的变异通常也会呈现出连续变异的特点，如薄荷、菊花、苍术等，一旦其分布区气候出现明显变化，尤其是影响其化学成分的生态主导因子发生明显变异，则其挥发油的变异则可能相应地出现由连续变异的量变转变为非连续变异的质变。道地药材化学成分的这种变化是其适应生境的结果，充分体现出复杂系统的自适应特征。

道地药材化学型与生态型一样，是植物适应特定生境的产物，因此，道地药材研究中应充分借鉴生态型研究方法，确保研究结果的可靠性，具体包括：① 确保研究样品的全面性和代表性。作为表型可塑性在化学成分上表型出来的一种显著差异，道地药材化学型代表了表型可塑性的一种典型状态。因此，若想正确地认识道地药材化学型，研究中必须全面的掌握该种药用植物种内化学成分总体变异情况，只有这样才能明确该化学成分的变异呈现连续状态还是间断状态，其变异幅度和规律是什么，从而正确的描述道地药材化学型的特征。因此，研究样品的全面性和代表性是道地药材化学型分析的基础和关键。② 重视道地药材化学型与其他表观性状的相关性。化学型的本质是生态型的一种，理论上讲，作为生物适应环境，整体进化的产物，一个化学（生态）型的产生通常可能并不完全表现在化学成分上，其他的表型性状可能也会产生相应变化，研究道地药材化学型与其他表型性状的相关性，对道地药材的鉴别有重要意义。③ 重视与道地药材化学型与基因型的相关性。化学型和生态型作为种下的一个分类单位，其表型变异来源于遗传变异和环境饰变两个方面，对不同药用植物而言，影响其化学型形成的主导因子并不完全相同，导致有些道地药材的化学型形成的主导因子为环境变异（如气候生态型、土壤生态型等），而另外一些则可能是基因型（如品种生态型）。

二、道地药材鉴别

（一）传统经验鉴别是道地药材鉴别的关键

道地药材鉴别的方法主要包括传统的基原和产地鉴别、性状鉴别、显微鉴别、理化鉴别，以及近年来新发展起来的分子鉴别。其中，基原和产地鉴别是基础，但由于已经加工成了药材，基原和产地鉴别中常用到的道地药材原植物的信息已消失，因此，此项鉴别主要依靠卖方申明结合后面几项鉴别方法实现。

由于道地性所表现出的抽象性、模糊性、笼统性等特点，致使古人对道地性内涵的描述不明确。至今为止，传统的经验鉴别，尤其是性状鉴别依然是道地药材鉴定中应用最广泛且最有效率和效力的鉴别方法。经验鉴别是中药鉴别、检验及质量评价的最常用方法，具有简单、经济、易行、快速等特点。性状鉴别是基层药检最常用的检验方法。无论哪一种中药，都有着其固定的形状、颜色、表面特征、气味等特点。性状鉴别就是利用眼看、手摸、鼻嗅、口尝来观察中药的形状、大小、颜色、质地、断面、气味等特征。除了依靠性状鉴别，近代又加上了显微鉴别，包括各种电镜及三维扫描等，以及简单的理化鉴别，如水试、火试等。

经验鉴别貌似简单，但本质上其工作原理有些类似于基于大数据（大量实践经验）的模式识别，人脑在长期接触道地药材的过程中，对道地药材的形色气味形成了特有的模式，并依此模式判断所见到的中药材是否为道地药材。这种情况正如国际社会对葡萄酒的鉴别，貌似简单的经验鉴别之所以有效，是因为长期经验中形成的道地药材模式信息庞大，远远超过基于各种现代仪器的鉴别方法。

（二）化学成分特征及指纹图谱是道地药材鉴别的核心技术

道地药材化学型的形成是长期适应环境的结果，并体现出独特的自适应特征。最初，人们试图通过寻找道地药材特有的组分来作为识别道地药材的依据，但是随着道地药材研究的深入，人们认识到道地药材与非道地药材在化学成分上的差别可能不是某个或某几个成分的有或无，而是某些组分的特定含量或配比的改变。

为此，利用单一组分的有无或多少来鉴定道地药材鲜有成功，而中药化学指纹图谱技术在道地药材的鉴别中表现出一定优势。中药化学指纹图谱是指某些中药材经适当处理后，采用一定的分析手段，得到的能够标示其化学特征的色谱图或光谱图。中药指纹图谱技术涉及众多方法，包括薄层扫描（thin layer chromatography scanning，TLCS）、高效液相色谱法（high performance liquid chromatography，HPLC）、气相色谱法（gas chromatography，GC）和高效毛细管电泳法（high performance capillary electrophoresis，HPCE）等色谱法，紫外光谱法（ultraviolet spectroscopy，UV）、红外光谱法（infrared spectroscopy，IR）、质谱法（mass spectrometry，MS）、核磁共振法（nuclear magnetic resonance spectroscopy，NMR）和X-射线衍射法等光谱法，以及各种色谱光谱联用分析技术。在道地药材鉴别中，通常在大取样量的基础上，通过比较道地和非道地药材化学指纹图谱的差异，提取道地药材化学指纹图谱所共有的，以及与其他非道地药材相比而言特有的指纹图谱特征，从而实现道地药材的鉴别。

当然，化学指纹图谱在道地药材鉴定中也尤其局限，如中药化学成分及其变化因素异常复杂，选择合理的检测处理条件及指纹信息难度较大。再有，不少道地与非道地药材化学成分差异复杂，且有相当一部分药物成分难以用常规的色谱或光谱方法检识，如多糖类等。

（三）近红外光谱及其化学计量学在道地药材鉴别中前景广阔

道地性是个高度抽象的概念，它来源于中医临床用药经验，反映了药材的综合性状，包括化学性状、物理性状和生物学性状等。化学性状如各种次生代谢产物及其配比，药材中蛋白质、多糖，甚至是微量元素等营养成分的含量或配比；物理性状如药材中纤维素、油细胞、石细胞等含量的多少，外皮的薄厚，甚至药材质地的坚实或松泡等；生物学性状包括药材的抗性、产量等指标。正是由于这些性状的不同，导致道地药材在疗效、口感、产量、贮藏等方面所体现出来的综合特性优于种内其他非道地药材。而这种综合特性由于构成及关系复杂，导致道地性的内涵不明确，通常无法建立评价指标体系。即使对于某些道地性内涵相对明确的道地药材，其质量评价的指标体系也较复杂，通常需要多个组分或指标综合评价。即使对于某些道地性内涵相对明确的道地药材，其质量评价的指标体系也较复杂，通常需要多个组分或指标综合评价。道地性研究及道地药材鉴别所需要的指标体系必须具备这样的特点：既要能实现某些特异性指标的提取，又要有全息性。总体来看，以道地性特征为基础的道地药材鉴别及评价既是道地药材研究的基础，也是难点。

现代近红外光谱分析是将光谱测量技术、计算机技术、化学计量学技术与基础测试技术的有机结合，它是将近红外光谱所反映的样品基团、组成或物态信息与用标准或认可的参比方法测得的组成或性质数据采用化学计量学技术建立定量模型或判断模型，然后通过对未知样品光谱的测定，依据所建立的定量模型或判断模型来快速预测其组成或性质的一种分析方法。

相对于传统方法，近红外光谱具有全息性特点，可以实现对药材全部信息：包括整个药材、各种化学成分、药材本身的物理性质和化学性质，甚至生物学属性。这一点对于道地药材的鉴别意义非凡，人们只需利用简单的聚类分析或模式识别，就可以实现基于总体特性的道地药材的鉴别，从而区别于以往以单一或个别化学成分对道地药材进行鉴别的局限性，近红外光谱在道地药材鉴定中显示出巨大的优势。对于道地性指标不明确的药材，可采用近红外光谱的判断分析和聚类来进行鉴别。而对于药效成分比较明确的道地药材，通过建立药效成分与近红外光谱的相关模型，可实现药材中药效成分的近红外检测。值得一提的是，不仅是小分子次生代谢产物可利用近红外光谱鉴别，近红外光谱可应用到多糖、蛋白质、氨基酸、总氮、干物质量、总植物碱、纤维素、微量元素，甚至能量等植物的各种特征值，以及道地药材的硬度、脆度、可溶性固体含量、酸度等的测定。

近红外光谱具有其他传统化学分析方法所不具有的显著优点。虽然其定性定量模型比较抽象，难于理解，而且建模过程比较复杂，需要有特定专业知识，特别是化学计量学基础的专业人士来完成。但一旦模型建立后，近红外光谱技术快速、准确，信息丰富，操作简单等优势就得以充分发挥，其对于组成复杂而道地性不明确的中药进行快速分析鉴别的优势更是不言而喻。

（四）道地药材分子鉴别任重而道远

道地药材的形成是特定的基因型，在特定的生境下受到复杂的调控，导致次生代谢过程的关键酶基因的表达产生了时空差异的结果，其形态及次生代谢产物的多样性是由基因的遗传变异引起的。大量研究表明，来自同一居群的样品遗传差异甚微，不同居群样品间遗传差异较大。对野生中药材而言，不同的生态或地理条件的长期选择作用造就了道地药材独特的遗传背景。对栽培中药材而言，长期的育种驯化过程中会形成独特的基因型，其优良品质与其独特的遗传背景密不可分，即优良的种质资源是道地药材品质形成的内因，如地黄的“金状元”“北京1号”“85-5”等，人参的“大马芽”“二马芽”等。通常，对于来源同种不同居群的道地药材与非道地药材，如果其形态、生药性状及化学成分等特征上具有高度相似性，常规方法无法正确鉴定时，人们就纷纷探索将各类分子技术用于道地药材的鉴别，如分子标记技术、差异显示、基因芯片、蛋白质及同工酶分析等。

道地药材分子鉴别中，最理想的情况是筛选出道地产区中药材居群特有的DNA片段，对此进行测序，进而制备DNA探针，提供给很多对道地药材鉴别缺少经验的人，以达到检测和鉴定的目的。然而，道地药材的道地性特征越明显，其基因特化（gene specialization）越明显，反之，道地性特征越不明显，其基因特化程度也越低。可见，对于表型无法区分的道地药材，分子鉴定本身也尤其局限；对已有品种分化的栽培道地药材，分子鉴别的优势可能更明显。

第四节　道地药材形成的遗传机制

一、道地药材的形成原因

现代生物学认为表型是复杂的发育系统协作的结果，受许多相互影响的基因影响，同时也受生物内外环境的影响。遗传分化与表型可塑性是药用植物适应异质环境的两个重要策略。通常，如果个体表型可塑性较高，能在不同生境中产生适当的表型，那么自然选择就不会在不同基因间发生。相反，个体表型可塑性较低的物种则通常会在地方居群水平上表现出很大的基因选择差别，导致居群的基因型频率改变来适应异质的环境。作为生物适应环境变化的重要方式，表型可塑性使得物种具有更宽的生态幅和更好的耐受性。由高的表型可塑性构成的物种可能是生态意义上的一个多面手，可以占据更加广阔的地理范围和更加多样化的生境，即成为生态位理论中的广幅种。而生态位的扩展，增大了环境的异质性，增加了生物适应环境的压力，也为遗传分化提供了空间。换言之，不论是遗传变异还是单纯的表型可塑性一旦导致表型发生明显可识别的变异，从而形成分化的地方居群（local population），并因此产生生态型，则为道地药材的形成提供了可能性。

当然，作为人类活动的产物，道地药材并非单纯的生物学产物，人类的生产方式、采收方式、加工方式等行为也是导致道地药材形成的重要因素。

总之，道地药材特有表型的形成受到生态环境、遗传变异与人为影响等多因素的交互作用，表现为遗传上的中性突变，加上特定生境压力下的适者选择，加上人为筛选造成的择优发展。可用公式简单表示为：

道地药材表型变异＝遗传变异＋生境饰变＋人为影响

简言之，道地性体现为道地药材的表型，其形成与道地药材遗传背景、环境及人为影响三者有关，道地药材表型是遗传、环境及人为影响等因素长期协同进化过程中，在某个特定时空上的一个反映。

二、道地药材的遗传基础

遗传学上将遗传变异根据其表现形式分为决定质量性状（qualitative）的变异和决定数量性状（quantitative）的变异两种。质量性状表现为不连续变异，由少数主基因（major gene）决定，符合孟德尔定律；数量性状表现为连续变异。经典数量遗传学理论认为，数量性状由微效多基因（multiple-gene）控制，数量性状基因型值是控制该性状的所有基因加性效应的总和。近年的研究表明，在许多数量性状的遗传变异中，既有众多微效基因的作用，也有主基因的作用，即这些性状应属于微效多基因和主基因联合控制的混合性状，且这些基因往往具有多效性，即不只对一个特征产生影响，对其他特征也有程度不同的影响。

决定数量性状的遗传变异很容易受环境影响，并与环境发生交互作用，即数量性状由遗传变异、环境变异及基因与环境的交互作用三部分组成。多基因理论有两个基本特点，一是基因按孟德尔方式遗传，二是它们所研究的性状作用相似、相互补充且相对于非遗传变异，或至少是相对于总变异其效应较小，因此在表型分布中不能分辨出非连续性。于是，非连续的、定量的基因型变异就可能产生光滑的、连续的表型变异，即环境的修饰作用可能掩饰基因型的非连续变异，从而使表型上呈现连续变异，从而使性状变异变的平滑、不可检测。

道地药材在生物学上具有特异性、地域性、连续性、迁延性等特点在生物学上都是适应环境变异的结果，特异性是适应环境异质性的结果，连续性是适应环境因子连续变异的结果，迁延性是适应历史上环境因子变迁的结果。可见，道地性在生物学表现为易受环境影响的呈现连续变异的数量性状。如道地药材原植物的株高、分蘖数、生物量等生物学性状及道地药材形状、大小及化学成分都呈现出连续变化。次生代谢产物是中药道地性最直接最重要的指标之一，其代谢的步骤繁多而复杂，代谢的每个步骤都有至少一个基因在起作用，当前已初步了解的各类次生代谢产物，如萜类、烯类、生物碱、黄酮、蒽醌、香豆素等一系列物质的生物合成，不论通过哪种次生代谢途径，都要经过相当多的代谢步骤，并涉及大量的关键酶基因。例如，黄曲霉素 B_1（Aflatoxin）合成途径中的各个步骤，已知至少包括 22 种酵素基因，超过 20 个酵素步骤参与黄曲霉素 B_1 的生物合成。可见，次生代谢产物是典型的多基因（multigene）数量性状。

可见，微效多基因控制的数量遗传，或是微效多基因和主基因联合控制的数量遗传是道地药材遗传基础。换言之，道地性是多基因控制的数量遗传性状，涉及一个由众多基因构成的基因网络，提示在道地药材遗传机制中，多基因决定的连续变异及其与数量性状的关系，遗传与环境的交互作用是道地药材数量遗传的最重要的研究领域，而控制数量性状的基因座位（quantitative trait locus，QTL）是数量性状研究的重要武器。

三、道地药材形成的分子机制

（一）道地药材在居群水平表现为基因频率的改变

道地药材形成的遗传机制的研究就是要在分子水平揭示道地药材居群水平的遗传变异，明确道地药材基因型特征及环境对道地药材基因表达的影响，从而更好地理解遗传因素对道地药材形成的贡献。这不但是揭示道地药材科学内涵的重要内容，也是道地药材的栽培种植及遗传育种的需要。

现代群体遗传学将进化定义为基因频率的改变。并用下面的公式表示：

进化＝遗传变异＋变异的不均等传递＋物种形成

其中遗传变异主要指个体水平的基因突变、重组及基因流；变异的不均等传递主要指居群水平的自然选择和遗传漂变，即生物适应环境过程中产生的居群水平的遗传分化；而物种的形成则是指物种水平的生殖隔离。中性理论进一步阐明进化的实质是中性突变，适者生存，即遗传上的突变是随机的、中性的，但只有适应环境的突变才被保存下来。可见进化是针对居群及其以上水平而言，其中遗传变异是进化的源泉，环境是进化的动力。如果说物种的更替是进化的最终表现形式或结果，则新物种形成前的居群水平的遗传分化则可以被视为进化过程中的表现形式。

在生物学上，道地药材通常是指种内的不同居群，尚未达到生殖隔离，即未达到新物种的形成。换言之，道地药材可被视为物种进化中的一个阶段或状态，其与同种内其他居群个体尚未达到生殖隔离，基因交流仍在发生。由此可知，道地药材的遗传变异在居群水平通常是个量变的过程，它与种内其他非道地药材区别主要表现为居群内基因型频率的改变。可见，道地药材的基因特化，主要表现为道地居群内某种基因型频率的增高或降低。例如，袁庆军等研究发现，黄芩 28 个野生居群共有 25 个单倍型，其中道地产区的单倍型种类最丰富，占有约 50%的单倍型，且单倍型网状进化树形成 4 个分化明显的分支，呈现出明显的谱系地理结构，其中网状进化树最原始的分支和单倍型正好分布在黄芩的道地产区。

不少学者在研究道地药材分子机制时，都期望能找到决定道地药材表型（特定化学型或化学组分含量）的关键酶基因，发现道地药材特定的基因型，但这一方面的研究目前尚未取得突破性进展，其原因主要正是道地药材其他居群同种药材仍然存在基因交流，因而在居群水平表现为基因频率的改变。

值得一提的是，对野生道地药材而言，当一个药材物种具有较广泛的分布区时，由于不同的生态或地理条件的长期选择作用，它的各个不同地区的居群往往倾向于形成不同的地方性特化基因型(local specialized genotype)。而且越是广布种药材,由于生态环境变异大,在长期适应环境的过程中种内遗传分化越大,并可能会在表型上有所反映。因此,在日常观察中如果发现中药材道地性越明显,其基因特化可能越明显。而对于栽培道地药材而言,人为的选择会加大遗传分化,促进道地药材特定基因型的形成。

(二)表观遗传在道地药材适应环境中的贡献不容忽视

与经典遗传学以研究基因序列影响生物学功能为核心相比,表观遗传学主要研究"表观遗传现象"的建立和维持的机制,即在没有细胞核 DNA 序列改变的情况时,基因功能的可逆的、可遗传的改变,即 DNA 序列中未包含的基因调控信息如何传递到(细胞或生物体的)下一代。这些改变包括 DNA 的修饰(如甲基化修饰)、组蛋白的各种修饰等,也包括生物发育过程中包含的程序改变等。

可塑性是道地药材形成的基础。越来越多的实验已经表明,除基因自身外,植物从形态、生理到解剖、发育、生殖时间、繁育系统以及后代的发育方式等都是可塑的,而且表型可塑性具有独立的遗传基础,特定性状的可塑性本身是可遗传的,并且可以承受选择而独立地进化。表型可塑性作为生物适应环境的一种方式是一种非遗传变异,但变异幅度和式样却受遗传控制(表观遗传),并常与遗传所造成的变异相混淆。可见,可塑性与表观遗传有着千丝万缕的关系。近年来,不少研究发现,各种环境因子,尤其是高温、干旱或水涝、高盐、重金属等环境胁迫能够通过诱导 DNA 甲基化,调控逆境应答基因表达,造成植物表型变异,从而提高植物对环境的适应能力。而且,这种胁迫造成的表型变异还可以是跨代遗传(植物胁迫记忆)。这些都提示了表观遗传在道地药材表型变异的贡献不言而喻。表观遗传作为道地药材形成的一种重要机制,日益引起人们的重视,并正在成为道地药材遗传机制的研究热点。

可见,道地药材基因与环境的交互作用有许多形式,最主要分为两种:一是环境通过施加于某一居群的选择压力而影响该居群的遗传结构,形成遗传分化从而造成基因频率的改变;二是环境作用下基因功能发生了可遗传的变化,即表观遗传。两者对道地药材的形成都有重要作用。

第五节 道地药材形成的环境机制

一、道地药材形成的逆境效应

影响道地药材原植物生长的环境系统是个复杂巨系统,包括多个子系统,如自然环境系统(包括气候、土壤、地形、地貌等诸多环境因子)、生物系统(包括同种及异种植物、动物、微生物)、人文系统(包括经济、文化、管理系统)。环境系统对中药材的影响非常复杂,一方面，这些子系统间有交互作用，它们对药材的影响表现为所有这些影响的综合作用；另一方面，这些子系统中还有子系统，且子系统中存在大量因子，这些因子间还存在复杂的交互作用，它们之间互相加强或消减，会对中药材产生复杂的影响。这些影响表现在药用植物的分布上则呈现广布种和狭布种，表现在产量上则为高产和低产，表现在质量上则表现为次生代谢产物种类和数量的差异。

在道地药材环境机制研究中，最早人们猜测道地药材分布在生长环境最适宜的地区。但随着研究的深入，人们发现，道地药材原植物的生存环境并不总是适宜的，相反，其生长发育的过程中经常受到各种环境胁迫（environmental stress，也称逆境）。道地药材原植物可能遭遇的环境胁迫因素分为物理、化学和生物三大类。如，物理类胁迫包括：干旱、水涝、热害、冻害、辐射、电损伤、风害等；化学类胁迫包括：营养缺乏、元素过剩、毒素、重金属毒害、pH 过高或过低、盐碱、农药污染、空气污染等；生物类胁迫包括：竞争、抑制、化感作用、病虫害、有害微生物等。即与普通农作物相比，道地药材具有“顺境出产量，逆境出品质”的特性。

近年来，逆境对道地药材，尤其是次生代谢的影响引起人们的普遍关注。通常，经过长期对环境的适应，药用植物已经选择了较为适宜的自然环境，当自然环境的突然改变或在环境胁迫条件下，植物将发生一系列变化来适应环境，提高生存竞争力。由于药用植物通过物理手段与其他植物竞争有限资源的能力较低，此时化学的方法就会上升为其竞争的重要手段。当受到生物因子的影响时，药用植物通过体内抗性基因的高表达，合成并积累一系列次生代谢产物（即植保素，phytolexin）来抵抗这些生物因子的侵害。次生代谢产物公认的生态学功能主要是抗病、抗虫、抗逆等。常见的次生代谢产物包括生物碱、黄酮、萜类、蒽醌、香豆素、木质素，等等。迄今为止，已发现有几百种次生代谢产物有参与植物抗真菌、细菌、病毒甚至线虫的作用，而且感染病虫害会使药用植物次生代谢产物增加。如虫害诱导植物产生的挥发物中，萜烯类物质是其中最主要的组成部分。

通常认为次生代谢产物并非是维持细胞正常生命活动和植物正常生长发育所必需的，而是药用植物长期进化中适应环境的产物。环境胁迫下，药用植物通过向外界环境释放次生代谢产物（释放到环境中的次生代谢产物又被称为化感物质）来抑制其他植物的生长，以提高自身的竞争能力。由于环境胁迫（如干旱、严寒、伤害、高温、重金属等）能刺激植物次生代谢产物的积累和释放，并呈现出一定的 Hormesis 效应（小剂量毒物的刺激作用）。在这个意义上讲，逆境可能更利于中药道地性的形成。如郭兰萍等（2005）研究发现，苍术道地药材茅山苍术在生长发育过程中土壤酸化严重，养分状况不理想，并受到严重的缺钾胁迫。同时发现，高温是苍术生长发育的限制因子，而茅山地区几个与温度有关的气候因子均为其整个分布区的最高值，其道地产区处于苍术整个分布区的东南边缘。作者认为植物积累次生代谢产物所需的适宜生境与其生长发育的适宜生境可能并不一致，甚至相反，即药用动植物生态适宜性概念与普通生物的生态适宜概念并不完全相同。黄璐琦等（2007）明确提出逆境能促进道地药材的形成，并进一步指出道地药材的这种“逆境效应”，可能导致其道地产区在物理空间上位于其整个分布区的边缘，并由此产生“边缘效应”。

二、药用植物的逆境生理及次生代谢产物积累的假说

（一）药用植物的逆境生理

植物对逆境的抗性叫抗逆性。它通常是植物在长期适应环境中获得，或通过人工选育获得。植物抗逆性可体现在群体、个体、组织器官、细胞、生理代谢、分子、基因等不同水平。植物的抗逆性主要包括两个方面：避逆性（stress avoidance）和耐逆性（stress tolerance）两种。前者指植物通过对生育周期的调整来避开逆境干扰，在相对适应的环境中完成生活史；后者指植物处于不利环境时，通过代谢反应来阻止、降低或修复由逆境造成的损伤，使植物仍保持正常的生理活动。

道地药材形成的逆境机制涉及道地药材信号传导、基因及其表达、适应性生理生化反应、次生代谢等多方面，对药材的生长发育、性状表征及药效成分的积累产生影响，与道地药材的整体适应有关（图 1－1）。道地药材原植物可以与受到和识别的环境信号组成应激性反应，进行识别后信号被传输到细胞内和植物体全部。典型的环境信号传导导致细胞水平基因的表达，反过来又可以影响植物体的发育和代谢。植物体通常是以细胞和整个生物有机体应对环境改变，抵抗环境胁迫，增加自身的适应性。环境改变时，植物会在形态结构、组织细胞及分子水平不同水平做出反应，如植物形态结构、生理生化、渗透调节、植物激素水平、膜保护物质及活性氧平衡、逆境蛋白形成等诸多环节发生变化，涉及植物水分、光合、呼吸、物质代谢等过程。换言之，道地药材原植物通过机体的整体反应来阻止、降低或修复由环境改变或逆境造成的损伤，使植物仍保持正常的生理活动。因此，这种总体适应性的研究需要在信号转导、基因及其表达、蛋白质转录及翻译、适应性生理生化、道地性表型（次生代谢产物积累或性状）等多个层次展开，并充分考虑不同水平间的诱导、促进或抑制作用。

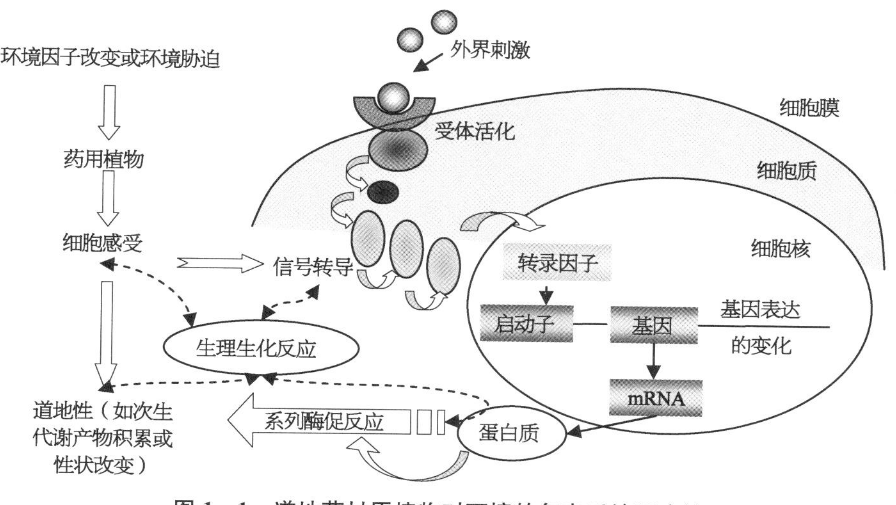

图 1－1　道地药材原植物对环境的复杂系统适应性

(二)次生代谢产物积累的假说

当前,在次生代谢产物随环境变化的机制方面,根据次生代谢产物的产生是否需要成本,及次生代谢产物的产生是个主动的过程还是被动的过程,形成了不同的假说。包括:

1. 生长/分化平衡(growth/differentiation balance, GDB)假说　GDB假说认为,在资源充足时,植物以生长为主,而在资源匮乏时,植物以分化为主,任何对植物生长影响超过对植物光合作用影响的环境因子(如营养匮乏、CO_2浓度升高、低温等)都会导致次生代谢产物的增多。这一假说的理论基础是植物的生长发育在细胞水平可分为生长和分化两个过程,前者主要指细胞的分裂和增大,后者主要包括细胞的特化和成熟。次生代谢产物是细胞特化和成熟过程中生理活动的产物,因此,随植物生长年龄的增大和老化含量增大,如人参、三七、黄连等不少中药材都必须种植一定的年限,药效成分含量才能达到用药要求。

2. 碳素/营养平衡(carbon/nutrient balance, CNB)假说　CNB假说认为,植物体内以C为基础的次生代谢产物(如酚类、萜烯类等以C、H、O为主要结构的化合物)与植物体内的C/N(碳素/营养)比呈正相关,而以N为基础的次生代谢物质(如生物碱等含N化合物)与植物体内的C/N比呈负相关。这一假说在一定程度解释了不同植物次生代谢产物累积量与碳素/营养平衡的关系,并成功地预测了许多有关植物营养及光照对其次生代谢产物的影响。CNB假说的理论基础是植物营养对其自身生长的影响大于其对光合作用的影响之上,在营养胁迫时,植物生长的速度大为减慢,而光合作用的变化不大,植物会积累较多的C、H元素,体内C/N比增大,因此,以C为基础的酚类、萜烯类物质增多;反之,在遮阴条件下,光合作用降低,体内C/N比降低,酚类、萜烯类物质减少。研究发现,益母草生物碱含量由北向南减少,相反,青蒿、苍术等药材的挥发油(萜类)含量由北向南增多,与我国光温条件由北向南的变化趋势有一定相关性。这一现象,似乎可以应用CNB假说来解释。

3. 最佳防御(optimum defense, OD)假说　OD假说认为,植物只有在其产生的次生代谢产物所获得的防御收益大于其生长所获得的收益时,才产生次生代谢产物。该假说的理论基础是,植物次生代谢产物的产生是以减少植物生长的机会成本为代价的。环境胁迫条件下,植物生长减慢,此时,产生次生代谢产物的成本较低。同时,植物受损的补偿能力较差,次生代谢产物的防御收益增加。因此,环境胁迫条件下,植物会产生较多的次生代谢产物。

4. 资源获得(resource availability, RA)假说　RA假说认为,由于自然选择的结果,在环境恶劣的自然条件下生长的植物,具有生长慢而次生代谢产物多的特点,而在良好的自然条件下生长的植物,具有生长较快且次生代谢产物少的特点,即植物潜在的生长速度降低时,植物产生的用于防御的次生代谢产物的数量就会增加。这一假说的理论依据是,环境胁迫条件下,植物生长的潜在速度较慢,受到损害时,其损失的相对成本较高。

以上四个假说,前两者将植物次生代谢产物的形成和积累视为由于外界环境变化引起植物体内物质积累的一个被动过程,而后两种假说认为植物次生代谢产物的产生是根据其产生成本的变化而变化的主动过程。这几个假说从不同的角度提出了一个共同的结论，即环境胁迫条件下，植物次生代谢产物的数量会增加。

三、环境胁迫影响道地药材形成的机制研究

（一）重视道地药材的整体抗逆性研究

药用植物本身是否能有效地运用自身的防御机制去抵制环境胁迫是决定其生存繁育的关键。多种因素决定药用植物如何适应环境胁迫，如植物的基因型和发育环境，胁迫的严重程度和持续时间，植株适应胁迫和任何多重胁迫的协同效应的时间长短，等等。通常，植物通过多种反应机制抵抗胁迫，无法补偿均衡的严重胁迫将导致植株死亡。而整体抗逆性是药用植物抗逆的基本策略。

植物整体抗逆性指的是植物在整个生命活动过程中（包括生长发育和果实种子收获贮藏休眠期），具有由基因控制的、能够抵抗各种外来环境胁迫的能力，使生长发育、产量、生活力受到有限危害水平，它可以反映在分子、细胞、组织器官、个体植株、群体甚至整个生态系统的不同水平上。作为中药适应特定自然环境的最佳表型，临床疗效好、药效成分含量高是道地药材最重要的优良品质。此外，中药的道地性还包括外观性状好、高产、易贮藏、抗虫、抗病性强等诸多优良性状的全部或部分。由于道地性是个综合指标，其环境适应的机制涉及道地药材生长发育的多方面，与植物的整体抗逆性有关。因此，借鉴植物整体抗逆性理念，可以为环境胁迫下药材道地性的研究提供很好的思路和方法。

道地药材中，应根据整体抗逆性的内涵，如抗性的多重性、抗性表现形式的多样性、抗性表现的阶段性、抗性效应的整体性等，观察和认识道地药材的抗逆性；然后，根据将抗性分类，如抗寒、抗逆、抗高温、抗盐碱、抗病虫、抗辐射、抗缺素、抗药等，分析植物是单抗、多抗、兼抗、综合抗性及整体抗性；最后，以道地药材表型与生境及基因型的相互关系为切入点，采用对比试验，从分子、细胞和个体等不同水平上，深入研究道地药材对干旱、盐胁迫和养分亏缺等逆境信息的感受、传递和信号转导机制，研究道地药材抗逆基因的功能、表达的调控机制，及其适应逆境的生理及分子机制，从而最大限度地挖掘道地药材自身的生物学潜力，为利用基因工程方法培育道地药材抗逆优质品种，和改进抗逆高效的栽培措施，大幅度地提高道地药材产量并保证道地药材的质量提供新思路。

（二）重视预先胁迫在道地药材研究和生产中的意义

随着道地药材逆境效应研究的逐步深入，人们日益认识到环境胁迫之前所处的条件（预先条件）对决定药用植物能否克服这种胁迫有重要影响。不少研究表明，在预先条件中经历适度的胁迫，会提高植物再次遇到胁迫时的抗逆能力。道地药材是长期适应逆境的产物，道地性可能是在经历了无数次环境胁迫中获得。为此，在道地药材研究和生产中，设置预先胁迫可能会提高药材中次生代谢产物的积累量，并可能会有更有意义的发现。

（三）重视遗传与环境交互作用研究

作为遗传变异和自然选择的结果，道地药材的形成是特定的基因型，在特定的生境下受到复杂的调控，导致某些代谢过程的关键酶基因的表达产生了时空差异的产物。换言之，道地性是特定地域复杂的生态因子作用于道地药材多基因后，通过系统适应性产生的

特定的多指标综合性状。特定生境是道地药材形成的动力，多基因是道地药材形成的遗传基础，多水平的系统适应是道地药材形成的过程，多指标体系是道地药材的表型。

可见，道地药材环境机制与其遗传机制是一个整体过程，药用植物多基因受到遗传与环境交互作用的影响是道地性形成研究的关键。孤立研究环境无法从根本上揭示道地性形成的环境机制。而且，只采用有限的一个或几个性状特征，或一个或几个基因片段，或一个或有限的生态因子，在一个水平上来揭示道地性及其形成原因的做法的局限性也是不言而喻的。当今快速发展的各种组学，及其系统生物学与生物信息学的结合，为从根本上揭示道地遗传与环境机制提供了思路、方法和技术平台。

（四）重视道地药材环境胁迫的受控实验

在受控条件下，模拟一种或几种组合的关键环境因子，开展道地药材抗逆（胁迫）实验是道地药材抗逆研究的常用手法。其做法通常是采用对比实验的方式考察道地和非道地药材在不同胁迫处理间的变化，以及时间序列上的各种差异和变化。和农作物比起来，药用植物胁迫实验有其自身的特点，具体表现在以下几个方面：① 实验目的有差异。农作物胁迫实验通常是利用胁迫因子诱导特异启动子获得抗逆境基因表达，通过了解作物抗逆分子机制，从而进行良种选育。除了抗逆品种选育外，药用植物胁迫实验更关注不同胁迫因子及胁迫程度对药用植物生物量和次生代谢产物积累的影响，从而确定一个既能促进次生代谢积累又不影响生物量积累的胁迫期、胁迫阈值等，从而为中药材种植提供参考。② 药用植物体内含有大量次生代谢物质如黄酮、蒽醌、生物碱、萜类、酚酸类等，这类小分子物质很多是化感物质，在栽培过程中尤其是受到逆境胁迫时很容易释放到环境中，当化感物质积累超出一定浓度时，就会严重影响自身生长发育，给胁迫实验带来很大影响。因此在实验过程中要兼顾胁迫程度和周期，从而保证实验顺利进行。③ 和农作物相比药用植物实验材料的均一性较差。中药材的良种选育工作才刚刚起步，真正符合特异性（distinctness）、一致性（uniformity）和稳定性（stability）的品种极少，导致药用植物受控材料参差不齐，单株差异较大。因此在实验的过程中，应在实验前对实验材料进行统一筛选，更要保证足够的重复数甚至是反复实验来确保数据可靠性。

第六节　道地药材的可持续发展

一、道地药材生产

（一）道地药材栽培

道地药材不仅是自然的产物，同时也是社会生产力发展的产物，人为因子，如栽培、养殖、采收加工、炮制、养护等对道地药材品种的形成具有不可或缺的影响。道地药材从选种、育苗、栽培、收获到加工成品，充分体现了当地人民数百年来辛勤劳动的智慧成果，其药材优良品质在很大程度上可以说就是“天、地、人、药合一”的作品。

对很多栽培道地药材而言，栽培技术及产地加工是药材道地性形成的重要环节，对一些道地药材而言，其独特的栽培技术对药材道地性形成起着决定性的作用。例如，当归、川芎等部分伞形科道地药材的形成可能与高山育苗，低山栽培，以有效防止抽薹，实现品质保证有关。又如，中江丹参道地药材质量均一性与长期种植历史中品种选育造成的遗传背景一致性有关。再如，三七道地药材的形成可能与云南文山农民在长期的三七栽培中，形成了一套传统精耕细作栽培模式，在保证质量的基础上，极大地提高了产量和产值有关。还如，不少根及根茎类道地药材生产过程中都会采取“打尖”“拔芽”“剪枝”等技术促进营养物质在根部的有效积累，促进药用部位根部迅速发育膨大，实现高产优质。

长期的实践为道地药材种植养殖积累了丰富的经验技术。如留种、播种时间、播种密度、防虫、施肥等栽培技术及产地加工技术等均直接影响药用植物内在质量。以留种为例，道地药材长期栽培过程中，一方面采用各种栽培技术措施通过改变中药材生产的微环境影响道地药材的品质，另一方面，选育出适宜当地生态环境的优良品质以提高药材品质。如地黄、牛膝、丹参等道地药材与野生药材品质发生巨大变化，由于栽培药材品质优良，原来的野生品逐步退出药用。当然，也有一些栽培道地药材由于长期连续种植以及不断地引种驯化，也可能会造成品种逐渐分化、退化，失去了其野生类型或道地产区居群在生存竞争中所形成的特异的生态生物学性质，即失去了它原来的“道地性”。可见，科学留种也是保证道地药材质量的重要环节。

（二）道地药材采收加工

药用植物有效成分含量不是固定不变的，它常随着植物体生长、发育的进程而发生变化或波动，进而影响到药材质量、临床疗效也随之而变动。孙思邈在《千金翼方》中写道：“药采取不知时节，虽有药名，终无药实，故不依时采收，本朽木不株。”研究表明许多药物不同时期采收，其有效成分和功效变化很大，如人参疗效随人参栽培时间增长而增强；薄荷在生长初期不含薄荷脑，开花末期薄荷脑含量急剧增加；垂盆草在当年秋季治肝炎有效，翌年春天采者治肝炎无效。因此，适时采收，是保证药材质量重要一关。道地药材生产者根据长期种植采收经验，科学地掌握药材播种期及采收期，有效地保证了道地药材质量。

传统中药材产地加工生产中，各地药农根据自己的加工习惯和销售需求，形成了各地独有的产地加工方法，道地药材生产者由于采用科学合理的产地加工方法，保证了药材形、色、气、味及内在质量。例如甘肃岷县在对当归数百年的栽培过程中，建立了一套对当归采挖——堆闷——软化——柳丝札把——上垛——烟熏等独特的熏制加工方法。文山三七产地加工过程中，形成了荞麦打磨、搓肉、修剪等技术一系列配套技术。凤丹皮的加工则是将鲜牡丹根放入水中洗净泥土，用玻璃片轻轻刮去外面的一层薄皮，然后在阳光下晒半天，根变软后，抽去它的木质部分，再晒制而成。江油附子采收后洗净，浸入食用胆巴的水溶液中过夜，再加食盐，继续浸泡，每日取出晒晾，并逐渐延长晒晾时间，直至附子表面出现大量结晶盐粒（盐霜）、体质变硬为止，即成“盐附子”。而东阿阿胶等以当地水土和加工工艺为基础形成的道地药材，产地加工更是其药材道地性形成的直接原因。

(三) 道地药材炮制

道地药材曾定义为在特定的环境和气候等诸因素的综合作用下，形成的历史悠久、产地适宜、品种优良、产量宏丰、炮制考究、疗效突出、带有地域特点的药材。炮制考究是道地药材的性质之一，是人为因素影响道地药材的重要方面。中药炮制是一项独特传统制药技术，也是中医药最具原创性的文化和技艺之一，中药加工炮制，一是减毒性，二是增加疗效，三是改变归经，炮制不得法，轻则减效，重则害命。明代陈嘉谟在《本草蒙筌》中记载“凡药制造，贵在适中，不及则功效难求，太过则气味反失。”强调药材炮制加工的重要性。在长期的生产实践中，道地药材的产地炮制生产加工形成了自己独特的技术，这些技术是历代中药炮制加工经验长期积累的结晶。例如，江油附子主要传统炮制工艺是经胆巴水浸制、煮、水漂等工艺，促进有毒生物碱发生水解，转化为毒性较低的生物碱成分，从而降低有毒生物碱含量。经过炮制之后，附子中所含的剧毒生物碱成分主要为次乌头碱，相对毒性小于乌头碱和中乌头碱，毒性更大的乌头碱含量极低或测不到，保证了临床安全性。因浸泡时间、温度、煎煮时间和温度不同，产地加工的附子成分含量相差 10 倍。随意增加或减少炮制工序，蒸煮时间或长或短，导致的结果必然是炮制不足或炮制过度，不足则导致用药中毒，过度则难于保证临床用药的有效。中药炮制是中医用药的鲜明特点，只有科学规范的道地药材炮制加工，才能保证道地药材的质量和临床用药的安全性和有效性。

二、道地药材发展中存在的问题

(一) 道地药材可持续发展面临挑战

由于只能在特定的地理环境下生长，多数道地药材的数量有限，难以承受大规模的开采利用。独特的生境使不少道地药材的形成中会表现出一定的逆境效应，不少道地药材具有生长发育周期较长、自身繁殖能力低下、天然资源再生能力弱等特点，这就使得天然的野生道地药材难以提供和保证中药产品在产业化生产过程中的资源需求，从而导致资源蕴藏量小。几十年来，对道地药材的过度开发，无序的滥砍滥伐，加上道地产区生境的破坏，致使不少道地药材资源迅速下降，甚至不少道地药材处于濒危状态。近年来，道地药材保护的呼声虽然很高，也取得一些成果，但我国国民经济的迅速发展和人口的增长，医疗、保健等方面用药需求量猛增，使道地药材资源的可持续利用面临更大的压力。

对野生道地药材而言，因野生资源不足和人工养殖研究尚未完全成功，估计在今后的一个时期内，产需的差距将进一步扩大，并使野生道地药材资源可持续利用面临严峻挑战。如江苏茅山道地苍术已无法形成批量收购；三七野生资源几乎绝灭；新疆、内蒙古、宁夏等地野生肉苁蓉道地药材资源急剧下降，不但面临肉苁蓉药材的供应告急，也使当地生态环境遭到极大破坏。

而对于栽培道地药材而言，盲目追求产量，生产中大量使用化肥和农药导致道地药材质量下滑，加上不少道地药材连作障碍严重，从而严重影响道地药材的可持续生产。例如，地黄栽培已有 1 500 多年的历史，20 世纪五六十年代以来，大面积的种植使得怀地黄道地产区连作面积迅速增加，产量大幅度下滑，药农种植地黄的积极性受到严重挫伤，目前河南地黄产量不足总量的15%，怀地黄可持续生产面临严重的挑战。

（二）道地性科学内涵有待现代科学的揭示

道地药材是中医药物质文化的重要遗产，它既拥有来源于历史的、文化的、中国古代科学哲学的属性，又涉及遗传的、环境的、生产实践的方方面面。因此，道地药材的研究既需要贯通古今，又需要多学科交叉融合，这为道地药材的研究带来了难度，致使道地药材的研究很难出现大的突破。加之道地药材强烈的地域性特点，使得道地药材的研究一直主要集中在国内。

近年来，道地药材研究取得了一系列进展，道地药材这一概念也逐步被世界理解和接受。整体来讲，道地药材的真实性毋庸置疑，但现代科学尚无法全面揭示道地药材的科学内涵，道地药材的基础理论研究仍有待深入，道地药材的研究思路和方法仍有待取得新的突破，从而可以更全面的揭示道地性的科学内涵及形成机制。

（三）道地药材的优质性尚未得到有效的保护

由于具有独特的优良品质，道地药材市场信誉好，市场价均较同类非道地药材高，有良好的竞争优势。因此，市场上不少其他产地的中药材均冒充道地药材进行销售，如宁夏枸杞等。对于一些价格较贵的中药，如天麻、灵芝、三七、人参等，此类现象尤其严重，严重影响了道地药材的声誉和产值。这一切都表明，道地药材生产实践缺少切实可行的制度、管理体系，道地药材的保护缺少切实可行的方法和措施。

三、道地药材保护

（一）坚持道地药材生态绿色发展

道地药材是大自然赐予人类的宝贵财富，道地药材必须坚持绿色生态发展。首先，对野生道地药材资源必须在坚持最大持续产量的原则基础上，进行有计划的科学采收和利用。对于某些资源急剧下降至濒危的道地药材，应进行有效的保护，必要时应禁止采集野生道地药材，防止野生道地药材优良种质灭绝或濒于灭绝，如三七、茅山苍术等。同时，应积极鼓励在道地产区大力发展道地药材的生态种植，通过人工栽培缓解野生道地药材资源的濒危状态，如苍术、羌活等。再有，应坚持对道地药材资源进行深度开发和高效综合利用，减少道地药材资源浪费，从而实现道地药材生产的良性循环。

（二）自然科学与人文科学结合是道地药材保护和研究的必由之路

道地药材是自然科学与人文科学结合的典范。作为一个约定俗成的概念，道地药材的优良品质，除了中医临床疗效外，还包括药材的外观性状、采收加工和贮藏运输方式，甚至可能也可以包括它的传播方式、市场口碑等能让道地药材增值的其他因素。同时，道地药材的使用不但反映了中医对病人机体状态及中医“证”的深刻认识，也全面体现了中医对中药性味功效、临床特点、毒副作用等知识和理论的深刻认识和理解，是中医医疗用药水平的重要标志之一。因此，文化内涵是道地药材重要的特征之一，道地药材因其具有的文化特征更显珍贵。文化内涵使道地药材区别于一般天然产品，也使其成为具有知识产权属性的一类特殊天然产品。

通过现代知识产权分析发现，道地药材是一类典型的地理标志产品，即受独有的地貌、气候、土壤、植物等自然生态环境哺育而生，加上千百年形成的独具特色的生产、加工、炮制、使用方式、流通方式等综合因素形成了道地药材独特的品质特征及市场口碑。换言之，道地药材不是个单纯的自然科学概念，它除了具有自然科学的属性，还同时具有它的文化属性和经济属性。有学者将自然科学与人文科学比作人类的一双眼睛，指出它们是认识世界的两大工具。承认道地药材具有人文科学的成分，就不能完全套用自然科学的思路和方法研究道地药材。如此，尊重道地药材这个客观事实，分清道地药材这一概念所涵盖的自然科学问题和人文科学的问题，并采用相应的手段去研究这些问题和解决这些问题，才能真正阐述道地药材的科学内涵。

最后，道地药材的科学研究中最重要的就是要尊重科学研究规律，不论是使用自然科学还是人文科学手段，都应尊重学科本身的科研规范，就有限的实验得出有限的科学结论，而不能越俎代庖。最主要的就是不要用自然科学的结果去揭示和怀疑道地药材的人文科学内涵，自然科学和人文科学的完美结合将会更科学更客观地揭示道地药材的科学内涵，而开展道地药材地理标志产品认证，不但会极大地促进道地药材的生产和保护，也将极大地促进西方世界对道地药材的理解，从而促进道地药材理念的国际化。

小　结

道地药材的形成与我国特有的地理、文化背景及中医药理论有关，世界其他民族和国家均未见到“道地药材”的提法。道地性是道地药材所具有各种专属性状的总称，是道地药材特有表型的高度概括。作为公认的优质中药材，道地性体现为“表型独特，品质和谐”。

道地药材特有表型的形成受到生态环境、遗传变异与人为影响等多因素的交互作用，表现为遗传上的中性突变，加上特定生境胁迫下的适应选择，加上人为筛选形成了特定的表型。可用公式简单表示为：

道地药材表型变异＝遗传变异＋生境饰变＋人为影响

微效多基因控制的数量遗传，或是微效多基因和主基因联合控制的数量遗传是道地药材遗传基础。道地药材在居群水平表现为基因频率的改变。表观遗传在道地药材适应环境中的贡献不容忽视。

与普通农作物相比，道地药材具有“顺境出产量，逆境出品质”的特性。道地性形成具有逆境效应，环境胁迫促进道地药材的形成。同时，人类的生产方式，采收方式、加工方式等也是导致道地药材形成的重要因素。

道地药材是一类典型的地理标志产品，开展道地药材地理标志产品认证将极大地促进道地药材的生产、保护和国际化。

总之，一个道地药材可能起源于特定产地、特定加工、特定遗传背景、特定文化背景、特定传播方式等诸多原因中的一个或多个原因的共同作用，甚至不排除来源于历史上的一个非常偶然的原因，它成为道地药材的原因可能会被最终揭示，也可能已永远遗失在历史的长河里，但它作为道地药材的属性却实实在在地留了下来，这个特定属性就是它产于某个特定的地方，并被承认具有优良的品质，而且可以创造巨大的经济价值。

第二章 苍术道地药材资源

第一节　苍术基原及道地药材本草考证

一、苍术基原

菊科苍术属(*Atractylodes*)植物是东亚特有属,通常认为包括鄂西苍术(*A. carlinoides*)、白术(*A. macrocephala*)、南苍术[(也常被称为茅苍术)*A. lance*]、北苍术[*A. chinensis*(《中国植物志》将南北苍术视为一种,统称为苍术 *A. lance*)]、朝鲜苍术(*A. coreana*)和关苍术(*A. japonica*)。

鄂西苍术分布区狭小,目前仅在湖北神农架和秭归等地有发现。白术的自然分布区在安徽、浙江等长江中下游一带的山区,目前,野生白术已经濒危。南苍术和北苍术分布于华东、华北、东北、内蒙古等地,其中大多数学者认为两者以秦岭-淮河为界。朝鲜苍术仅分布于辽东半岛和胶东半岛的东部。关苍术分布于东北三省(除辽东半岛)的湿润地区、日本、韩国和俄罗斯。

除鄂西苍术外,苍术属的其他所有的类群的根状茎均可入药。

术类药材应用历史悠久,药材使用一直比较混乱,从白术、苍术在中国、日本和韩国药典收录中基原可见一斑(见表 2-1)。

表 2-1　中日韩三国药典中收录的苍术、白术基原

药　典	苍　　术	白　　术
中国药典	*A. lancea* 和 *A. chinensis*	*A. macrocephala*
日本药典	*A. lancea* 和 *A. chinensis* 或者其杂种	*A. japonica* 和 *A. macrocephala*(=*A.ovata*)
韩国药典	*A. japonica*	*A. japonica* 和 *A. macrocephala*

按照《中国药典》(2010 版),苍术来源于苍术属茅苍术(*A. lance*)和北苍术(*A. chinensis*)。《中国植物志》将南北苍术视为一种,统称为苍术(*A. lance*)。在未做特殊说明的情况下,本书中所提苍术按《中国植物志》处理,即苍术(*A. lance*)同时包括南苍术(*A. lance*)和北苍术(*A. Chinensis*)。

需要说明的是,"茅苍术"这个词有时会被当作南苍术的同义词,有时又专指茅山地区的苍术。为了防止混淆,本书所提"茅苍术""茅山苍术",均指茅山地区的苍术道地药材。

苍术为多年生草本。根状茎肥大,横走,呈结节状。茎直立,高 30～100 cm,常单生,不分枝或上部稍分枝。叶互生,几无柄;叶片革质,卵状披针形至椭圆形,长 3～8 cm,宽 1～3 cm,先端渐尖,基部渐狭,边缘有刺状齿,上面深绿色且有光泽,下面淡绿色;植株中下部叶片不裂或 3～5 羽状浅裂至深裂,顶端裂片披针形、椭圆形或长椭圆形,侧裂片较小，上部叶常不裂，较小。头状花序数个，直径约1 cm，长约1.5 cm，单生茎枝顶端，不形成明显的花序式排列；总苞杯状，具5～7层总苞片；花序基部的苞叶披针形，针刺状羽状全裂或深裂；小花多数，两性或单性异株；花冠管状，白色或稍带红色，长约1 cm；两性花具多数羽状分裂的冠毛，单性花一般为雌花，具5枚线状退化雄蕊，先端略卷曲。瘦果倒卵圆形，被稠密的顺向贴伏的白色长直毛。花期8～10月，果期9～12月。

二、功效及分布

苍术为中医临床常用药，中医认为苍术能健脾燥湿、祛风散寒、明目。现代药理实验证明苍术有保肝、降血糖、利尿、抗缺氧等作用。

苍术为多年生草本植物，在我国广泛分布，湖北、江苏、内蒙古、河北、河南、陕西、黑龙江、吉林、辽宁、山西、宁夏、甘肃、青海等地均有野生。

苍术喜凉爽气候。分布区土壤类型多样，根际土壤多为酸性，pH为5左右。野生苍术多生于排水良好的山坡或路旁。群落中的伴生植物，乔木有栎类、山胡椒和牡荆，灌木和草本有菝葜、蕨类、苔草、金茅、泽兰、金樱子、插田泡、蕺菜和珍珠菜等。

三、本草沿革及道地药材

（一）南北朝之前苍术、白术不分

汉马王堆出土《五十二病方》中已有多处“秫”“茉”记载，足见术应用之早。“术”作为本草收载最早见于《神农本草经》，且列为上品。

早期并无苍术、白术之分。西汉《范子计然》：“术出三辅（辖境相当今陕西中部地区），黄白色者善。”《山海经・中山经》中首山（今河南襄城境内，另一说为陕西凤陵渡北一带）、尧山（今河南平顶山境内）、女凡之山（今甘肃岷山之首）三处有“茉”记载。《名医别录》记载其产地为“生郑山山谷、汉中（今陕西汉中）、南郑（今属陕西汉中）”。

从诸多文献所言术之产地，结合今苍术属植物自然分布来看，可见早期“术”多以苍术为主。

（二）宋代以前术的分类与后代不一致

汉代以后术为道家服食做饵的常用药物，如西汉《列仙传》中就有：“涓子者齐人也，好饵术，接食其精……涓老饵术，享兹遐纪。”

陶弘景本身是南朝时期著名的隐士，也是道教茅山一派的真正创始人，其书中有不少关于道家神仙等内容，他最早提出将术分为苍白两种。在其所著《本草经集注》中：“郑山即南郑也，今处处有，以蒋山（今江苏南京钟山）、白山（今江苏南京东部）、茅山（今江苏句容和金坛交界处）者为胜……多脂膏而甘。《仙经》云：亦能除恶气，弭灾疹。丸散煎饵并有法……术乃有两种：白术，叶大有毛而作桠，根甜而少膏，可作丸散用；赤术，叶细无桠，根小苦而多膏，可作煎用……东境术大而无气烈，不任用。今市人卖者，皆以米粉涂令白，非自然，用时宜刮去之。”陶弘景所处时代，南北分隔，发现南京附近所产之术品质较佳，陶弘景对其附近所产之术根据叶、根及其味等提出了白术、赤术之分，然与现植物分类学意义上的苍术、白术划分不尽相同。结合其所述产地，其白术当为品质较佳且容易析出白色结晶的茅苍术类，而气味较弱的“东境术”反与今白术较为接近。

陶弘景将术中之供药用的苍术作为白术，而将茅山所产的多膏的苍术作为道家服食煎饵用，致使其后的唐宋诸多方书纷纷以白术为处方药名。唐代以来“白术”一词即较为普遍的出现于当时方书中，且唐代崇尚“白补赤泻”，如《千金方》《外台秘要》中均有“凡茯苓、芍药，补药须白者，泻药须赤者”之说。宋代方书亦是普遍采用“白术”，以至于到了宋代医家都只用白术，如林亿等在《新校备急千金要方例》中明确说：“又如白术一物，古书惟只言术，近代医家咸以术为苍术，今则加以白字，庶乎临用无惑矣。”直到宋代《图经本草》中仍有相关论述，如“服食家多单饵之，或合白茯苓，或合石菖蒲，并捣末，旦日水调服，晚再进。久久弥佳，又取生术，去土，水浸再三，煎如饴糖，酒调饮之更善，今茅山所制术煎，是此法也”。

由此可见，宋代之前不怎么使用苍术的称谓，医家所言白术就是历代药用的术，以至于宋代校正医书局校勘宋之前医籍时基本将术统一为白术了，由此导致现行《伤寒论》中均为白术。这点也可以在同时期其他著作中得到印证，如《图经本草》中言道“凡古方云术者，乃白术也。非谓今之术矣”。

（三）宋代白术逐步转为栽培品

术为临床常用药材，用量大，野生难以满足需求，因此术较早即为人工栽培，如浙江在宋代便有栽培记载。且宋代以来将平地所栽培与山中野生的术分成两类，如《图经本草》中在就有相关描述：“术有二种，《尔雅》云：术，山蓟、杨抱（音孚）蓟。释曰：此辨蓟生山中及平地者名也，生平地者名蓟，生山中名术。陶注本草云：白术叶大而有毛，甜而少膏，赤术细苦而多膏是也。其生平地而肥大于众者，名杨抱蓟，今呼之马蓟，然则杨抱即白术也。今白术生杭、越、舒、宣州高山岗上……以大块紫花者为胜，又名乞力伽。凡古方云术者，乃白术也。非谓今之术矣。”又如南宋陈自明所著《妇人大全良方·辨识修制药物法度》中：“苍术（取茅山者为上，米泔浸二、三宿，打洗去皮，切，焙）白术（拣白而肥者，方是浙术；瘦而皮黄色者，出幕阜山，力弱不堪用。油者去之）”可见宋代所描述的平地所种之肥大且开紫花的白术或浙术已经完全与今天的白术一致了。

由此可见，到了宋代“白术”的含义发生了变化，一方面说明已经有平地栽培，且将因栽培所致根茎肥大的作为白术，另一方面将分布于“杭、越、舒、宣”等“吴地”所分布的开紫花的术作为白术，即有些文献上的“吴白术”。此时的白术与宋代以前所认为可供入药苍术中的白术已经不同了，这一点在北宋医王庞安时所著的《伤寒总病论·卷第四时行寒疫论》中可以佐证：“蜀人谓苍术之白者为白术，盖茅术也，而谓今之白术为吴术。”

关于宋代以来白术的变化，北宋药材官寇宗奭在其《本草衍义》中有详细的论述：“苍术，其长如大小指，肥实，皮色褐，气味辛烈……白术粗促，色微褐，气味亦微辛、苦而不烈。古方及《本经》只言术，未见分其苍、白二种也。只缘陶隐居言术有两种，自此人多贵白者。今人但贵其难得，唯用白者，往往将苍术置而不用。如古方平胃散之类，苍术为最要药，功尤速。殊不详本草原无白术之名，近世多用，亦宜两审。嵇康曰：闻道人遗言，饵术、黄精，令人久寿，亦无白字。”可见寇宗奭眼里还是觉得气味浓烈的苍术疗效要比栽培的白术要好，又一个方面证明了宋代的白术已经是栽培的白术了。

明代李时珍也对此有过精辟论述："苍术，山蓟也，处处山中有之。苗高二、三尺，其叶抱茎而生，梢间叶似棠梨叶，其脚下叶有三、五叉，皆有锯齿小刺。根如老姜之状，苍黑色，肉白有油膏。白术，桴蓟也，吴越有之。人多取根栽莳，一年即稠。嫩苗可茹，叶稍大而有毛。根如指大，状如鼓槌，亦有大如拳者。彼人剖开曝干，谓之削术，亦曰片术……昔人用术不分赤、白。自宋以来，始言苍术苦辛气烈，白术苦甘气和，各自施用，亦颇有理。"李时珍已将苍白术的划分总结的较为清晰，即山中所野生的为苍术，而人工栽培且时间短根茎膨大的为白术，且明确提到这种分法从宋代开始。

（四）元明以后苍术、白术分成为两个不同功效的药材

元代王好古《汤液本草》最早将苍术与白术分成两条论述，在苍术条目下："主治同白术，若除上湿、发汗，功最大；若补中焦、除湿，力小，如白术也。《本草》但言术，不分苍、白。其苍术别有雄壮之气，以其经泔浸、火炒，故能出汗，与白术止汗特异，用者不可以此代彼。"而在白术条目下："在术条下，无苍、白之名。近多用白术治皮间风，止汗消痞，补胃和中，利腰脐间血。通水道，上而皮毛，中而心胃，下而腰脐……非白术不能去湿，非枳实不能消痞。除湿利水道，如何是益津液。"可见到了元代，苍白术的功效已经出现明确的分化，苍术因气雄烈而偏于发汗祛邪，而白术重于补虚利湿。且明确提出"用者不可以此代彼"。其背后可能与白术逐步以人工栽培为主的变化有关。

明代陈嘉谟《本草蒙筌》："白术味苦、甘、辛，气温……浙术（俗呼云头术。）种平壤，颇肥大，由粪力滋溉；歙术，（俗呼狗头术。）产深谷，虽瘦小，得土气充盈。（宁国、池州、昌化产者，并与歙类，境界相邻故也。）采根秋月俱同，制度烘曝却异。浙者大块旋曝，每润滞油多；歙者薄片顿烘，竟干燥白甚。凡用惟白为胜，仍觅歙者尤优……又种色苍，乃名苍术。出茅山，（属直隶，句容县。）第一，择洁实尤良。刮净粗皮，泔渍炒燥。"可见明代白术与苍术的概念与今基本一致了，即将江浙等地栽培的作为白术，而将野生的产于茅山等地的作为苍术，其中苍术以茅山产者为佳，这点为后世所延续并推崇。

明代《本草原始》记载白术："云头术生平壤，形虽肥大，由粪力故也，易生油。狗头术、鸡腿术虽瘦小，得土气充足，甚燥白。凡用不拘州土，惟白为胜。"而记载苍术为："茅山苍术，坚小肉白，气辛味甘。他山苍术，块大肉黄，气味辛烈。又有一种苍术，皮白肉俱白，坚硬而实，气味亦甘辛，较之茅山者次之，北人每呼为南苍术，比西山者胜。"以其所附的图（图 2－1）来看，也明显看出白术为栽培品。

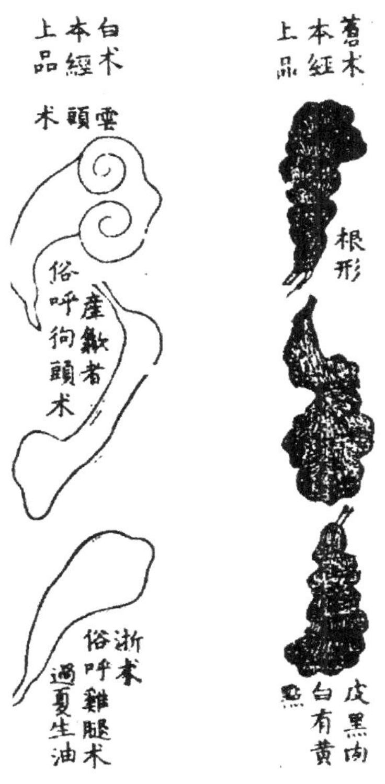

图 2－1　《本草原始》（明万历初刻本）所附白术、苍术图

(五) 明清以后苍术首推茅山,白术推崇浙江野生之于术

明代,大多数本草著作均把茅山作为苍术的道地产区之一。《救荒本草》记载:“生郑山汉中山谷,今近郡山谷亦有,嵩山(今河南嵩山地区)、茅山者佳。”《本草乘雅半偈》记载:“出嵩山、茅山者良。”《本草汇言》记载:“苍术,处处山中有之,惟嵩山、茅山者良。”

清代,亦多推崇茅山所产苍术,认为其质量上乘。《本草便读》记载:“苍术汉时名赤术,处处山谷皆有之,而以江苏茅山者为上,其形较白术为小,切之内有朱砂点。”《本草备要》记载:“出茅山坚小有朱砂点者良。”《本草经解》记载:“苍术苦辛气烈,能上行,除上湿,发汗功大……苍术茅山者良,糯泔浸焙也。”而白术则以于潜为佳,如《本草从新》:“产於潜者最佳,今甚难得。”《本草纲目拾遗》和《本草求真》云:“出浙江於潜地者为於潜术,最佳。”

民国《增订伪药条辨》:“白术种类甚多,云术肥大气壅,台术条细力薄,宁国狗头术,皮赤稍大,皆栽灌而成,故其气甚浊,却少清香之味。当以浙江於潜野生者,名於术,为第一。一名天生术,形小有鹤颈,甚长,内有朱砂点,术上有须者尤佳,以得土气厚也。炳章按:天生野於术,体轻,质瘦小,性糯,味甘,色紫,皮细宽而层叠,芦软而圆,有凤头鹤颈之象,切开有朱砂斑点,气甚香,即郑君所云於潜山、黄塘至辽东桥一带出者是也,为最佳品,不易多得……更有冬术移种於潜,名种术,颗甚大,重两大者十余两,小者五六两,皮黄肉白,无晕,亦有朱砂点,味甘兼辣,近时市肆作於术者,此也,亦不甚佳……又有南京茅山出者,曰茅术,亦有朱砂点,味甘辛,性糯,形瘦长,有细须根,利湿药中用之,亦佳……惟术之种类甚多,就与於术有类似关系者,约辨数种,余概略之。”

四、道地药材茅苍术历史沿革表

综上所述,茅苍术自南北朝陶弘景作为术之佳品以来,历经 1 500 余年不断,为历代奉为道地,虽因陶弘景提出白术一词,以致其后普遍以白术一词代替术入药,但自宋代以后白术逐渐成为南方江浙等地栽培品的代名词,以致元之后划分成两味功效不同的药材,而苍术则一直以茅山为道地,历代茅山苍术沿革见表 2-2。

表 2-2 茅山苍术历史沿革表

年代	出处	产地及评价
南北朝	《本草经集注》	郑山,即南郑也。今处处有,以蒋山、白山、茅山者为胜
隋唐	《新修本草》	郑山,即南郑也。今处处有,以蒋山、白山、茅山者为胜
宋	《证类本草》 《救荒本草》 《本草乘雅半偈》	生郑山山谷、汉中、南郑,今处处有之,以嵩山、茅山者为佳 生郑山汉中山谷,今近郡山谷亦有,嵩山茅山者佳 出嵩山、茅山者良
明	《本草纲目》	《别录》曰:术生郑山山谷、汉中、南郑 弘景曰:郑山,即南郑也。今处处有,以蒋山、白山、茅山者为胜 颂曰:术今处处有之,以茅山、嵩山者为佳 时珍曰:苍术,山蓟也,处处山中有之

（续表）

年代	出处	产地及评价
明	《本草汇言》 《本草原始》	苍术，处处山中有之，惟嵩山、茅山者良 今以茅山者为良
清	《本草经解》 《本草便读》 《本草备要》	苍术茅山者良 处处山谷皆有之，而以江苏茅山者为上，其形较白术为小 出茅山坚小有朱砂点者良
民国	《增订伪药条辨》	又有南京茅山出者，曰茅术
现代	《500味常用中药材的经验鉴别》	多认为茅苍术优于北苍术，京苍术（茅山苍术）又为苍术中之极品

五、茅苍术植物特征及道地产区

（一）茅山苍术形态特征

茅山苍术道地药材原植物叶稍革质，卵圆状披针形或倒卵状披针形，下部叶不裂或3～5裂，顶裂片大，无柄或稍有柄，常于开花前凋落，中部叶全缘或3～7羽状浅裂，无柄，上部叶较小，全缘，无柄。

（二）道地产区及生境特征

茅苍术道地产区为江苏茅山及其周边地区，北起镇江长江边，南至溧阳大溪水库，西起南京江宁区陶吴镇，东达常州钟楼区的范围，主要包括江苏句容、南京东南部、常州西部、溧阳北部。

茅山地处119°19′17″～119°19′58″E、31°49′12″～31°46′19″N，位于江苏句容与常州金坛区交界处，面积约50 km^2，行政上属句容管辖。该区域属北亚热带季风气候，四季分明，日照充足，雨量充沛，年平均气温约15℃，热月平均最高温度约32℃，冷月平均最低温度约 −1℃，年降水量1 000～1 200 mm，无霜期228 d。茅山苍术喜凉爽气候，主要生长在海拔150 m以下的丘陵山区，常生于向阳山坡疏林边缘、灌丛、草丛中，土壤条件一般为腐殖质较多的疏松沙壤土。

第二节　茅山地区苍术的分布现状分析

茅山地区的苍术均为野生，未进行人工规范化种植，长期疏于管理，每年不断采挖（虽然每年采挖量不大），因而资源已逐年减少。茅山苍术历史上年收购量多，除供应本省外，还可畅销外省及出口。但自1976年以来年产量急剧下降，近10年来几乎无法进行商品收购，全省目前不能自给，多数从湖北等地调入。

本部分利用地理信息系统(GIS)开展了茅山地区苍术的野外调查。

一、调查区域

茅山地区属北亚热带季风气候，全年平均气温 15.2℃；年平均降雨量为 1 018 mm；常年风向以东南风为主；平均年降雪时间 8～9 d。茅山属典型的低山丘陵区，土质大多属黄棕土壤。

研究区域为江苏茅山地区，它位于江苏南京附近。研究区域左上角经纬度为：119°14′05.31″E，31°55′04.33″N，右下角经纬度为：119°24′05.9″E，31°39′46.69″N。研究区面积为南北长 26.79 km，东西长 16.41 km，研究区面积约 440 km^2。

茅山苍术一般分布在海拔 40～400 m 的丘陵山区，主要生长在 40～150 m 的区域内，野生于向阳山坡疏林边缘的干燥草丛，喜丛生于疏松的砂质壤土和含腐殖质的土壤中。茅山地区生境特征为：年均温高于 15℃，冷月平均最低温度为－2℃～－1℃，热月平均最高温度平均在 32℃左右，极端低温－17℃～－15℃，旱季为 1～2 个月之间，年降水量为 1 000～1 160 mm。

二、研究方法

(一) 样地调查

2006 年 10 月对茅山地区苍术的分布情况进行了调查，采用野外调查路线法和典型样块取样方法，运用 GPS 进行定位，以 100 m 以上的距离为间隔，在不同的生境(坡向，坡度等)和不同的植被类型中选择样方。共设定 40 个样地，每个样地为 50 m×50 m。对样方的经纬度、样方的坡度坡向，样方内短柄枹栎 *Quercus serrata* var. *brevipetiolata* 的长势、样方内苍术的生物量、光量子辐射量、温度、湿度、样方内植被的分布情况、样方周围植被情况等都做了详细记录。光量子辐射量：利用 3415 系列光量子计进行测定；温度和湿度：利用 TR－71U/TR－72U 双通道温度湿度记录仪进行测定。由于野外苍术调查分析过程中发现绝大多数有苍术的样方内都有短柄枹栎的分布，并且短柄枹栎的长势对苍术的生长有很大影响。因此，本实验将短柄枹栎长势作为一项指标。野外调查结果见表 2－3。

(二) 数据分析

进行苍术生物量与海拔、坡度坡向、短柄枹栎长势的分析：将苍术生物量与海拔、坡度坡向、短柄枹栎长势进行相关分析和逐步回归分析，分析这几个因子中影响苍术生物量的主导因子。

样方及苍术在茅山的分布：将野外采集的 40 个样地的经纬度值 40 对，利用 arcgis83 软件将其导入茅山地区地理分布图中，分析苍术在茅山的分布区域和分布状况。

三、结果与分析

(一) 影响苍术生物量的因素及原因

利用表 2－3 的数据，以苍术的生物量(Y)为自变量，经度(X_1)，纬度(X_2)，海拔

表 2-3　茅山野生苍术样方调查数据

样方	生物量	经度(E)	纬度(N)	海拔(m)	坡度(°)	坡向	短柄枹栎长势	光量子辐射量	温度(℃)	湿度(%)	样方内植被描述	样方周围植被描述
1	0	119°19′03.5″	31°44′33.2″	24.4	20	1	1	186	24.9	67	大竹子较多，小竹林很多	样方外有 1 个 3 m×2 m 的小水塘，周围大小竹林较多
2	0.638	119°18′13.7″	31°44′08.1″	35.6	35	1	4	270	26.0	72	生长在灌丛下的苍术，周围有短柄枹	样方两侧为灌丛，一侧为种植板栗林，一侧为农田
3	0	119°19′32.7″	31°44′04.4″	25.7	18	1	1	280	27.0	90	大量竹林，有部分灌木，无乔木，在开荒地边缘	一侧是农田，一侧同样方，其余两侧为开荒地
4	0	119°19′40.4″	31°43′58.6″	67.6	35	0	0	166	26.7	59	大量灌木丛，大量短柄桴，少量乔木	样方四周都为大量灌木，其中有少量乔木
5	28.976	119°18′12.0″	31°44′08.8″	34.6	15	1	5	196	26.4	66	大量灌木，无乔木，较多短柄桴	样方一侧为大量乔木，一侧为乔木和灌木杂生，另外两侧为大量灌木，无乔木
6	11.732	119°18′18.5″	31°44′15.5″	50.2	15	0	5	229	27.3	66	大量灌木，有大量短柄桴	周围同样方
7	6.164	119°18′18.9″	31°44′08.1″	54.2	35	0	5	76	20.0	70	小竹林很多，以短柄桴为主要的杂生灌木层	周围同样方
8	7.615	119°18′18.9″	31°44′18.6″	56.7	35	0	6	59	25.9	62	小竹林很多，以短柄桴为主要的杂生灌木层	一侧有种植棉花地，其他同样方
9	5.064	119°18′56.1″	31°44′18.4″	44.4	15	1	4	56	25.7	66	部分小竹林，部分小松树，少量短柄桴	有两侧同样方，一侧为小山山上多松树，一侧为农田和种植林
10	0	119°20′19.4″	31°52′72.9″	52.7	15	1	2	186	27.0	88	灌木与乔木的杂生林	一侧为水塘，一侧为农田，其余两个同样方
11	1.063	119°19′42.2″	31°43′525.5″	43.1	15	0	2	97	19.8	82	小竹林，杂草，灌木	三侧位竹林和杂草杂生，一侧为灌木和竹林杂生

（续表）

样方	生物量	经度(E)	纬度(N)	海拔(m)	坡度(°)	坡向	短柄枹栎长势	光量子辐射量	温度(℃)	湿度(%)	样方内植被描述	样方周围植被描述
12	26.79	119°19′82.6″	31°43′98.1″	51.2	18	0	6	208	19.5	83	杂草，大面积短柄桴	四侧均为大面积短柄桴和杂草杂生
13	2.562	119°17′75.3″	31°46′57.9″	84.3	16	1	4	48	21.0	86	小竹林很多，大片乔木	四侧均为大量乔木和较多的小竹林杂生
14	0	119°18′51.7″	31°53′24.5″	40.1	18	1	0	118	25.0	66	杂草，灌木	一侧为道路，其余三侧同样方
15	2.031	119°17′39.9″	31°46′05.3″	67.2	15	0	2	78	23.7	89	大片乔木松树，树下有灌木，杂草	一侧为种植草坪，其余三侧同样方
16	2.738	119°17′51.9″	31°46′01.8″	73.3	26	1	3	284	24.3	87	大片松树，树下有灌木，杂草	一侧为公墓，其余三侧同样方
17	0	119°17′37.5″	31°46′41.3″	56.5	28.0	1	0	676	28.0	89	大面积杂草	两侧为水塘，一侧为山，山上灌木多一侧为住户和路
18	2.368	119°18′11.0″	31°48′18.3″	89.9	30	0	2	90	21.7	79	小片橡栗子树，树下有灌木	周围同样方
19	0	119°17′59.7″	31°48′15.4″	75	25	1	2	398	33.0	87	大片小松树	一侧为水塘，其余三侧同样方
20	7.357	119°18′18.2″	31°45′46.0″	53.7	20	0	5	359	30.2	55	杉树林，树下大量短柄桴	一侧为村庄，其余三侧同样方
21	0	119°17′51.4″	31°46′49.1″	73.9	23	1	0	407	32.0	88	大面积松树(乔木)	一侧为疗养院，其余三侧同样方
22	37.642	119°18′19.2″	31°45′48.5″	48.5	15	0	6	172	29.7	50	小面积松树(乔木)和杂草	周围同样方
23	0	119°18′45.6″	31°46′22.5″	95.4	23	1	0	441	34.0	91	大片灌木	一侧为道路，其余三侧同样方
24	47.643	119°19′56.0″	31°46′58.8″	78.3	26	0	3	182	30.3	50	大片灌木	一侧为村庄，其余三侧同样方
25	0	119°19′36.0″	31°47′13.9″	83.4	15	1	2	339	35.0	88	大面积乔木	四侧均为大面积乔木
26	0.232	119°18′16.0″	31°47′13.2″	51.6	11	1	3	145	20.9	73	灌木乔木杂生	一侧为风景点，其余三侧同样方
27	13.46	119°18′43.4″	31°48′48.5″	161.3	43	0	3	148	26.7	70	大片杂草，有几棵乔木	周围样方都以大片乔木为主，与少量灌木

（续表）

样方	生物量	经度(E)	纬度(N)	海拔(m)	坡度(°)	坡向	短柄枹栎长势	光量子辐射量	温度(℃)	湿度(%)	样方内植被描述	样方周围植被描述
28	7.962	119°18′20.2″	31°48′13.0″	37.7	8	0	3	63	22.5	8	大片小松树林，未见短柄桴	四侧均为大面积的小松树林
29	55.761	119°17′52.6″	31°48′21.3″	78.3	26	0	6	91	25.5	73	大片灌木	一侧为村庄，其余三侧同样方
30	0	119°17′40.4″	31°43′52.9″	83.4	15	1	2	386	29.0	92	大面积乔木	样方三侧为大面积的乔木，一侧为乔木和灌木杂生
31	12.783	119°18′10.5″	31°47′11.2″	161.3	43	0	2	140	28.4	44	大片杂草，有几棵乔木	周围样方都以大片乔木为主，与少量灌木
32	6.676	119°17′45.4″	31°43′99.9″	37.7	8	0	3	105	29.3	47	大片小松树林，未见短柄桴	四侧均为大面积的小松树林
33	0	119°17′47.8″	31°49′22.7″	41.4	10	1	0	458	30.0	91	杂生灌木	两侧为村庄，一侧为稻田，一侧同样方
34	4.078	119°17′99.9″	31°44′70.7″	88.6	8	1	2	274	29.8	33	位于竹林和灌木交接处，有大量灌木	一侧为水塘，一侧为大片竹林，另外两侧同样方
35	0	119°17′37.7″	31°48′18.4″	52.9	25	1	0	564	34.0	88	大面积乔木	大片刺槐树和杉树，周围环境同样方
36	7.732	119°18′06.8″	31°45′87.3″	57.1	15	0	5	92	33.3	34	灌丛，样方中有少量短柄桴	四侧均为大量灌木和短柄桴杂生
37	0	119°18′34.0″	31°47′04.1″	54.7	346.5	0	0	489	36.0	86	大片乔木	周围环境同样方位于大茅山山顶，道院旁
38	15.948	119°18′00.7″	31°45′83.9″	61.7	11	0	6	177	31.9	45	大量灌木，有几棵乔木	四侧均为大面积灌木，偶有几颗乔木
39	4.107	119°17′92.9″	31°46′34.8″	61.5	14	0	5	59	30.6	49	大片灌木	一侧为大片松树林，其余三侧同样方
40	0	119°18′07.4″	31°47′24.3″	71.1	15	0	0	598	62.5	93	大片灌木	样方内多种灌木杂生，无乔木，样方为一山头一侧为纪念碑，其余三侧同样方

(X_3)，坡度(X_4)，坡向(X_5)，短柄枹栎长势(X_6)，光量子辐射量(X_7)，温度(X_8)，湿度(X_9)为因变量，应用 SPSS13.0 统计软件进行相关分析和逐步回归分析。其中，短柄枹栎的长势：0 表示没有短柄枹栎；1 表示差；2 表示不好；3 表示一般；4 表示好；5 表示较好；6 表示很好，坡向：0 表示阴，1 表示阳。

将 Y 值和 X_1，X_2，X_3，X_4，X_5，X_6，X_7，X_8，X_9进行相关分析，结果显示 y 与 X_5 的相关系数为$-0.416(p<0.01)$，y 与 X_6 的相关系数为 $0.588(p<0.01)$，Y 与 X_9的相关系数为$-0.312(p<0.05)$，说明苍术的生长与短柄枹栎的长势，与坡向和湿度密切相关。

将 Y 值和 X_1，X_2，X_3，X_4，X_5，X_6，X_7，X_8，X_9进行逐步回归，得到回归方程：

$$Y = 1.580 - 5.184X_5 + 3.122\,2X_6$$

根据方程可知：海拔、坡度坡向、短柄枹栎长势、光量子辐射量、温度、湿度这些因子中，影响苍术生物量的因子主要是短柄枹栎的长势和坡向。

茅苍术喜温和、湿润气候，耐寒力强，忌强光和高温。生态环境对苍术生物量的积累有重要影响，短柄枹栎的长势对苍术生物量的影响，主要体现在短柄枹栎长势好的样方，表现为短柄枹栎的盖度大，光线被短柄枹栎所遮蔽，能射入林下的光线较少，苍术可以避免阳光的直接照射，同时也不缺乏阳光，苍术的长势相对就较好，生物量也就大。随短柄枹栎长势的变差，其盖度变小，短柄枹栎下的苍术的生长受到影响，生物量也就相对变小。

（二）苍术在茅山的分布及原因分析

用 ARCGIS8.3 软件将野外采集的样方导入茅山地区地理分布图中得到图 2－2A。将 40 个样方中有苍术的 25 个样方提取处理，用同样的方法将经纬度值导入茅山地理分布图中，得到图 2－2B。

根据图 2－2，苍术从北到南分布逐渐增多，由东到西逐渐增多。北部分布零散，南部有部分连片分布。

1. 苍术在茅山北部分布较少　这主要是由生态环境决定的。自然条件下，茅苍术多生长于腐殖质丰富的向阳山坡草丛、灌丛中。茅山山脉北部长着茂密的乔木，乔木长势很好，林下群落单一。乔木林的盖度大，生长在乔木下的苍术，由于光线被乔木林所遮蔽，能射入林下的光线极为稀少，随乔木林盖度增大，尤其是乔木林盖度达到 90%以上时，林下苍术的生长受到严重的抑制。因此，在以乔木林为主的该区域由于苍术接收到的光环境差，苍术的分布量非常少，长势差，基本没有连片分布。

2. 苍术在茅山中部分布很少　茅山山脉中部，正好是茅山镇的城市居住地，所以因为城市化发展，苍术生长的区域和面积呈现大面积减少。茅山中部苍术分布很少的主要原因是经济发展与资源减少的矛盾。由于人口剧增，经济的发展，导致苍术生长的环境受到破坏。野外调查中发现：距离茅山镇周围 10 km 以内很难找到野生苍术的踪影。茅山两侧的金坛和句容在宋代的人口约 20 万，20 世纪初超过 30 万，到 20 世纪 80 年代中期达到 110 多万。这一部分除了人口的剧增给环境带来的破坏外，再加上开山、筑路、修建旅游景点、开设工厂等一系列活动也严重破坏了这一地区苍术的生态环境，从而导致了野生茅

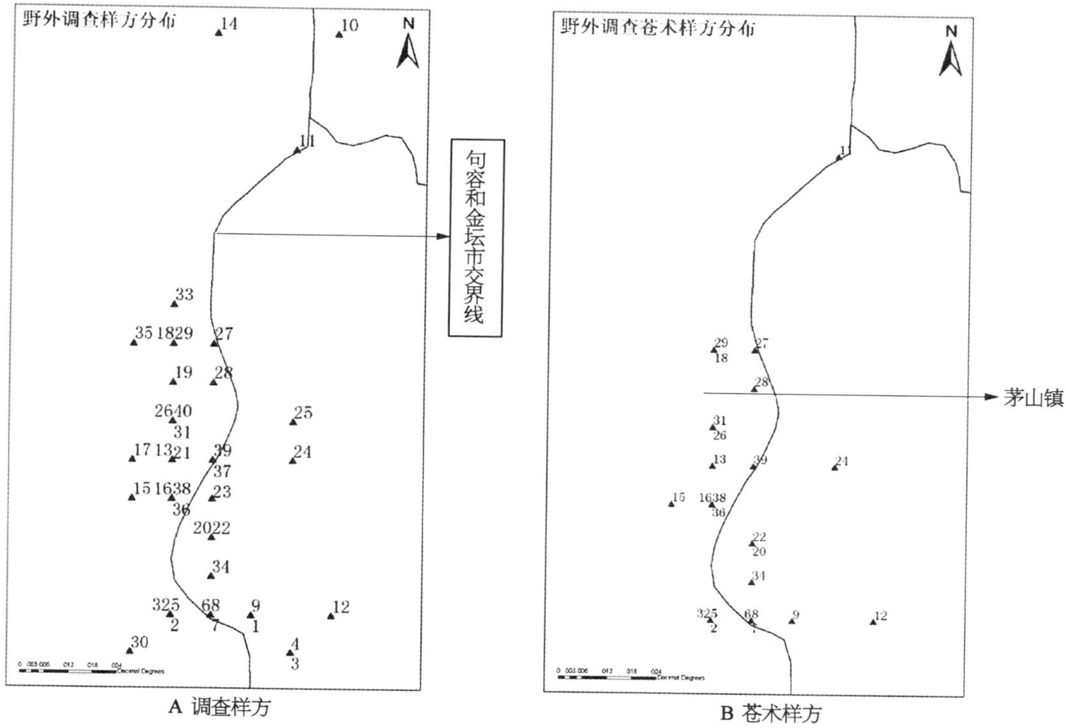

A 调查样方　　B 苍术样方

图 2－2　野外调查样方分布

苍术数量的锐减。苍术原生态环境的破坏严重，使得这一区域茅苍术赖以生存的环境几乎不复存在。

3. *苍术在茅山山脉南部分布多*　通过野外调查结合 GIS 图像分析可以知道，苍术在茅山山脉南部分布较多。主要原因是茅山山脉南部地区，受人为破坏少，苍术的原生态环境基本被保持。该区域主要的生态环境是以灌木林和灌木杂草林为主，因此其群落盖度较茅山北部地区低，因灌木和杂草形成的温暖湿润的生活环境，正好适合苍术的生长，使得这一区域苍术有的地区出现连片分布。

野外调查过程中还发现：苍术的分布和环境密切相关，与温度、湿度、光照强度等气候因素密切相关，具体的研究有待进一步深入。

第三节　不同生境下茅山苍术的种群构件生物量分析

苍术在漫长的进化历程中形成了与环境高度适应的自组织现象，其挥发油组分的特定组成及配比即是其适应不同生境的结果。胡世林等通过对中国广大范围内苍术野生居群进行详细的观察，对 5 个产地，205 份标本的 31 个性状进行测量，发现苍术是一个形态多变,受地理环境影响很大的复合体,江苏茅山产的茅苍术是其中一个自然的野生类群。

植物种群数量特征是植物和环境因素共同作用的结果,既反映了植物种群对环境条件的适应能力和生长发育的规律,也反映了环境条件对植物种群的影响程度。利用株生物量分析植物,可为研究苍术的构件生物量与原生境的关系提供依据。已有研究结果表明,苍术和短柄枹栎的伴生关系明显,苍术与短柄枹栎具有极为相似的生态环境。本实验利用种群构件生物量的方法进行了苍术株生物量分析,其目的在于揭示苍术生长的环境对构件生物量的影响,为苍术的保护和种植提供依据。

一、调查区域

研究区域为江苏省茅山地区茅山山脉,它主要位于江苏句容境内,部分位于常州金坛区。研究区域左上角经纬度为:119°14′05.31″E,31°55′04.33″N,右下角经纬度为:119°24′05.9″E,31°39′46.69″N。研究区面积为南北长 26.79 km,东西长 16.41 km,研究区面积约 440 km^2。茅山地区属北亚热带季风气候,全年平均气温 15.2℃;年平均降雨量为 1 018 mm;平均年降雪时间 8~9 d。茅山无霜期 201 d,年日照数 1 713 h,7~8 月最高温可达 36.4℃,2~11 月平均气温分别为 4.0℃、9.2℃、15.1℃、19.6℃、24.0℃、26.5℃、26.3℃、22.7℃、17.3℃、9.9℃;常年风向以东南风为主;茅山属典型的低山丘陵区,土质大多属黄棕土。

采样地点分布于茅山山脉南北长 26.79 km,东西长 16.41 km,面积约 440 km^2 的区域内。

二、研究方法

(一) 取样方法

2006 年 10 月在茅山山脉选取有苍术的区域,根据苍术的生态环境特征,运用 GPS 定位,以 100 m 为间隔距离,在不同的生境和不同的森林类型中选取有代表性的群落为样地。共设立 32 个样地,其中乔木林 6 个,灌木林 10 个,灌木杂草混合林 10 个,杂草 6 个,样地面积为 50 m×50 m。根据实地调查茅山苍术的分布情况,茅山苍术的分布已不是成片成丛分布,调查发现其分布都是散在于 30~50 m 的区域内。同时,实地调查发现苍术在乔木林,灌木林及杂草中均有分布。实际观测中为了观测乔木对苍术生长的影响,将样方大小设置为 50 m×50 m。记录苍术的株数、株高、茎粗、叶片数、盖度值。株高、茎粗和盖度值的测定方法是:株高,利用软尺测量根茎部到生长点的值;茎粗,用直尺测量地上部第三节间的直径;盖度值,通过目测估计苍术的垂直投影占样方面积的百分比。然后割取地上部分,分别装入纸袋中,带回实验室,置烘箱中 80℃烘至恒重。计算株生物量。为了保持苍术的原生境不被破坏,苍术的野生数量不被减少,采样时只割取苍术的地上部分,不挖走苍术的根部。

(二) 数据分析

表 2-4 中列出了苍术在不同生态环境中的株生物量、株高、茎粗等观测值和计算值。

株生物量的计算方法是：株生物量＝样方内地上部分苍术的干重/样方内苍术株数。利用 SPSS10.0 软件计算最大值、最小值、平均值、标准差和变异系数。

表 2-4　苍术在不同生态环境中各构件的数量特征

样　地	项　目	株生物量(g)	株高(cm)	茎粗(cm)	叶片数(株)	冠幅(cm)
乔木林	最大值	0.96	19.00	1.80	34.00	12.00
	最小值	0.46	5.50	0.60	6.00	7.50
	平均值	0.76	11.92	1.93	13.00	12.75
	标准差	0.23	5.87	0.84	10.43	3.26
	变异系数	0.30	0.49	0.43	0.80	0.26
灌木林	最大值	1.70	72.00	3.80	115.00	62.00
	最小值	0.45	17.00	1.40	9.00	11.00
	平均值	1.14	48.35	2.80	78.00	41.50
	标准差	0.39	21.92	0.81	36.06	18.67
	变异系数	0.34	0.45	0.29	0.46	0.45
灌木杂草林	最大值	1.31	64.00	4.00	106.00	32.00
	最小值	0.85	8.70	1.60	8.00	8.00
	平均值	1.08	37.11	2.65	66.00	19.40
	标准差	0.15	21.10	0.91	33.86	8.87
	变异系数	0.14	0.57	0.34	0.51	0.46
杂草	最大值	1.26	58.00	3.20	75.00	16.50
	最小值	0.40	9.60	0.60	11.00	6.30
	平均值	0.84	29.81	1.50	39.00	11.13
	标准差	0.31	18.30	0.94	27.80	4.04
	变异系数	0.37	0.61	0.63	0.71	0.36

三、结果与分析

(一) 苍术在不同生境下的分布情况

计算同一类型生态环境下的所有项目的最大值、最小值、平均值、标准差和变异系数，计算结果见表 2-4。表 2-4 中平均数表示各变量的集中性，标准差和变异系数都可以表示各变量的变异性，其中变异系数可以用来比较不同变量相对变异程度的大小。结果表明：测定的各因素的变异系数的变化范围在 14%～71%，变异系数最大的是杂草中的叶片数，变异系数最小的是灌木杂草中的株生物量。在各种生态环境中，苍术的各项指标的变异相对都比较大，这是因为苍术是一个形态多变，受地理环境影响很大的复合体，在不同的生境下，其形态特征，生物量的差异十分明显。

(二) 苍术各构件在不同生境中的分布情况

1. 株生物量不同生境中的分布情况　对四种生态环境苍术的株生物量最大值，最小值，平均值进行分析，结果显示：苍术株生物量最大值出现在灌木林，最小值出现在乔木林，平均株生物量由小到大的顺序为：乔木林＜杂草＜灌木杂草＜灌木林，分析结果见图2－3A。

2. 株高在不同生境中的分布情况　株高的最大值出现在灌木林，最小值出现在乔木林，株高的平均值由小到大的顺序为：乔木林＜杂草＜灌木杂草＜灌木林，分析结果见图2－3B。

3. 茎粗在不同生境中的分布情况　茎粗的最大值出现在灌木杂草林，最小值出现在乔木林和杂草，茎粗的平均值由小到大的顺序为：乔木林＜杂草＜灌木杂草林＜灌木林，分析结果见图2－3C。

4. 叶片数在不同生境中的分布情况　叶片数的最大值出现在灌木林，最小值出现在乔木林，叶片数的平均值由小到大的顺序为：乔木林＜杂草＜灌木杂草林＜灌木林，分析结果见图2－3D。

5. 冠幅在不同生境中的分布情况　冠幅的最大值出现在灌木林，最小值出现在杂草

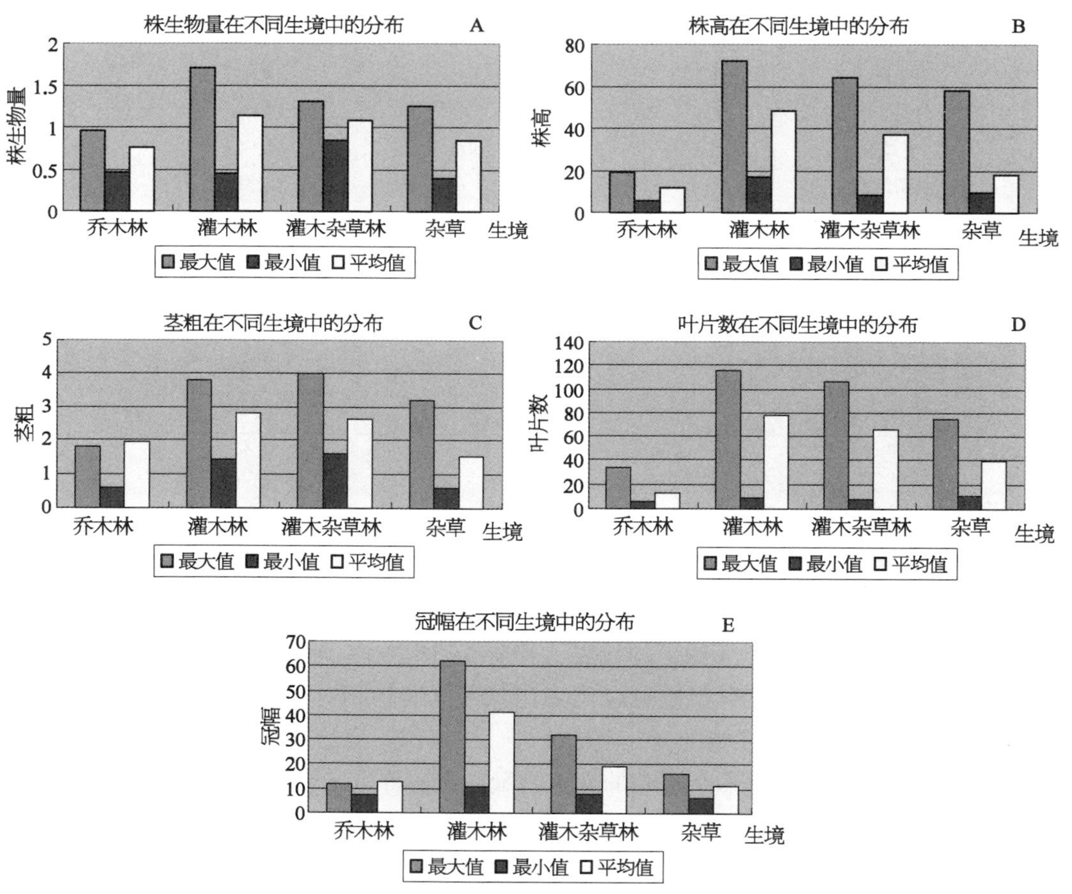

图2－3　苍术各构件在不同生境中的分布情况

（A 苍术株生物量在不同生境中的分布；B 苍术株高在不同生境中的分布；C 苍术茎粗在不同生境中的分布；D 苍术叶片数在不同生境中的分布；E 苍术冠幅在不同生境中的分布）

中，冠幅的平均值由小到大的顺序为：杂草＜乔木林＜灌木杂草林＜灌木林，分析结果见图 2 - 3E。

四、讨论

植物和环境密切相关，不同环境下植物的株生物量的变化趋势可以反映苍术在不同环境中的分配方式和分配策略。茅苍术喜温和、湿润气候，耐寒力强，忌强光和高温。由上述结果分析可知，各项调查指标的最小值均出现在乔木林，最大值均出现在灌木林。从平均值来看，各项调查指标中最大值均出现在灌木林，最小值除冠幅以外均出现在乔木林。说明苍术各项指标的最大值和最小值以及平均值的变化是规律的，表明苍术在 4 种不同的生态环境中更优先分布于灌木丛中，灌木丛中的苍术不管是在株生物量，株高，茎粗，还是在叶片数，冠幅中都具有明显的优势，说明灌木林是苍术的最佳生活环境，灌木杂草林次之，杂草第三，乔木林最差。

在 4 个生境中，表现为乔木林的盖度最大，生长在乔木下的苍术，由于光线被乔木林所遮蔽，能射入林下的光线极为稀少，随乔木林盖度增大，尤其是乔木林盖度达到 90%以上时，林下苍术的生长受到严重的抑制。因此，乔木林下的苍术接收到的光环境因乔木的遮挡，光环境差，苍术的分布量非常少，长势差。

生长在灌木林和灌木杂草林中的苍术，其群落盖度较乔木林低，苍术能接受一定的阳光。灌木林下苍术的光环境介于杂草和乔木林之间，对于苍术这种对阳光有一定需求的植物来说，这样的生态环境最适合它的生长。同时，这一群落中苍术的叶片数，株高和冠幅最大，是苍术对这样半荫蔽环境的一种竞争，因为较大的冠幅和较多的叶片数可以有利于苍术捕捉更多的阳光，进行光合作用。

生长在杂草中的苍术，虽然群落盖度低，苍术接收阳光容易，但是由于杂草（如狗尾草、臂形草及茅草等）相对其他植物的生长势力强，竞争优势大，使得苍术的径向生长和长高生长都因受到杂草的竞争而抑制。因此，这一生态环境中的苍术的数量和长势均不如灌木林和灌木杂草林好。

综上所述，生态环境因子的差异是影响苍术各构件生物量的重要因素之一。作为种群重要的制造、储存和运送营养物质的构件，茎粗和叶片数能反映出植物个体在植被内的分布情况。植物在不同的生态环境中，植物的各个部件有不同的生长和分配策略。对于植物不同器官在不同生态环境中的生长，分配，适应性及竞争性等的研究，将在以后的实验中进行深入研究。

种群对环境的生存适应主要表现在设法增大适应度，不断繁衍生存下去。受自然选择力的作用，在整个生活环境上必然在生物学和生态学特征上作出反映，最大限度地适应环境。通过实地调查发现，林分的郁闭度或光环境是影响苍术形态差异的主要因素，在郁闭度大的乔木林中，苍术的生长受到环境的严重抑制，苍术的长势很差。在灌木林和灌木杂草林中，苍术能接受一定的光环境，因此，表现为积极生长和积极参与竞争的状态，增大冠幅进行径向生长和进行长高生长，增加叶片数，以最大限度的捕捉光线以适应弱光环境的一种生态对策。

第四节　茅苍术资源的遥感监测

遥感是20世纪60年代发展起来的一门综合性应用学科。它具有信息量大、成图快、效率高、宏观、多时相的技术优势。目前，在国内它已被广泛应用于区域性的国土资源和生态环境现状调查研究中。利用遥感对中药资源进行调查研究，能减少人为误差，能提高数据的客观性、科学性、准确性。

用遥感技术结合地面调查，分析南京茅山地区苍术的分布情况，该方法及时、直观、经济、获得的信息量大，对研究对象不破坏、还便于计算机处理，有着传统研究方法不可比拟的优势，对于苍术的资源调查和品种保护具有重要意义。

一、调查区域

茅山地区位于江苏南京附近，南北长 90 km，东西宽 10 km。区域面积约 900 km^2。茅山地区属北亚热带季风气候，全年平均气温 15.2℃；年平均降雨量为 1 018 mm；常年风向以东南风为主；平均年降雪时间 8～9 d。茅山属典型的低山丘陵区，土质大多属黄棕土壤。本次研究主要集中在茅山的三大主峰：大茅峰、二茅峰和三茅峰。

苍术的道地产区茅山无霜期 201 d，年降水量为 1 261 mm，年日照数 1 713 h，7～8 月最高温可达 36.4℃，2～11 月月平均气温分别为 4.0℃、9.2℃、15.1℃、19.6℃、24.0℃、26.5℃、26.3℃、22.7℃、17.3℃、9.9℃。

二、野生茅苍术资源遥感监测的思路

通过遥感图像抽取茅山植被分布面积，利用监督和非监督分类，对植被群落进行分级，结合野外样方调查，建立每一级植被群落与苍术量关系，从而计算苍术量。研究思路如图 2-4 所示。

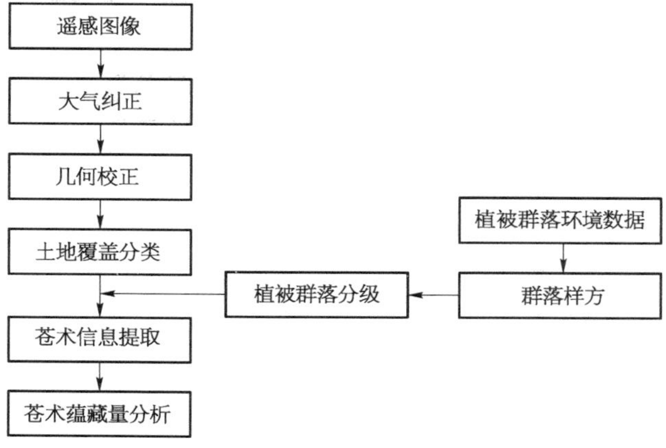

图 2-4　野生茅苍术资源遥感监测的思路

三、数据获取与苍术资源遥感检测分析方法

（一）数据源的选择

本实验所采用的遥感数据为 2005 年 4 月 2 日的 Landsat5 的 TM 图像。研究区域左上角经纬度为：119°17′19.73″E，31°49′47.11″N，右下角经纬度为：119°20′26.56″E，31°45′49.95″N。

（二）数据处理

1. *遥感影像预处理*　遥感数据选用 erdas8.5 图像处理软件进行了图像预处理，包括数据输入、影像纠正、大气纠正，几何纠正、图像输出等几个过程。预处理后，得到茅山山脉的遥感图，输出结果见附录彩图 1。

2. *遥感信息最佳波段组合选择*　选择最易识别的最佳波段组合，提高解译效果。通过多种方案实验比较，为了突出植被，降低其他因素对植被的影响，选择 7、4、3 三个波段按红，绿，蓝进行标准的假彩色合成图像。反映出的地物影像突出，层次分明，色调丰富能更多地反映出植被的信息。

（三）遥感信息的提取

1. *遥感解译标志的建立*　对获取的遥感数据的判读主要是采用交互式解译方法并配合实地调查来完成的。利用图像的波谱特征和空间特征（形状、大小、阴影、纹理、图形、位置和布局）与多种非遥感信息资料相组合，运用生物地学相关规律，进行综合分析。解译标志见附录表 1。

2. *遥感影像目视解译*　根据附录表 1 中所建立的目视解译标志，对江苏南京地区的遥感影像进行了人工目视解译。苍术为多年生草本植物，常与短柄枹栎 *Quercus glandulifera* var. *brevipetiolata*、盐肤木 *Rhus chinensis* 等伴生，它的分布主要在植被群落中，所以对植被起落进行了较为详细的分类，分成了灌木群落、乔木群落、灌木和乔木混合群落，以及其他群落，共 4 类。

3. *典型地物类型选择与目视解译结果核查*　根据地物在遥感图像上的影像特征并结合专业知识，在图像上初步选择水体、植被（林地、粮食产地）、裸沙地、城镇和公路等典型地物样本。由于苍术分布在植被群落中，所有只提取了植被相关信息便可分析苍术。因此，重点调查了植被及其中的苍术，然后，到实地进行考察，对所选典型地物的类型及位置进行检查和调整。

4. *遥感野外验证*　对于目视解译中出现的难以判读的地方需要在野外验证过程中补充判读，以检验目视判读的质量。为进一步验证遥感分析精度，于 2006 年 5 月 29 日—6 月 8 日对江苏茅山的大茅峰、二茅峰和三茅峰进行了实地情况调研、野外考察和群众调查。并把调查结果与遥感图像对比，修改，更正室内目视解译结果。

（四）野外样方及植被群落等级确定

重点对茅山的大茅峰、二茅峰和三茅峰进行了苍术的野外调查，见附录彩图 2。

按照具有一定代表性的踏查路线进行详细线路踏查，发现有苍术的地方，相隔超过 300 m 的区域设定样方。由于该调查方式是根据遥感图设定的调查路线，有一定的代表

性。选取调查样方(100 m×100 m),记录样方所在的经纬度,观察样方的生态环境和记录样方中的苍术量。根据苍术在不同样方中的数量的不同,将研究样方分为:

Ⅰ级:全部为灌木群落,含有 20 g 以上苍术。

Ⅱ级:为灌木和乔木混合群落,含有 10～20 g 苍术。

Ⅲ级:为乔木群落,含有小于 10 g 的苍术。

Ⅳ级:为乔木群落,没有苍术。

本次实验中,共选取了 26 个样方,发现有Ⅰ级样方 2 个,Ⅱ级样方 5 个,Ⅲ级样方 11 个,Ⅳ级样方 8 个。

(五) 苍术信息的提取

以上面的 4 级分类法对植被区域进行研究,研究图 2-5 中各级的面积,计算苍术量,公式为:

$$n = A_t \times n_i / A_s$$

其中 n 表示每级苍术总生物量,A_t表示每级的总面积,A_s表示样方的面积,n_i表示样方中每级苍术的生物量。A_t=每级相元数×相元面积(900),每级相元数可以通过遥感图像获得;A_s=100 m×100 m=10^4(m^2),然后将四类的苍术量进行加和,就可以得到总的苍术量。

经过计算,符合Ⅰ级、Ⅱ级、Ⅲ级、Ⅳ级的面积及苍术量见表 2-5。

表 2-5　Ⅰ～Ⅳ等级面积及苍术蕴藏量

等　级	总面积 A_t(m×m)	苍术量(g)
Ⅰ级	858×900	1.544
Ⅱ级	3 430×900	6.176～4.088
Ⅲ级	4 940×900	4.446
Ⅳ级	11 116×900	0
合计	69 475×900	12.166～10.078

四、分析与讨论

本次野外茅苍术的遥感资源监测通过实地调查结合遥感分析,得到茅山大茅峰、二茅峰和三茅峰的苍术量为 12.166～10.078 g,这和当地从事苍术观测的药农提供的 10 g 左右相差不大。由此说明,利用遥感对野生中药资源进行检测是可行的。

实验结果显示:Ⅰ级中的苍术生物量较大,但是遥感图像上得到的该区域的面积却较少。实际调查结果显示,Ⅰ级周围短柄枹很多,苍术一丛一丛地生长在短柄枹的灌层下,然而这种区域的分布面积却远远小于灌木和乔木混杂生长的区域;Ⅱ级是灌木和乔木混杂生长的区域,该区域在茅山三大峰的分布面积较大,虽然在单位面积内找到的苍术株树不多,苍术生物量不大,但是因为该级的面积大,导致该区域获得的苍术的总生物量较多，为 6.176～4.088 g，此区域除了有部分短柄枹外，还有其他如贯众（*Cyrtomium fortunei*）、楮（*Broussonetia kazinoki*）等灌木与苍术伴生。Ⅲ级主要是乔木层，该区域内苍术数较少。

综上所述，本次调查不仅对苍术的生物量进行了记录和计算，而且对苍术的生长环境进行了分析，取得了较为可靠的数据，这些数据为下一步开展野外中药资源调查提供科学依据。

小　结

术类药材应用历史悠久，药材使用一直比较混乱。南北朝之前苍白术不分，宋代之前不怎么使用苍术的称谓，医家所言白术就是历代药用的术。明清以后苍术首推茅山所产茅苍术质量好、品质佳，被认为是道地药材。

按照《中国药典》(2010 版)，苍术来源于茅苍术（南苍术）*Atractylodes lance*、北苍术 *A. Chinensis*。《中国植物志》将南北苍术视为一种，统称为苍术 *A.lance*。在未做特殊说明的情况下，本书中所提苍术按《中国植物志》处理，即苍术原植物 *A. lance* 同时包括南苍术 *A. lance* 和北苍术 *A. Chinensis*。在不同文献中，“茅苍术”这个词有时会被当作南苍术的同义词，有时又专指茅山地区的苍术道地药材。为了防止混淆，本书所提“茅苍术”“茅山苍术”，均指茅山地区的苍术道地药材。

茅苍术自南北朝时期陶弘景作为术之佳品以来，为历代奉为道地药材。而苍术则一直以江苏茅山及周边为道地产区。该区域北起镇江长江边、南至溧阳大溪水库、西起南京江宁区陶吴镇、东达常州钟楼区的范围，主要包括江苏句容、南京东南部、常州西部、溧阳北部。

茅山地区的苍术原为野生，由于生境破坏，加上历史上的过度采挖，资源已急剧减少，无法进行商品收购。近年来，江苏本地苍术药材也多从湖北等地调入。对茅山地区苍术开展了野外调查发现，茅苍术喜温和、湿润气候，耐寒力强，忌强光和高温，灌木林是苍术的适生生境，灌木杂草林次之，杂草再次之，在郁闭度大的乔木林中，苍术的生长受到环境的严重抑制，苍术的长势很差。

苍术的伴生植物短柄枹栎的长势和坡向是影响苍术生物量的主要因子。通过遥感图像抽取茅山植被分布面积，利用监督和非监督分类，对植被群落进行了分级，结合野外样方调查，建立每一级植被群落与苍术量的关系，从而可以实现野生苍术的遥感监测。

第三章

苍术道地药材表型特征

第一节　苍术化学成分数据库的建立

《中国药典》(2010 版)对苍术性状描述如下①:"茅苍术呈不规则连珠状或结节状圆柱形,略弯曲,偶有分枝,长 3～10 cm,直径 1～2 cm。表面灰棕色,有皱纹、横曲纹及残留须根,顶端具茎痕或残留茎基。质坚实,断面黄白色或灰白色,散有多数橙黄色或棕红色油室,暴露稍久,可析出白色细针状结晶。气香特异,味微甘、辛、苦。北苍术呈疙瘩块状或结节状圆柱形,长 4～9 cm,直径 1～4 cm。表面黑棕色,除去外皮者黄棕色。质较疏松,断面散有黄棕色油室。香气较淡,味辛、苦。"

茅山苍术道地药材最大的特点是:多呈连珠状长圆柱形,质坚实,断面散在橙黄色或棕红色油室明显(俗称朱砂点),暴露越久朱砂点越明显,气味清香特异。

化学成分是苍术道地药材表型特异性的关键。本节将迄今为止所报道的苍术主要倍半萜类、烯炔类、三萜及甾体类、芳香苷类等化学成分及药理活性研究进行了初步整理,建立了苍术化学成分数据库系统,为从化学成分角度阐述苍术道地性特征提供基础数据。

一、倍半萜及其苷类化合物

(一) 愈创木烷型倍半萜类

愈创木烷型倍半萜类化合物是较早从苍术属植物中提取分离鉴定出的化合物,属于由五元环与七元环骈合而成的芳香骨架类化合物——薁类的衍生物。Wang H X 等从苍术中得到如下几种愈创木烷型倍半萜类(化合物 1～5),如表 3－1。并通过细胞毒性实验证实化合物 1、2、4 对 P388 和 A549 细胞无细胞毒活性。

表 3－1　愈创木烷型倍半萜类化合物名称及结构

化合物编号	化合物名称	化合物结构
1	4α, 7α－epoxyguaiane－10α, 11－diol	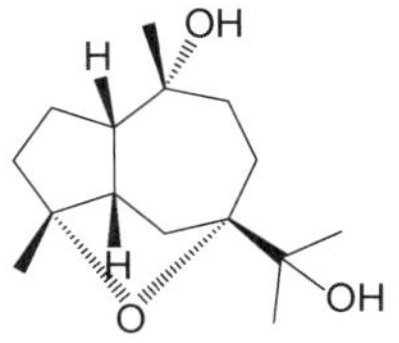

① 《中国药典》(2010 版)认为苍术基原为茅苍术(*Atractylodes lance*)和北苍术(*A. Chinensis*)。《中国植物志》将南北苍术视为一种,统称为苍术(*A. lance*)。在未做特殊说明的情况下,本书中所提苍术按《中国植物志》处理,即苍术(*A. lance*)同时包括南苍术(*A. lance*)和北苍术(*A. Chinensis*),茅苍术特指苍术道地药材茅山苍术。但唯有此处茅苍术、北苍术提法仍按《中国药典》。

（续表）

化合物编号	化合物名称	化合物结构
2	7α，10α－epoxyguaiane－4α，11－diol	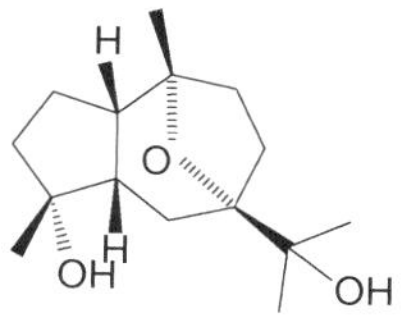
3	10β，11β－epoxyguaiane－1α，4α－diol	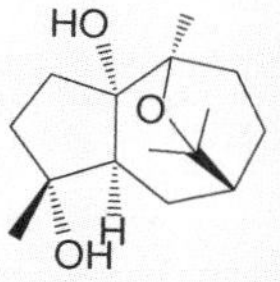
4	10β，11β－epoxyguaiane－1α，4α，7α－triol	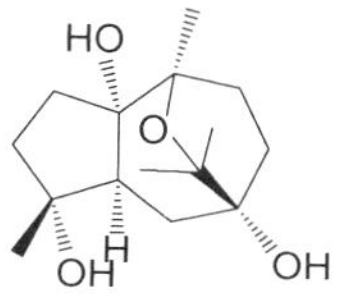
5	1－patchoulene－4α，7α－diol	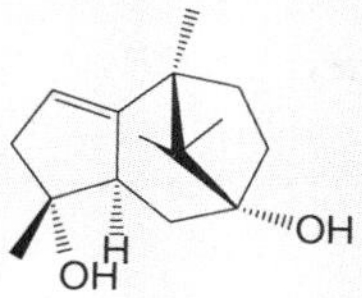

（二）愈创木烷型倍半萜苷类

Junuchi Kitajima 等从苍术、关苍术等根茎中分得多种水溶性愈创木烷型倍半萜苷类，并对其结构进行了解析（表 3－2）。其中化合物 11 首次从苍术的甲醇提取物中分离得到，化合物 12、13 首次从关苍术中分离得到，化合物 17、18、19 首次从苍术中分离得到的新化合物，药理实验表明单体化合物 17、18 对蛋白酪氨酸磷酸酶 PTP1B 和对 β－葡萄糖苷酶无明显抑制作用。

表 3－2　愈创木烷型倍半萜苷类化合物名称及结构

化合物编号	化合物名称	化合物结构
6	atractyloside A	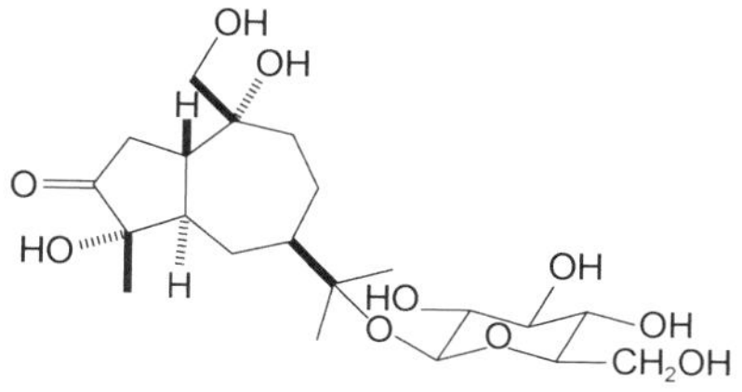

（续表）

化合物编号	化合物名称	化合物结构
7	atractyloside B	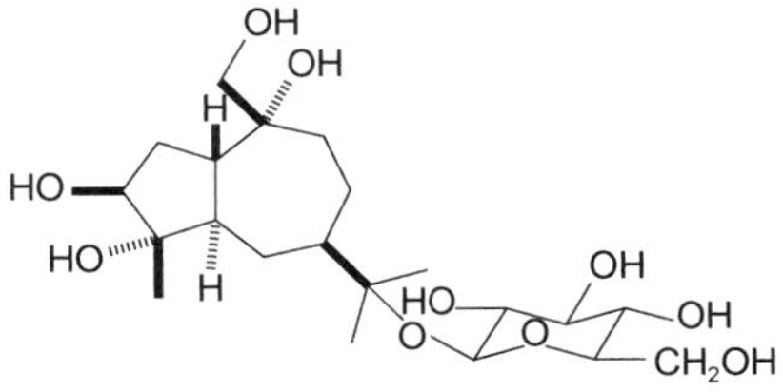
8	(1*S*，4*S*，5*S*，7*R*，10*R*)-10，11，14-trihydroxyguai-3-one 11-*O*-*β*-*D*-glucopyranoside	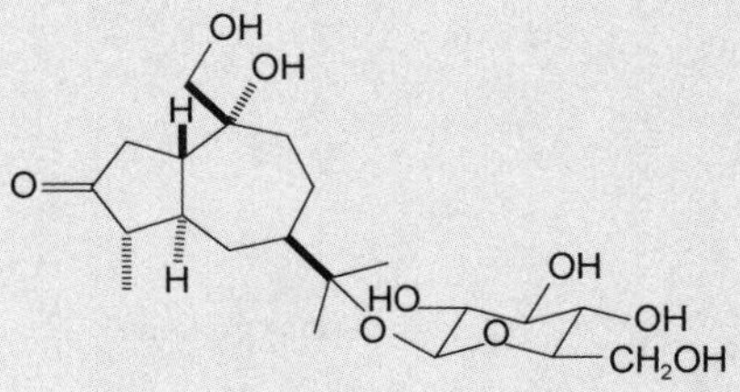
9	(1*S*，4*S*，5*R*，7*R*，10*R*)-11，14-dihydroxyguai-3-one 11-*O*-*β*-*D*-glucopyranoside	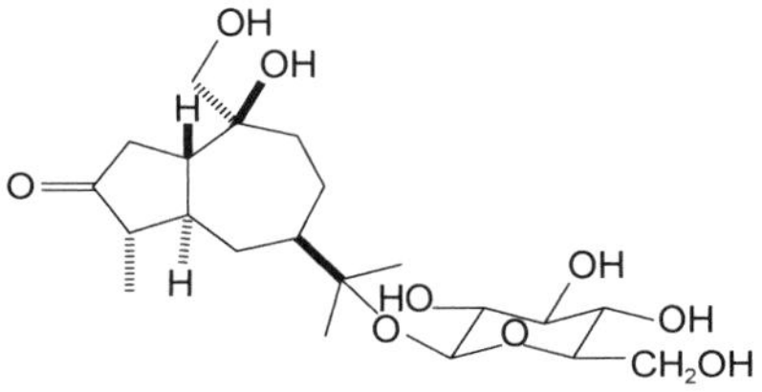
10	(1*S*，5*R*，7*R*，10*R*)-secoatractylolactone-11-*O*-*β*-*D*-glucopyranoside	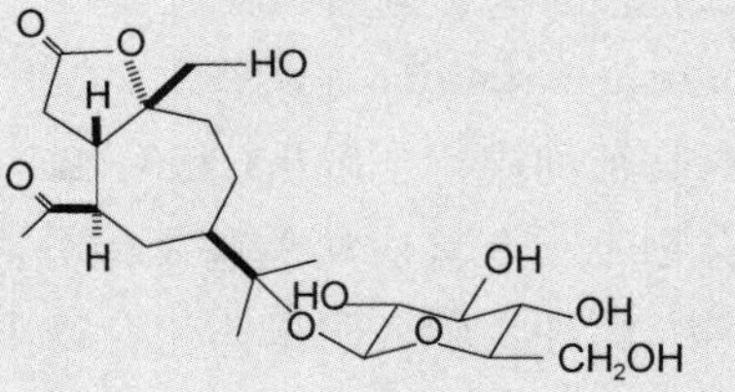
11	atractyloside A-14-*O*-*β*-*D*-fructofuranoside	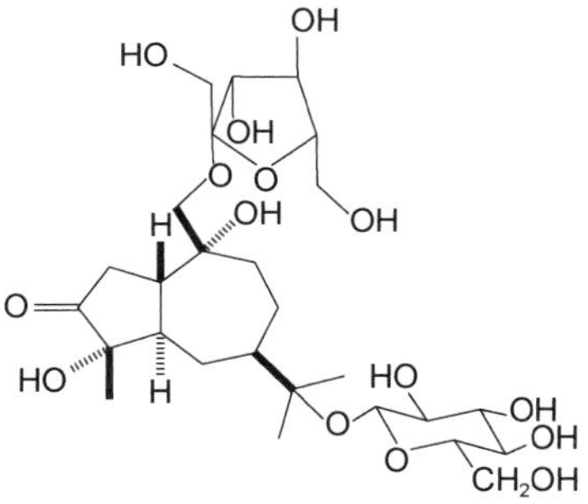

（续表）

化合物编号	化合物名称	化合物结构
12	10 - *epi* - atractyloside A[(1*S*, 4*S*, 5*R*, 7*R*, 10*S*)- 4, 10, 11, 14 - tetrahydroxyguai - 3 - one 11 - *O* - *β* - *D* - glucopyranoside]	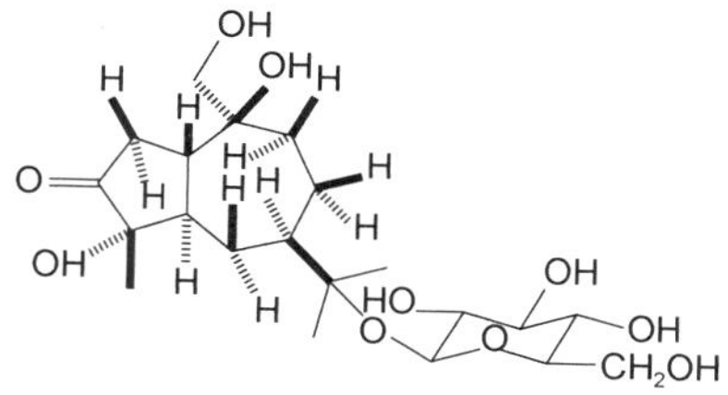
13	(1*S*, 4*S*, 5*S*, 7*R*, 10*R*)- 10, 11, 14 - trihydroxyguai - 3 - one 11 - *O* - *β* - *D* - glucopyranoside	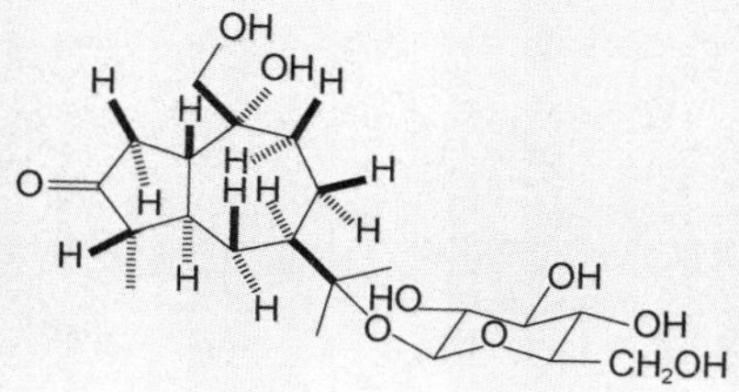
14	(1*S*, 4*S*, 5*S*, 7*R*, 10*S*)- 10, 11, 14 - trihydroxyguai - 3 - one 11 - *O* - *β* - *D* - glucopyranoside	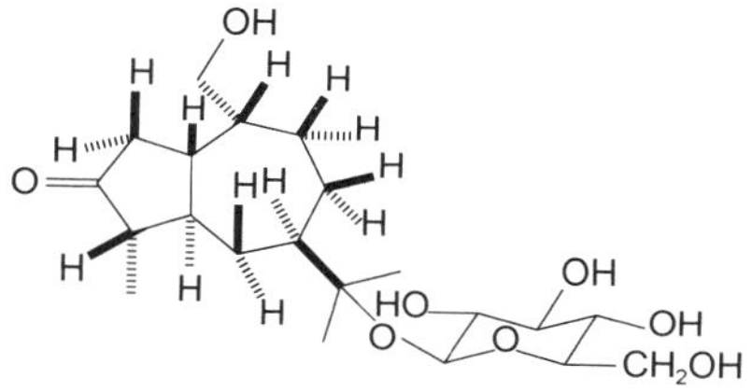
15	(1*S*, 5*R*, 7*R*, 10*R*) - secoatractylolactone - 11 - *O* - *β* - *D* - glucopyranoside	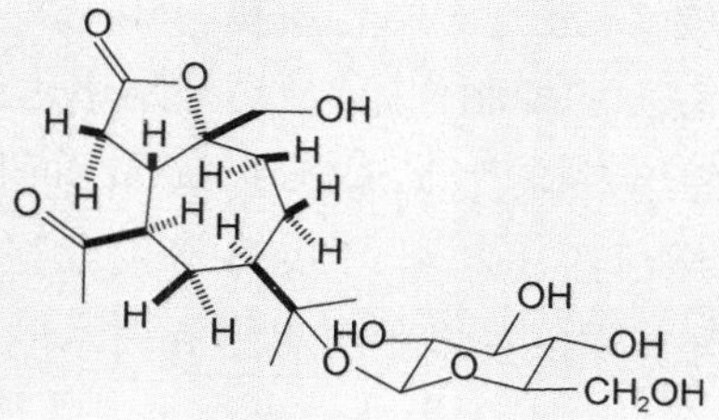
16	3, 4, 11, 14 - tetrahydroxyguai - 9 - en - 11 - *O* - *β* - *D* - glucopyranoside	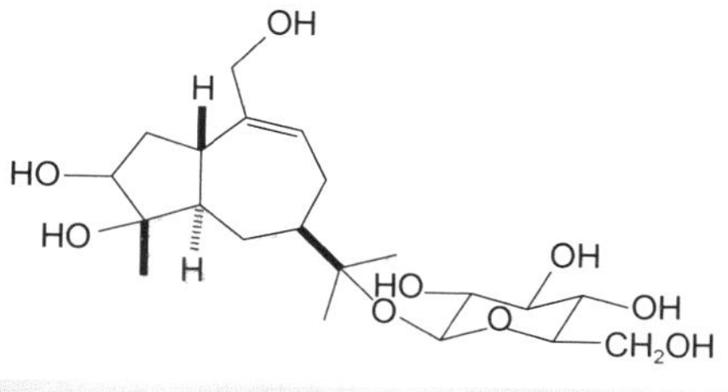
17	(3*R*, 4*R*, 7*R*, 10*R*) - 2 - hydroxypancherione - 11 - *O* - *β* - *D* - glucopyranoside	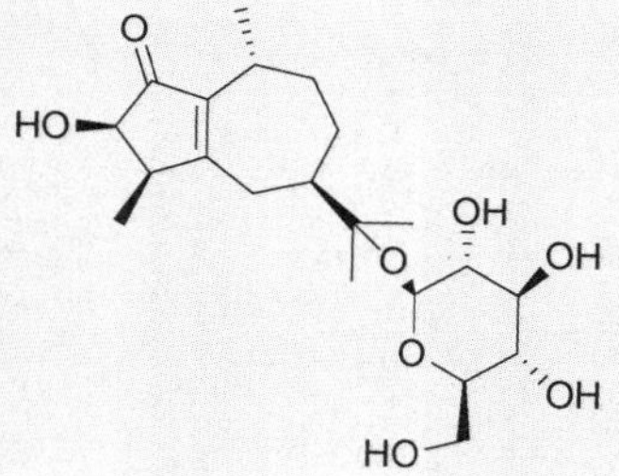

（续表）

化合物编号	化合物名称	化合物结构
18	(1*S*，7*R*，10*R*) - 11，15 - dihydroxy - 4 - guaien - 3 - one 11 - *O* - *β* - *D* - glucopyranoside	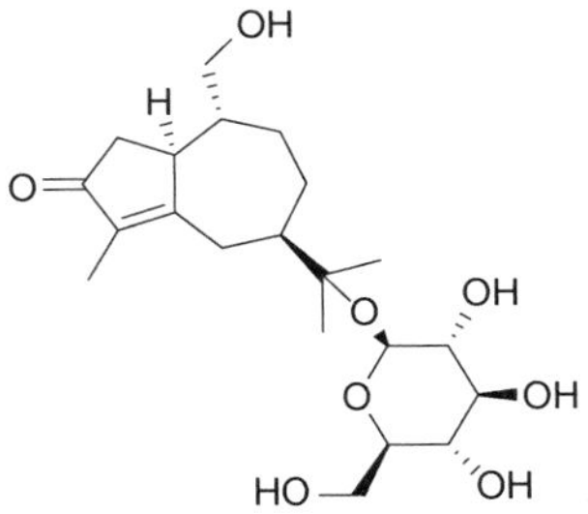
19	(1*R*，7*R*，10*S*) - 10，11 - dihydroxy - 4 - guaien - 3 - one 11 - *O* - *β* - *D* - glucopyranoside	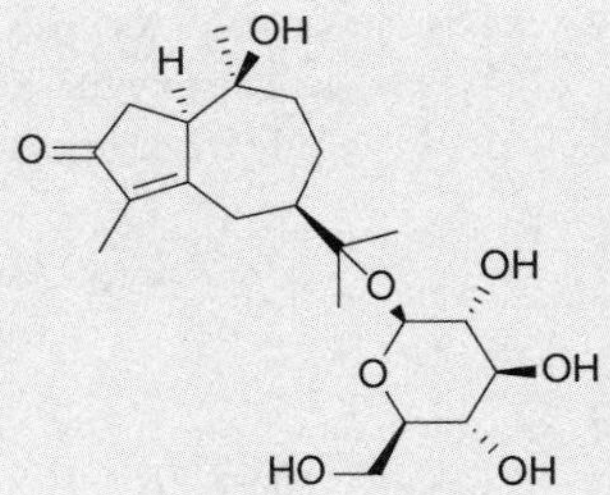

（三）桉叶烷型倍半萜类

Wang H X 等从苍术中分离出化合物 20～22，并对其进行了结构解析；Duan J A 等对化合物 23 进行了结构解析；Hitoshi Kamauchi 等发现化合物 24～28 对黑色素瘤细胞有不同程度的抑制作用，最高抑制率达到 48%；Katsuya 等采用圆二色谱法确定了化合物 31、33 的绝对构型；Yoichiro Nakai 等研究发现苍术中苍术酮（化合物 38）对患皮肤癌小鼠有抗肿瘤活性；Marion Resch 等发现苍术酮（化合物 38）具有 5 -脂肪氧化酶抑制活性；He Meng 等首次从苍术中分离得到白术内酯Ⅱ，并对其结构进行了解析；Hyun - Kyung Kim 等发现首次从白术中分离出白术内酯Ⅲ（化合物 42），并发现白术内酯Ⅲ和苍术酮均具有杀螨活性。化合物名称及结构信息见表 3 - 3。

表 3 - 3　桉叶烷型倍半萜类化合物名称及结构

化合物编号	化合物名称	化合物结构
20	eudesm - 4(15) - ene - 7*α*，11 - diol	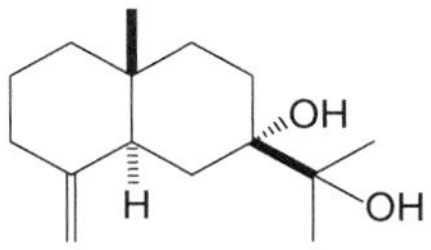
21	eudesm - 4(15)，7 - diene - 9*α*，11 - diol	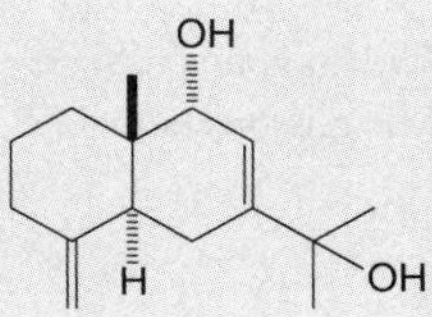

（续表）

化合物编号	化合物名称	化合物结构
22	eudesm－4(15)，7－diene－11－ol－9－one	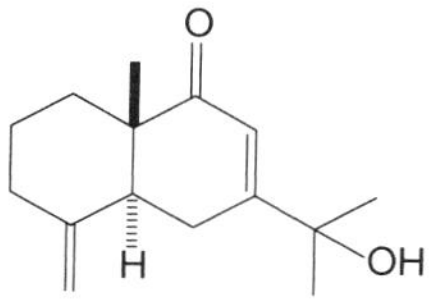
23	β－eudesmol	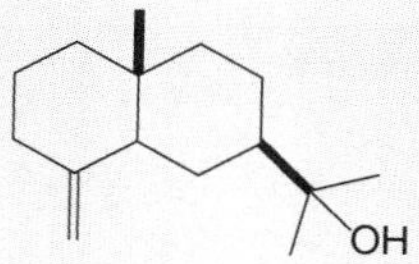
24	14－hydroxy－isopterocarpolone	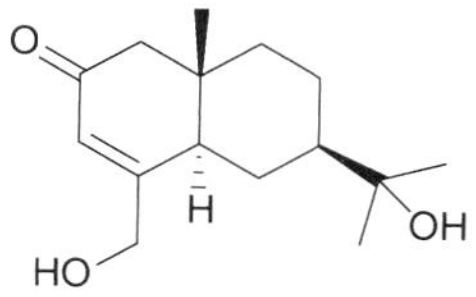
25	kudtdiol	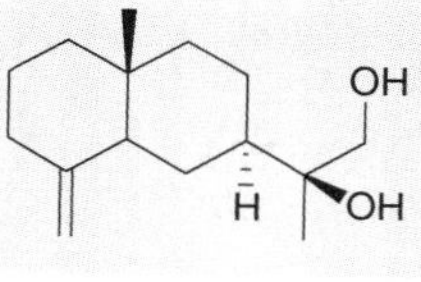
26	(11*R*)－2，11，12－trihydroxy－β－selinene	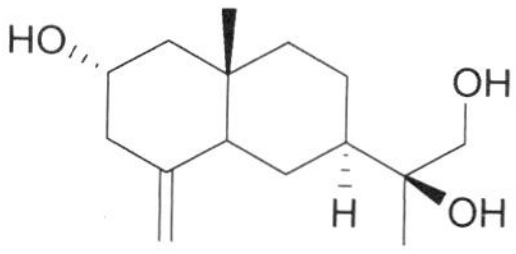
27	2，11，13－trihydroxy－β－selinene	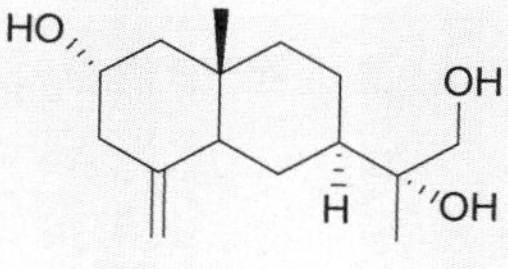
28	3α－hydroxy－pterocarpol	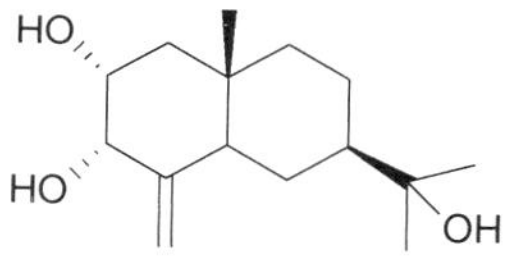
29	4(15)，11－eudesmadien	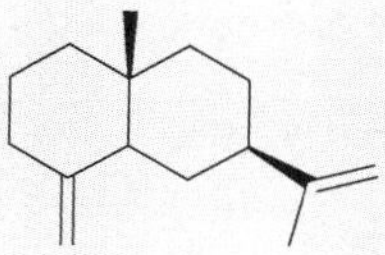
30	pterocarpol	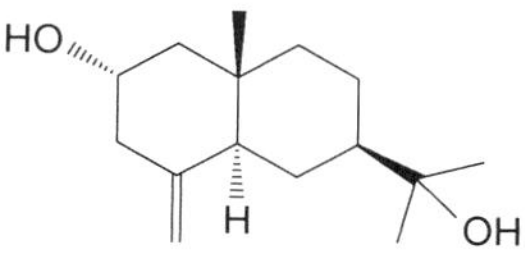

（续表）

化合物编号	化合物名称	化合物结构
31	trsnor ketone {1 - methyl - 7 - methylenebicyclo[4.4.0]decan - 3 - one}	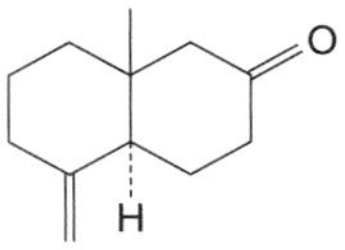
32	decalone	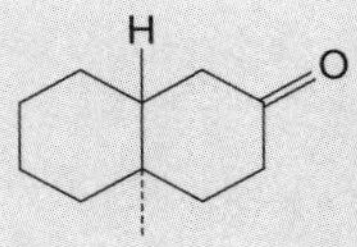
33	eudesma - 4(14), 7(11)- dien - 8 - one	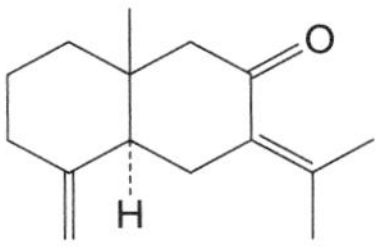
34	(+)eudesma - 4(14), 7(11)- dien - 8 - one	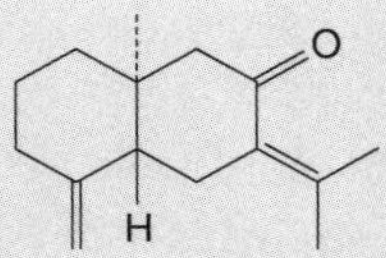
35	cholest - 4 - en - 6 - one	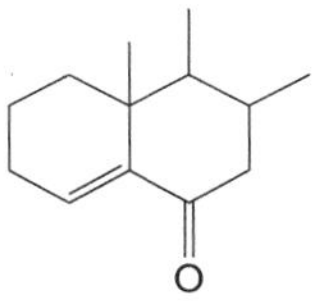
36	cholest - 5 - en - 4 - one	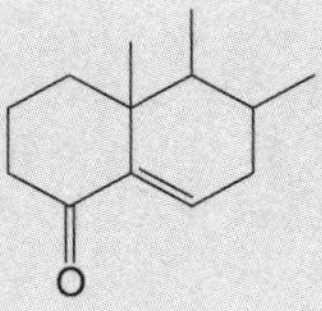
37	cholestan - 2 - one	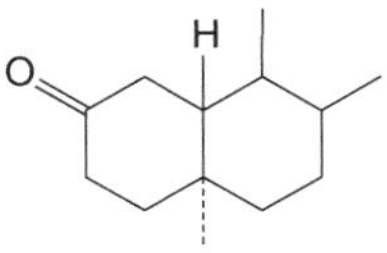
38	atractylon	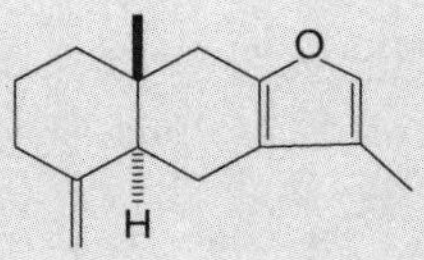
39	atractylenolide Ⅰ	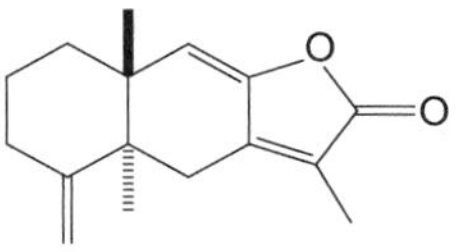

（续表）

化合物编号	化合物名称	化合物结构
40	aractylenolide Ⅱ	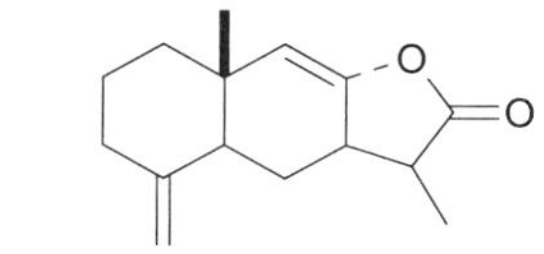
41	atractylenolide Ⅲ	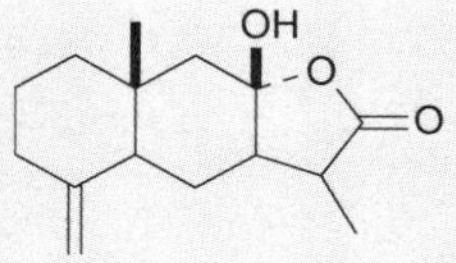
42	atractylenolide Ⅳ	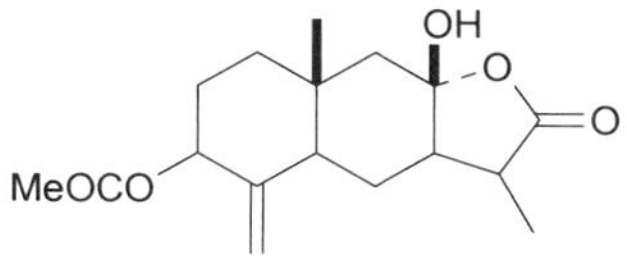

（四）桉叶烷型倍半萜苷类

Junuchi Kitajima 从苍术中分离出一系列桉叶烷型倍半萜苷类化合物（表 3-4），并对化合物 43～52 的化学结构进行了分析，其中化合物 45、51、52 首次从苍术的甲醇提取物中分离出；绪扩等从苍术 80%乙醇浸膏的正丁醇部位 30%乙醇亚部位分离出单体化合物 56～65，并对其结构进行解析。

表 3-4　桉叶烷半萜苷类化合物名称及结构

化合物编号	化合物名称	化合物结构
43	atractyloside C	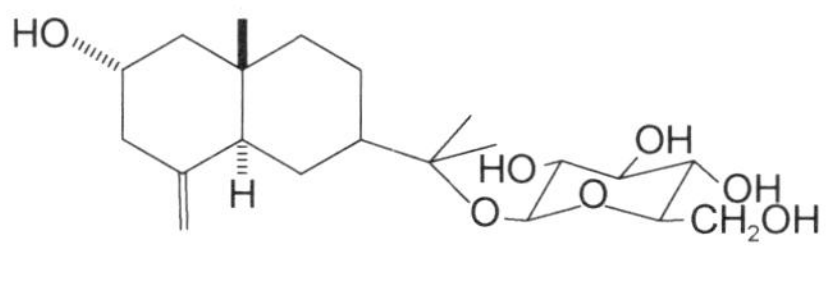
44	atractyloside G	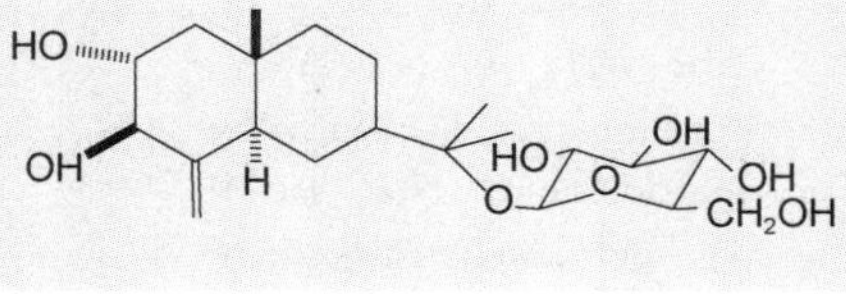
45	atractyloside G 2-*O*-*β*-*D*-glucopyranoside	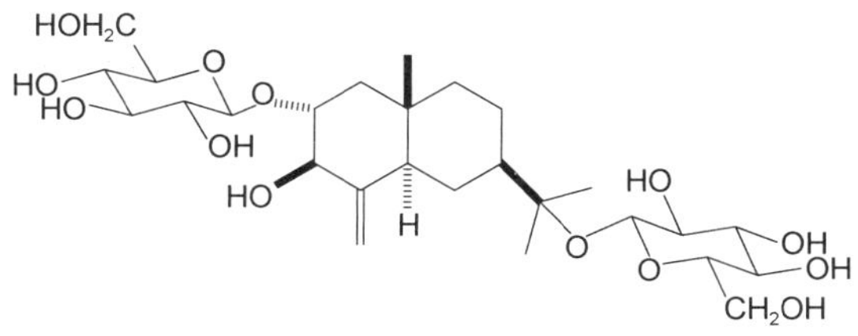

（续表）

化合物编号	化合物名称	化合物结构
46	atractyloside D	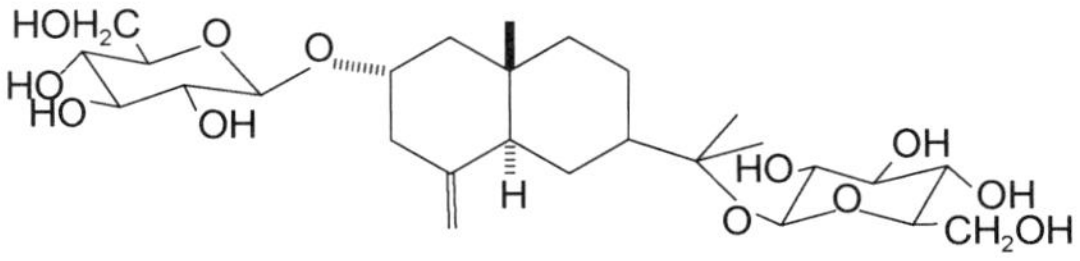
47	atractyloside I	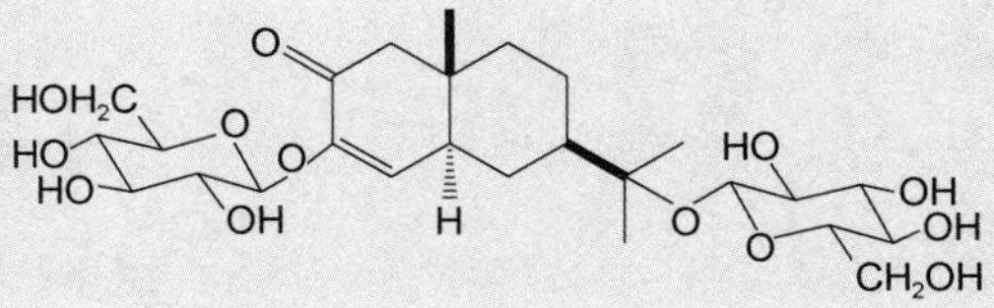
48	atractyloside E	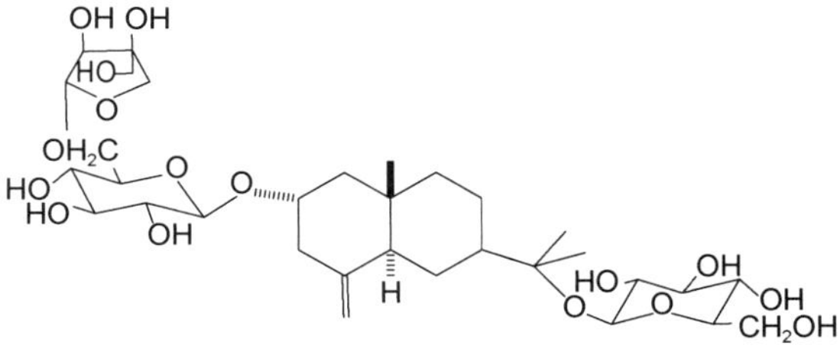
49	(3*S*)-3-hydroxyatractylenolide III 3-*O*-*D*-glucopyranoside [(3*S*, 5*R*, 8*R*, 10*R*)-3, 8-dihydroxyeudesma-4(15), 7(11)-diene-8, 12-olide 3-*O*-*β*-*D*-glucopyranoside]	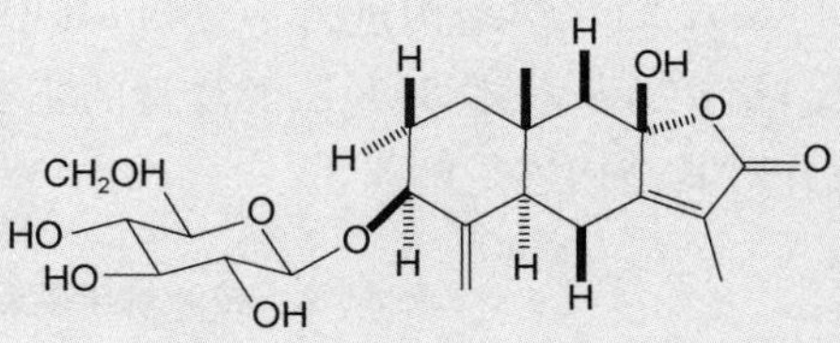
50	officinoside C	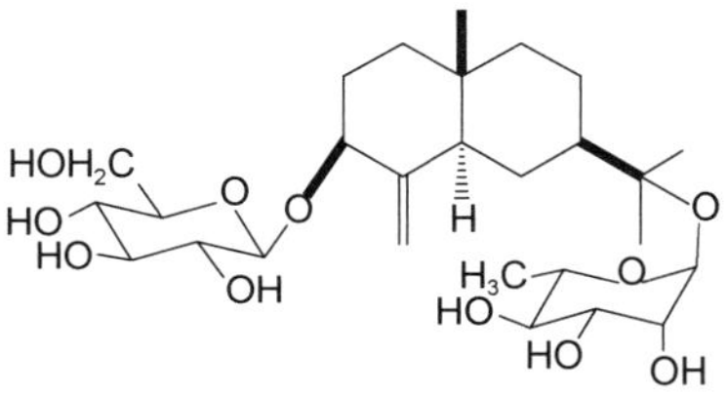
51	(5*R*, 7*R*, 10*S*)-isopterocarpolone-*β*-*D*-glucopyranoside [(5*R*, 7*R*, 10*S*)-11-hydroxyeudesm-3-en-2-one 11-*O*-*β*-*D*-glucopyranoside]	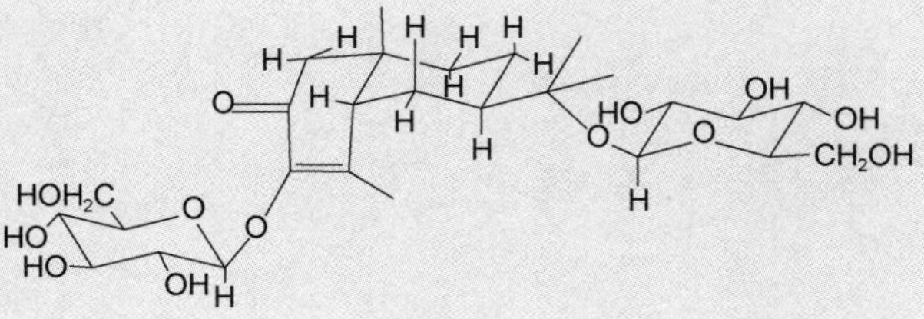
52	*cis*-atractyloside I	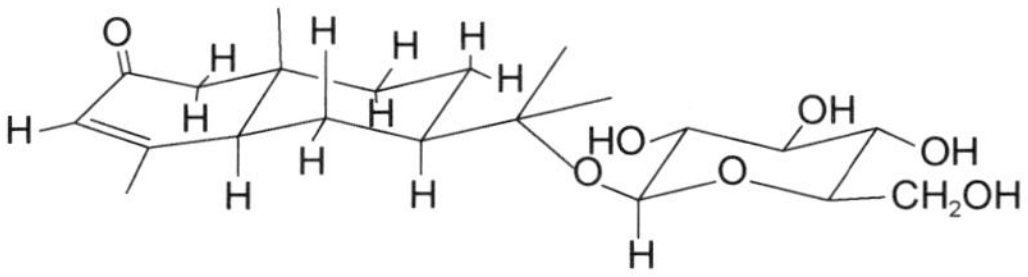

（续表）

化合物编号	化合物名称	化合物结构
53	(2*R*，3*R*，5*R*，7*R*，10*S*)-atractyloside G 2-*O*-*β*-Glucopyranoside	Glc－O；HO；H；O－Glc
54	atractyloside F	Api(1_6)Glc－O；H；O；Glc(6_1)Api
55	(3*S*，4*R*，5*S*，7*R*)-13-hydroxylhinesolone-11-*O*-*β*-*D*-glucopyranoside	O；HO；HO；O；O；HO；OH；OH
56	(5*R*，7*R*，10*S*)-3-hydroxylisopterocarpolone-3-*O*-*β*-*D*-glucopyranoside	O；O；HO；O；H；OH；HO；OH；OH
57	(5*R*，7*R*，10*S*)-6″-*O*-*β*-*D*-apiofuranosylatractyloside I	O；OH；HO；HO；HO；OH；OH；O；HO；O；H；O；O；O；HO；OH；OH
58	(5*R*，7*R*，10*S*)-6″-*O*-acetylatractyloside I	O；OH；HO；OH；O；HO；O；H；O；O；O；HO；OH；OH；O

（续表）

化合物编号	化合物名称	化合物结构
59	(5*R*，7*R*，10*S*)-6′-*O*-acetylatractyloside I	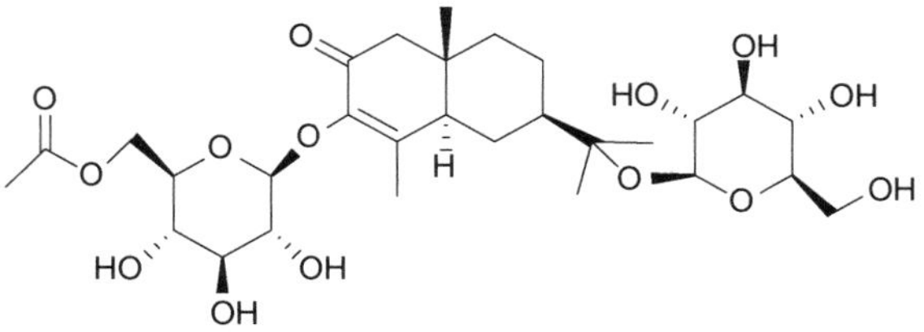
60	(5*R*，7*R*，10*S*)-isopterocarpolone-11-*O*-*β*-*D*-apiofuranosyl-(1→6)-*β*-*D*-glucopyranoside	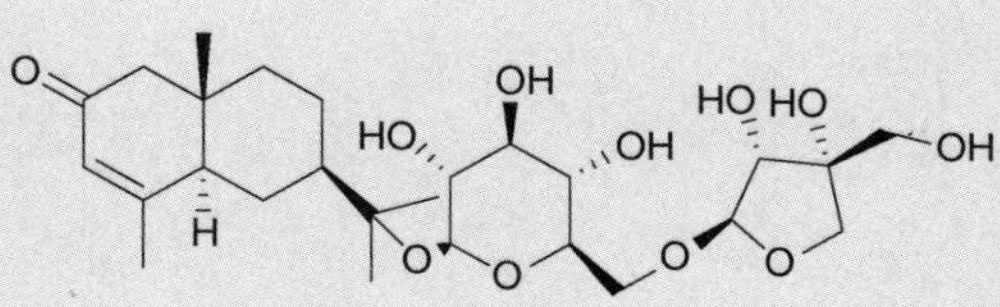
61	(5*R*，7*R*，10*S*)-14-hydroxylisopterocarpolone-11-*O*-*β*-*D*-glueopyranoside	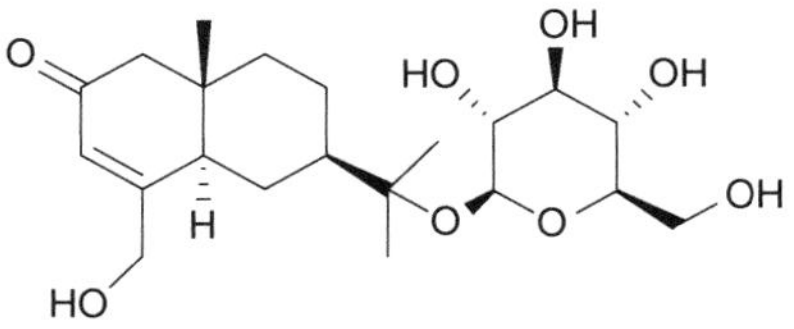
62	(5*R*，7*R*，10*S*)-14-carboxylisopterocarpolone-11-*O*-*β*-*D*-glucopyranoside	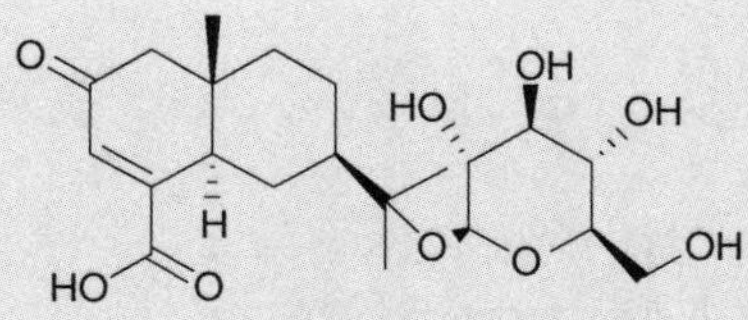
63	(2*S*，7*R*，10*S*)-2-hydroxylcarissone-11-*O*-*β*-*D*-glucopyranoside	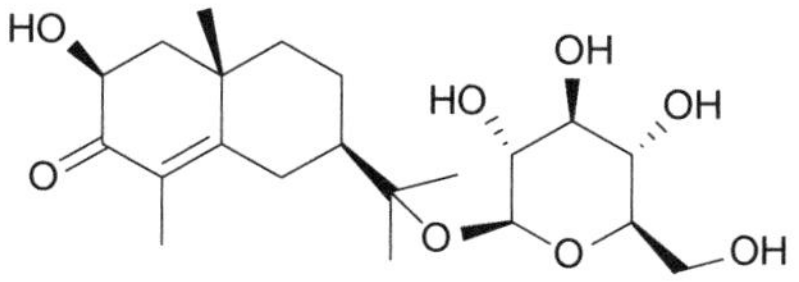
64	(2*R*，7*R*，10*S*)-2-hydroxylcarissone-11-*O*-*β*-*D*-glucopyranoside	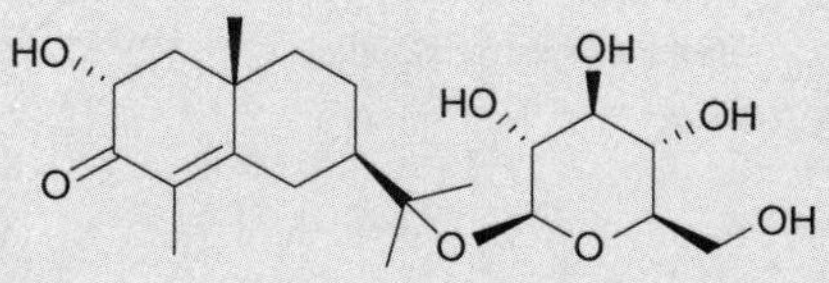
65	(1*R*，7*R*，10*R*)-1-hydroxylcarissone-11-*O*-*β*-*D*-glucopyranoside	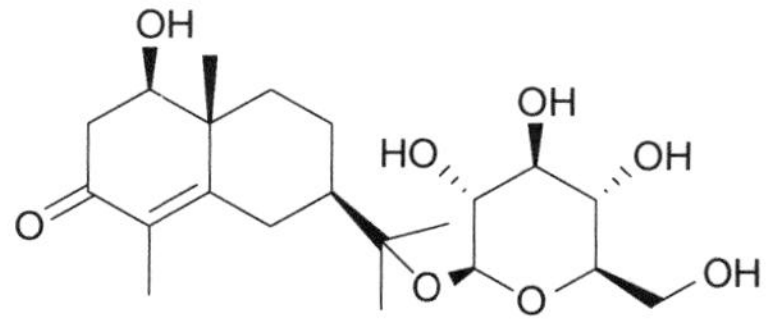

(五) 香根螺烷型倍半萜和艾里莫酚烷型倍半萜

目前，在苍术中共发现 12 种香根螺烷型倍半萜 66～77(表 3-5)。化合物 67～69 均表现出对黑色素细胞 B16 的抑制作用，化合物 71、73 与 APAP 合用时，对后者引起的细胞损伤有显著的保护作用，化合物 72 在 0.1 μmol/L，1 μmol/L，10 μmol/L 浓度下对 LPS 诱导小胶质细胞释放的 NO 具有较好的抑制作用。化合物 78、79 是艾里莫酚烷型倍半萜，化合物 78 与 APAP 合用时，对后者引起的细胞损伤有显著的保护作用。

表 3-5　香根螺烷型倍半萜和艾里莫酚烷型倍半萜化合物名称及结构

化合物编号	化合物名称	化合物结构
66	hinesol	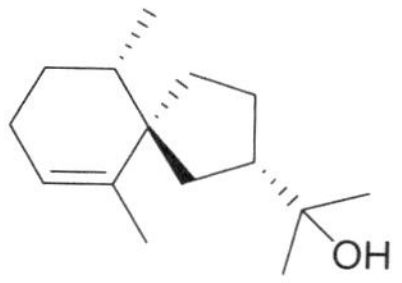
67	hinesolone	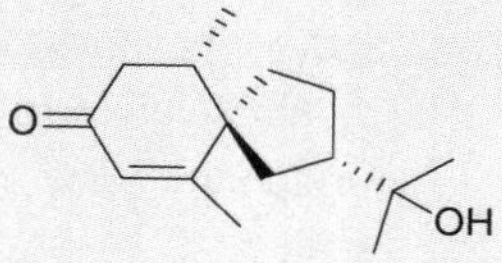
68	2-Oxo-12-hydroxy-hinesol	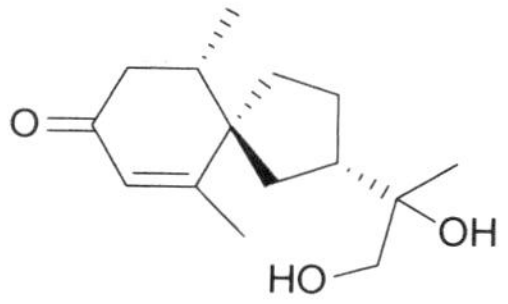
69	2-Oxo-15-hydroxy-hinesol	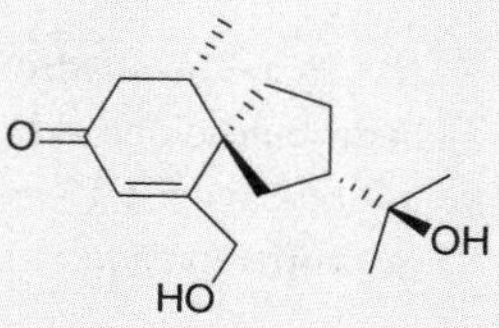
70	(7*R*)-3，4-dehydrohinesolone-11-*O*-*β*-*D*-glucopyranoside	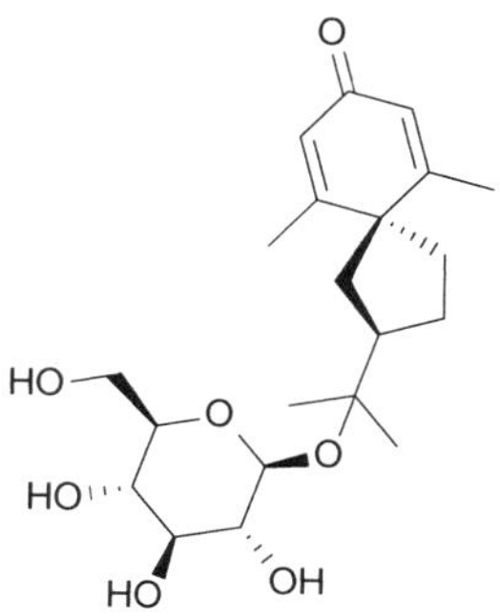

（续表）

化合物编号	化合物名称	化合物结构
71	(7*R*)-3，4-dehydrohinesolone-11-*O*-*β*-*D*-apiofuranosyl-(1→6)-*β*-*D*-glucopyranoside	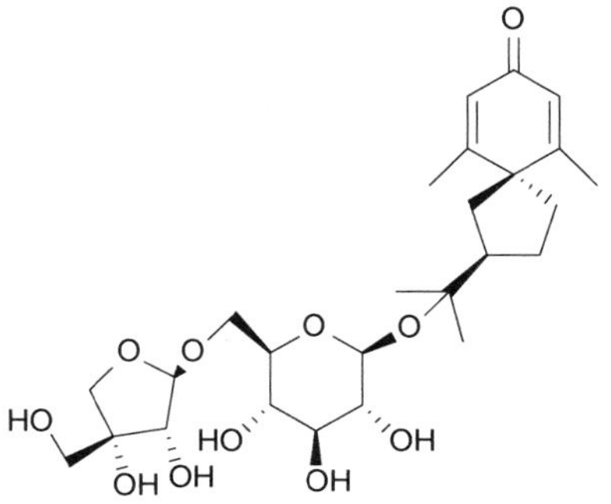
72	(5*R*，7*R*)-14-hydroxy-3，4-dehydrohinesolone-11-*O*-*β*-*D*-glueopyranoside	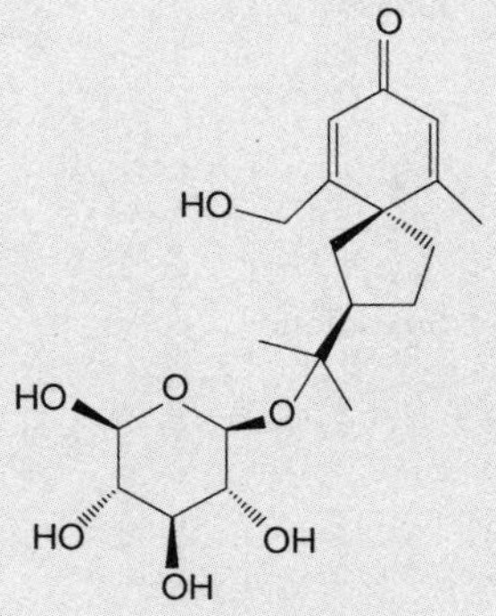
73	(5*R*，7*R*)-14-hydroxy-3，4-dehydrohinesolone-11-*O*-*β*-*D*-apiofuranosyl-（1→6）-*β*-*D*-glucopyranoside	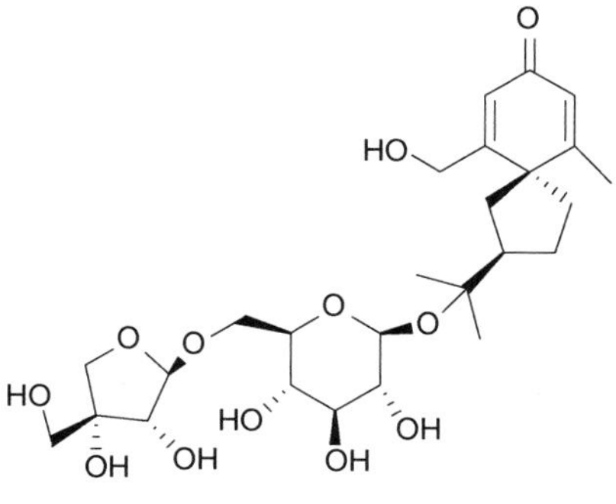
74	(5*R*，7*R*)-14-hydroxy-3，4-dehydrohinesolone-14-*O*-*β*-*D*-xylopyranoside	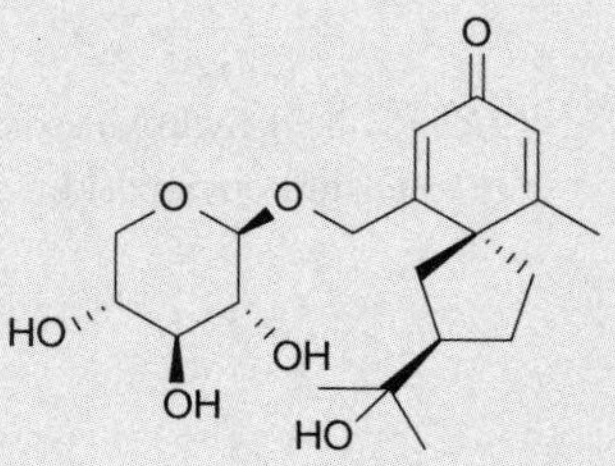

（续表）

化合物编号	化合物名称	化合物结构
75	(4*S*，5*S*，7*R*)-15-hydroxylhinesolone-15-*O*-*β*-*D*-xylopyranoside	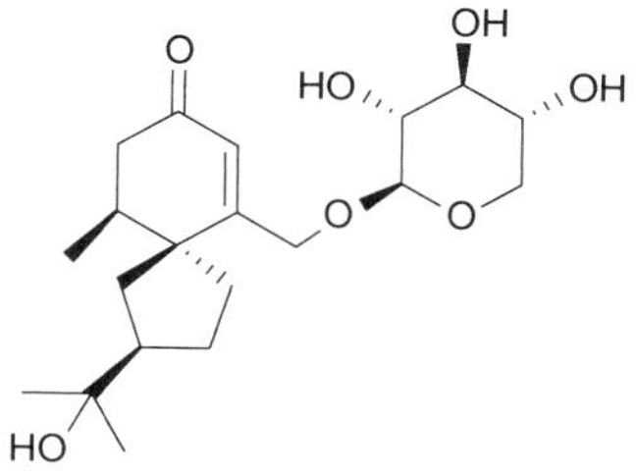
76	(4*S*，5*S*，7*R*)-14-hydroxylhinesolone-14-*O*-*β*-*D*-xylopyranoside	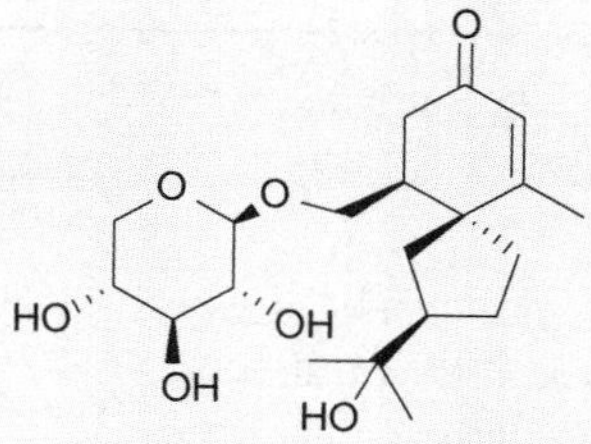
77	(3*S*，4*R*，5*S*，7*R*)-13-hydroxylhinesolone-11-*O*-*β*-*D*-glucopyranoside	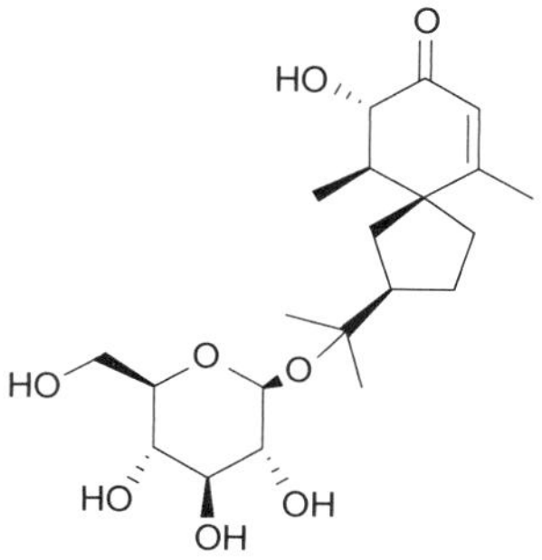
78	(3*S*，4*R*，5*R*，7*R*)-3，11-dihydroxy-11，12-dihydronootkatone-11-*O*-*β*-*D*-glucopyranoside	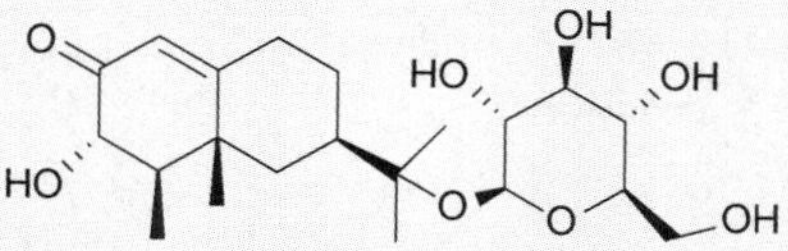
79	(3*S*，4*R*，5*S*，7*R*)-3，4，11-trihydroxy-11，12-dihydronootkatone-11-*O*-*β*-*D*-glucopyranoside	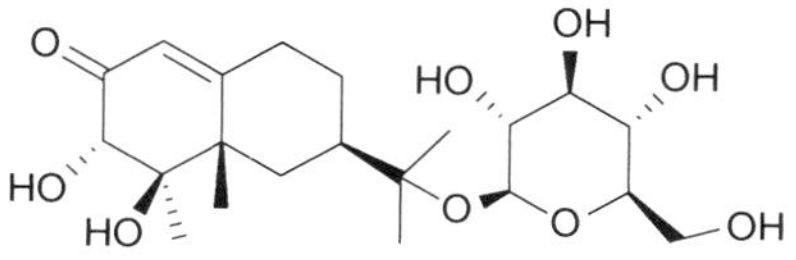

二、烯炔及其苷类化合物

烯炔类化合物除同时具有不饱和三键和双键，有时还含有醇、酮、酸、酯或苯、呋喃等官能团，使三键和双键变得相对稳定，因而能用常规的植化技术进行提取、分离和检测鉴定。Junichi Kitajima 等首次从苍术的水溶性成分中得到两种烯炔衍生苷（化合物 120、

121)，并根据其质谱图和核磁共振波谱图分析确定了其骨架结构；Seung－Il Jeong 等发现化合物 86 具有抗耐甲氧西林金黄色葡萄球菌的生物活性；Marion Resch 等发现化合物 114、115 均具有 5－脂肪氧化酶和环氧化酶活性；Chen Y J 等发现化合物 96～102、117、118 具有抗埃希氏大肠杆菌、金黄色葡萄球菌、枯草杆菌、白色念珠菌活性；绪扩等从苍术 80%乙醇浸膏的正丁醇部位 30%乙醇亚部位分离出 11 个链状 C_{10}－烯炔(化合物 122～132)、21 个链状 C_{13}－烯炔(化合物 133～153)、6 个链状 C_{14}－烯炔(化合物 154～159)、2 个呋喃环多烯炔(化合物 160、161)和 5 个噻吩环多烯炔(化合物 162～166)等单体化合物，并对其结构进行解析(表 3－6)。

表 3－6　苍术中烯炔类化合物名称及结构

化合物编号	化合物名称	化合物结构
80	(4*E*, 6*E*, 12*E*)-1-acetoxy-3-senecloyloxytetradeca-4, 6, 12-trien-8, 10-diyn-14-ol	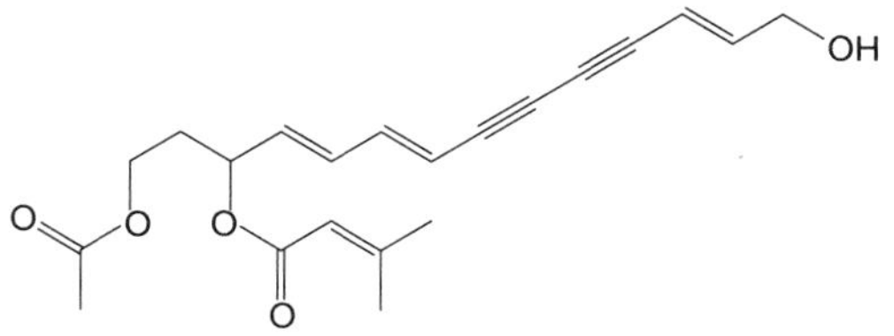 OH; O; O; O; O
81	12, 14-diacetate-2*E*, 8*E*, 10*E*-trien-4, 6-diyn-1-ol	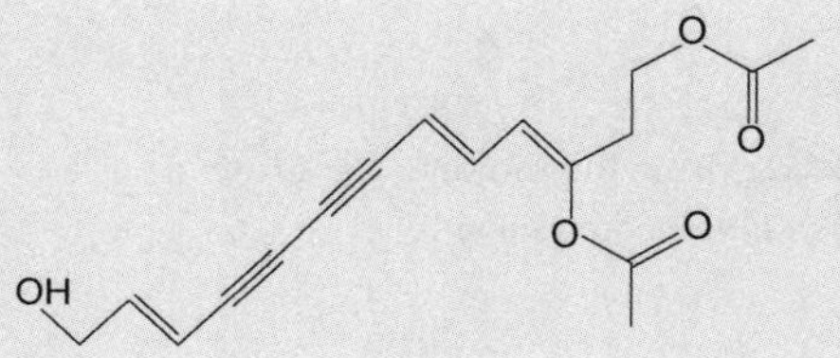 O; O; O; O; OH
82	(5*E*, 11*E*)-trideca-1, 5, 11-trien-7, 9-diyne-3, 4-diyldiacetate	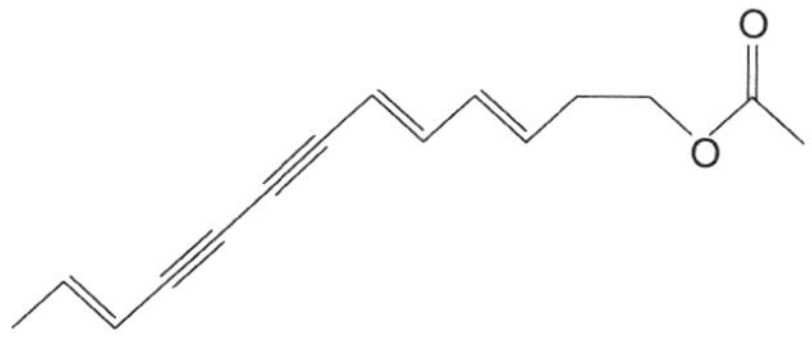 O; O
83	(4*E*, 6*E*, 12*E*)-1-acetoxy-3-isovaleryloxy-4, 6, 12-trien-8, 10-diyn-14-ol	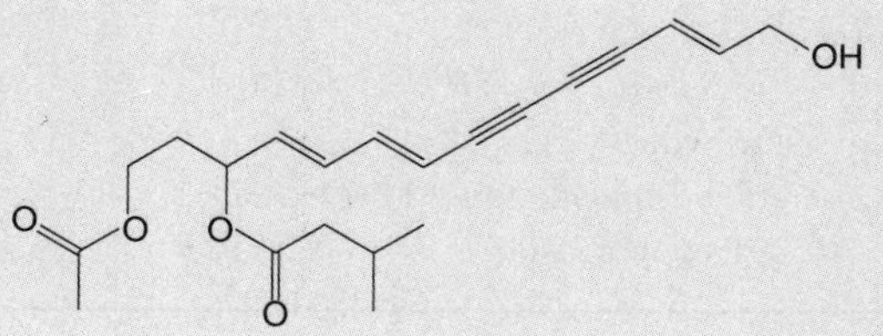 OH; O; O; O; O
84	(4*E*, 6*E*, 12*E*)-1-acetoxy-3-(2-methylbutyryloxy)-4, 6, 12-trien-8, 10-diyn-14-ol	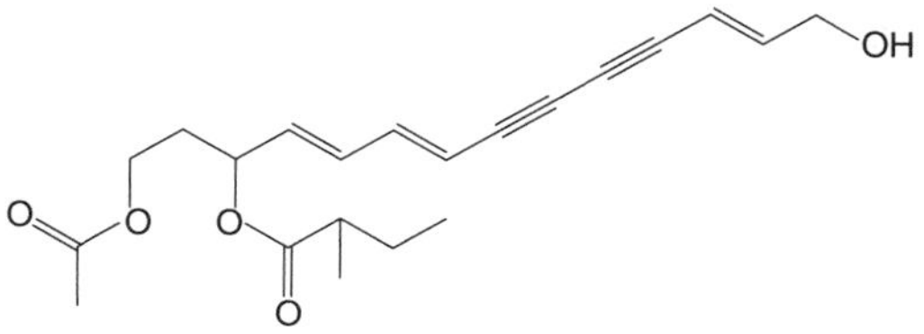 OH; O; O; O; O

（续表）

化合物编号	化合物名称	化合物结构
85	(6*E*, 12*E*)-tetradecadiene-8, 10-diyne-1, 3-diol diacetate	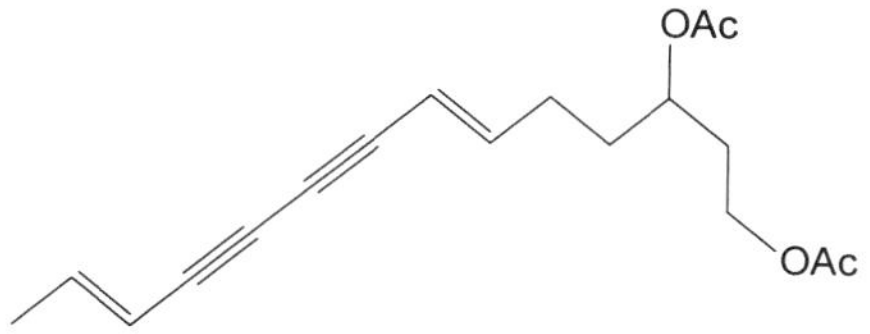
86	(6*E*, 12*E*)-tetradeca-6, 12-dien-8, 10-diyne-1, 3-diol	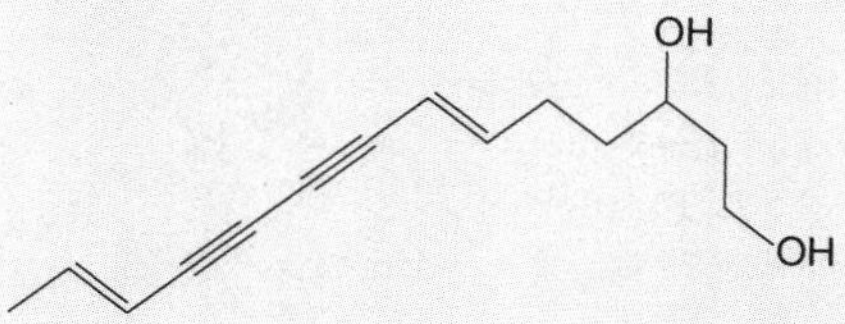
87	(6*E*, 12*E*)-3-acetoxytetradeca-6, 12-dien-8, 10-diyn-1-ol	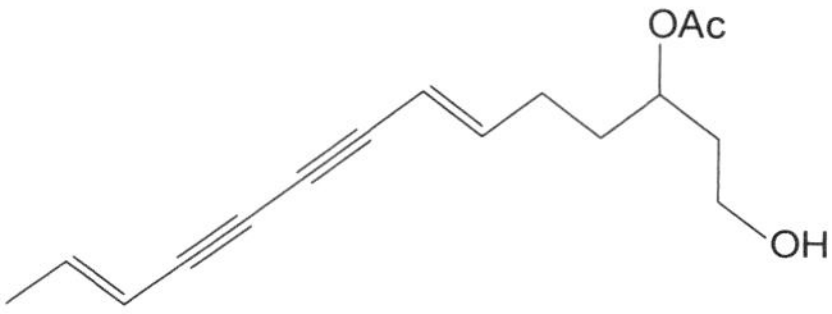
88	(6*E*, 12*E*)-1-acetoxytetradeca-6, 12-dien-8, 10-diyn-3-ol	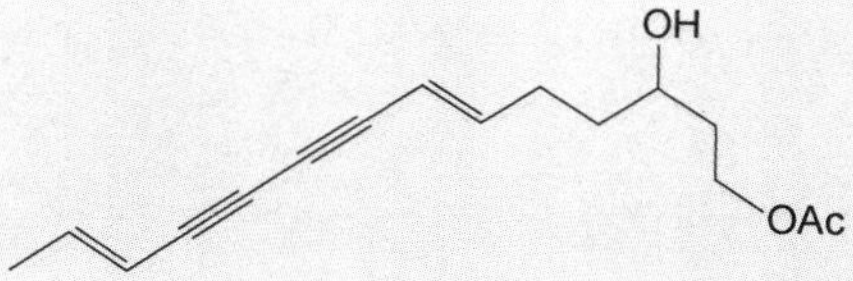
89	(4*E*, 6*E*, 12*E*)-tetradecadiene-triene-8, 10-diol	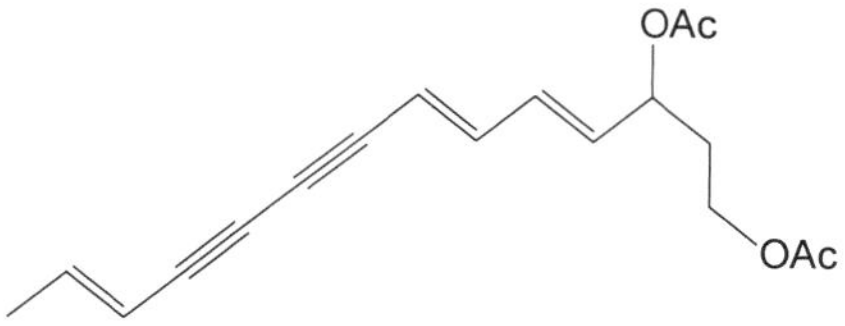
90	(4*E*, 10*E*)-dodeca-4, 10-dien-6, 8-diyne-1, 3-diyl diacetate	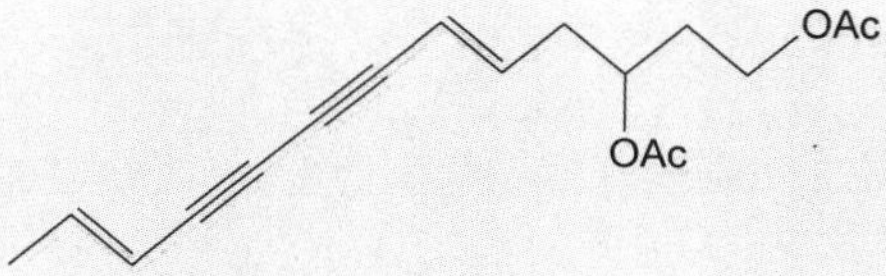
91	(4*E*, 6*E*, 12*E*)-aetradecatrien-8, 10-diyn-1-ol	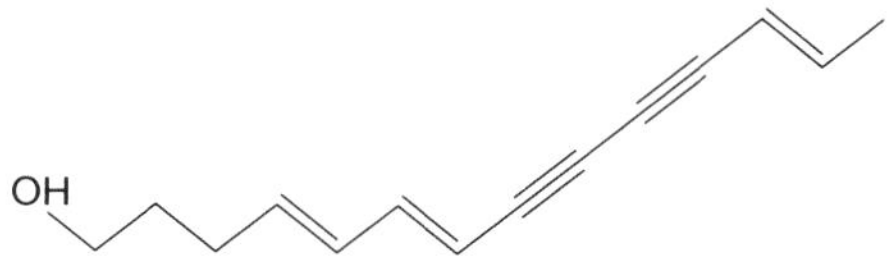
92	(6*E*, 12*E*)-aetradecadiene-8, 10-diyne-1, 3-diol	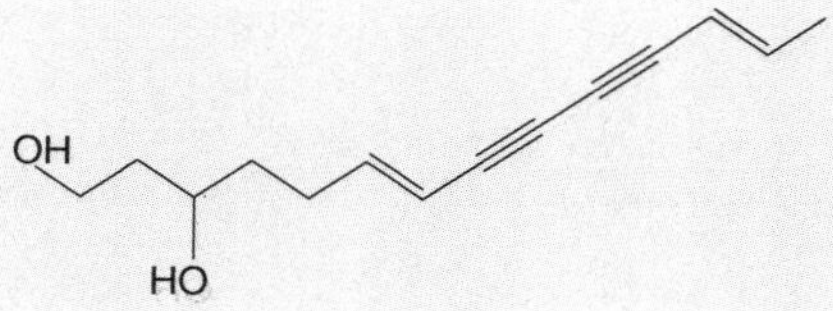

（续表）

化合物编号	化合物名称	化合物结构
93	atractyloyne [(3*S*, 4*E*, 6*E*, 12*E*) - 1 - isovaleryloxy-tetradeca-4, 6, 12-triene-8, 10-diyne-3, 14-diol]	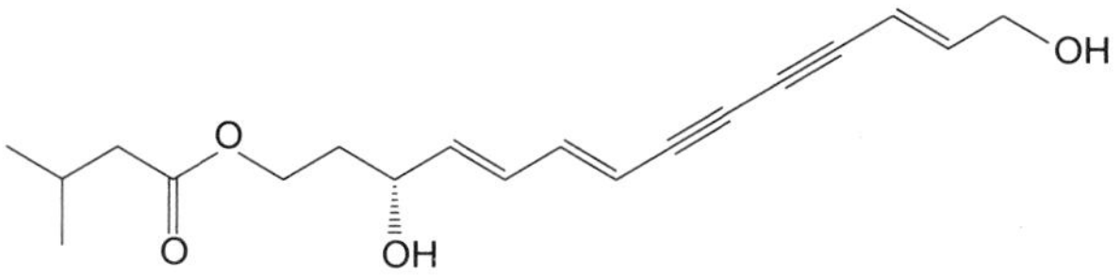
94	(4*E*, 6*E*, 12*E*)-tetradeca-4, 6, 12-trien-8, 10-diyne-1, 3, 14-triol	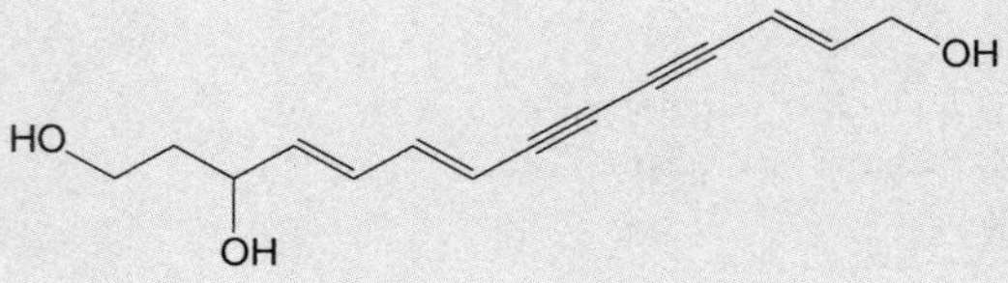
95	(4*E*, 6*E*, 12*E*) - 3 - isovaleryloxy - tetradeca - 4, 6, 12 - triene - 8, 10 - diyne-1, 14-diol	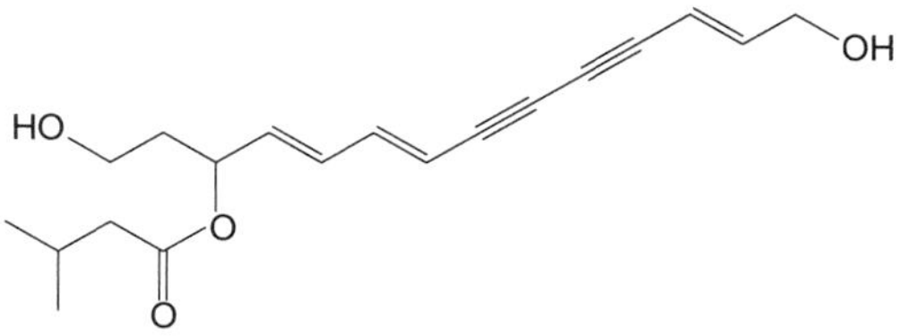
96	9-nor-atractylodin	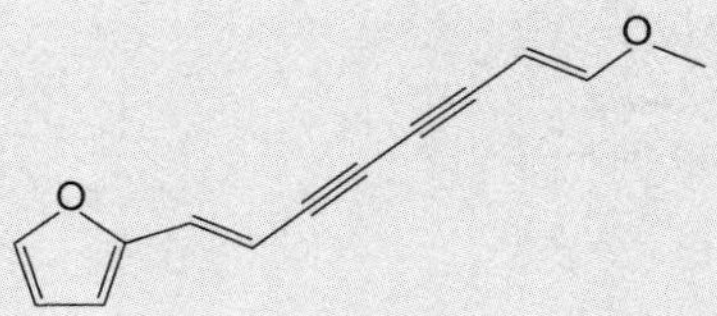
97	atractylodin	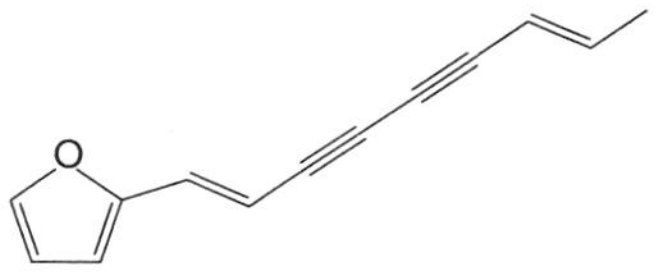
98	atractylodinol[1-(2-furyl)-(1*E*, 7*E*)-nonadiene-3, 5-diyne-9-ol]	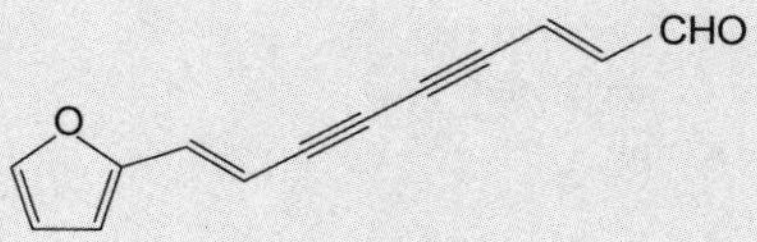 CHO
99	1-(2-furyl)-(1*E*, 7*E*)-nonadiene-3, 5-diyne-9-al	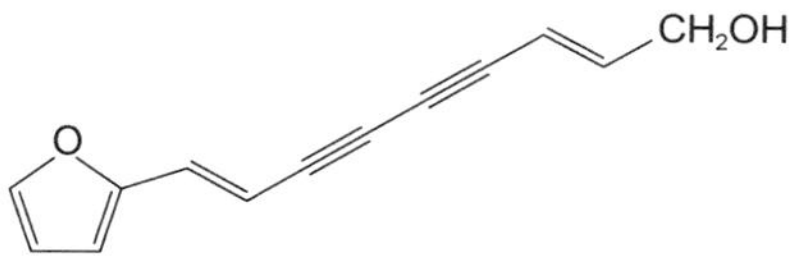 CH_2OH
100	1-(2-furyl)-(1*E*, 7*Z*)-nonadiene-3, 5-diyne-9-ol	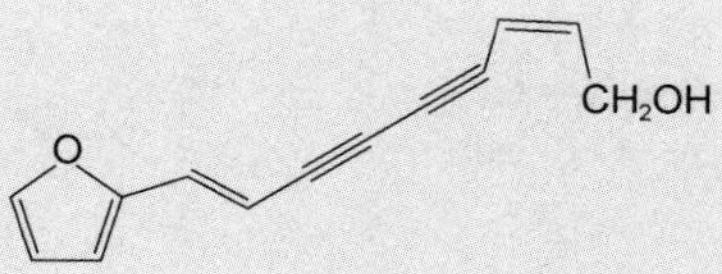 CH_2OH

（续表）

化合物编号	化合物名称	化合物结构
101	1-(2-furyl)-(1*E*, 7*E*)-nonadiene-3, 5-diyne-9-yl benzoate	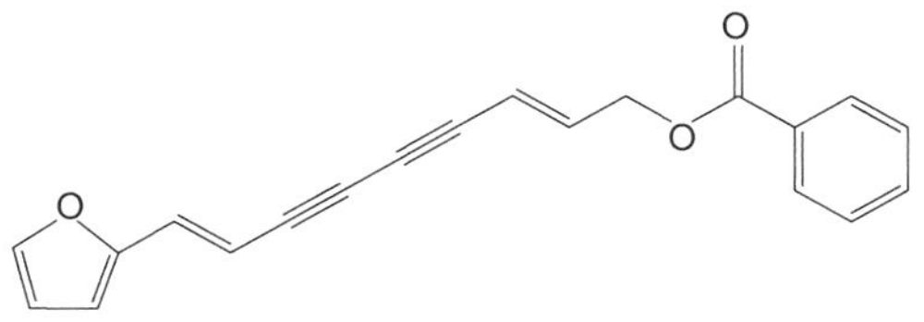
102	1-(2-furyl)-(1*E*, 7*E*)-nonadiene-3, 5-diyne-9-yl 4-methylbenzoate	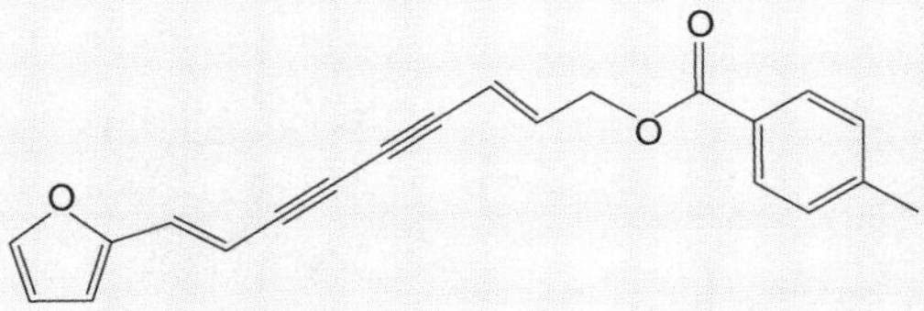
103	1-(2-furyl)-(1*E*, 7*E*)-nonadiene-3, 5-diyne-9-acid	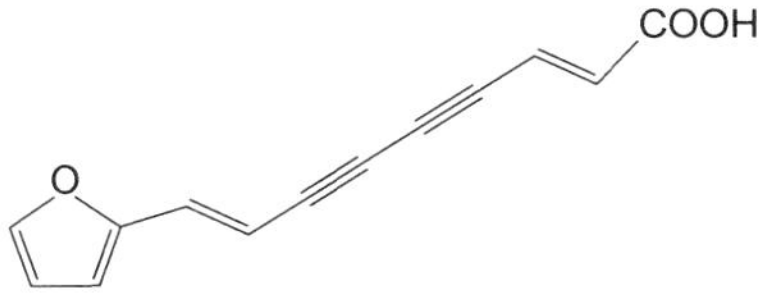
104	(1*Z*)-atractylodin 1-(2-furyl)-(1*Z*, 7*E*)-nonadiene-3, 5-diyne	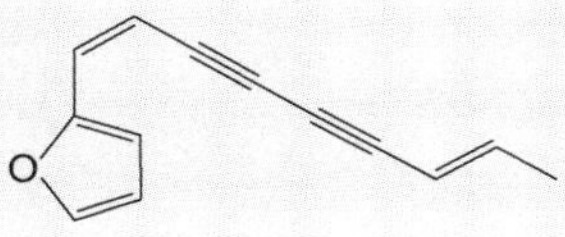
105	(1*Z*)-atractylodinol 1-(2-furyl)-(1*Z*, 7*E*)-nonadiene-3, 5-diyne-9-ol	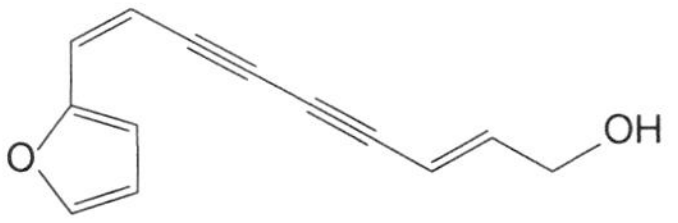
106	(1*Z*)-acetylatractylodinol 1-(2-furyl)-(1*Z*, 7*E*)-nonadiene-3, 5-diyne-9-yl acetate	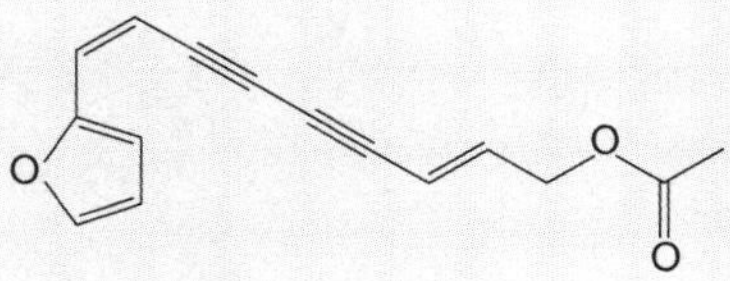
107	erythro-(1, 3*Z*, 11*E*)-tridecatriene-7, 9-diyne-5, 6-diyl-diacetate	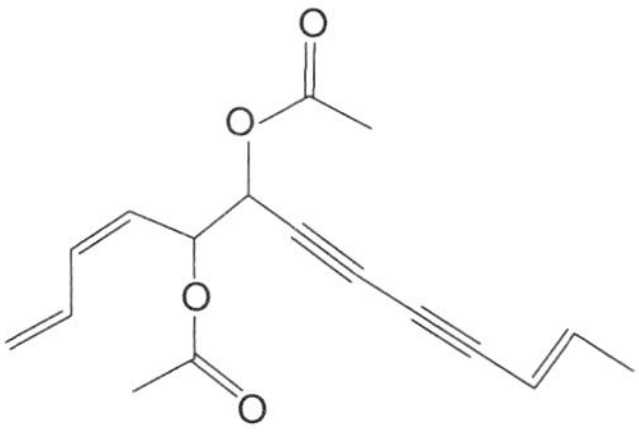
108	(4*E*, 6*E*, 12*E*)-tetradecatriene-8, 10-diyne-1, 3-diyl diacetate	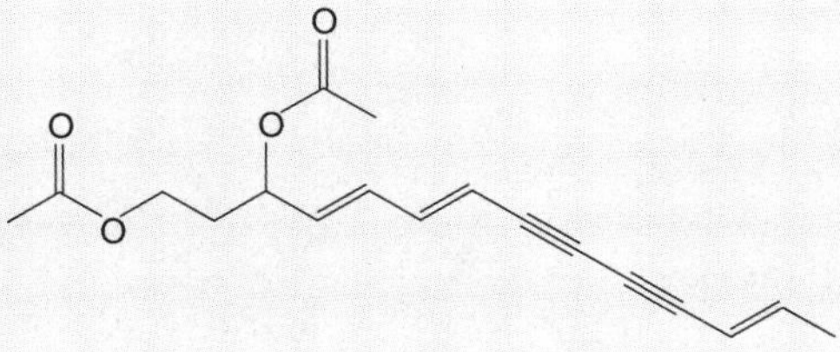

（续表）

化合物编号	化合物名称	化合物结构
109	1-(2-furyl)-(7*E*)-nonene-3，5-diyne-1，2-diacetate	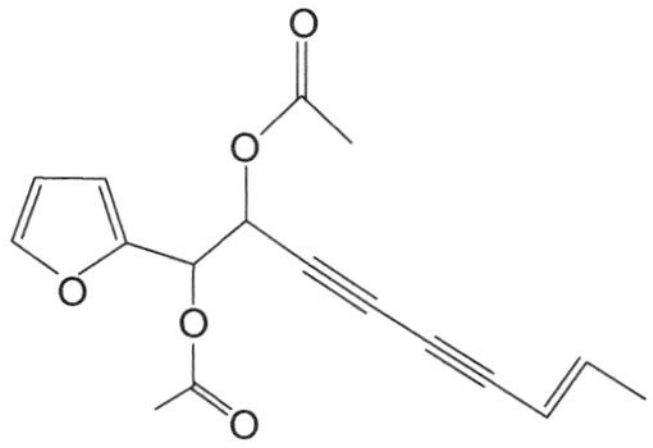
110	(1，5*E*，11*E*)-tridecatriene-7，9-diyne-3，4-diacetate	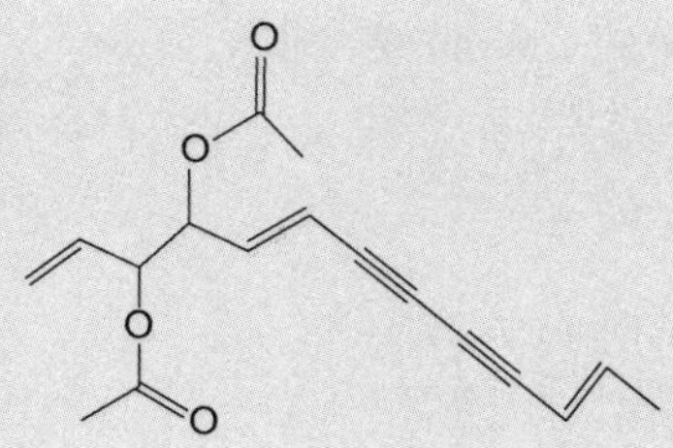
111	(3*E*，5*E*，11*E*)-tridecatriene-7，9-diyne-1，2-diacetate	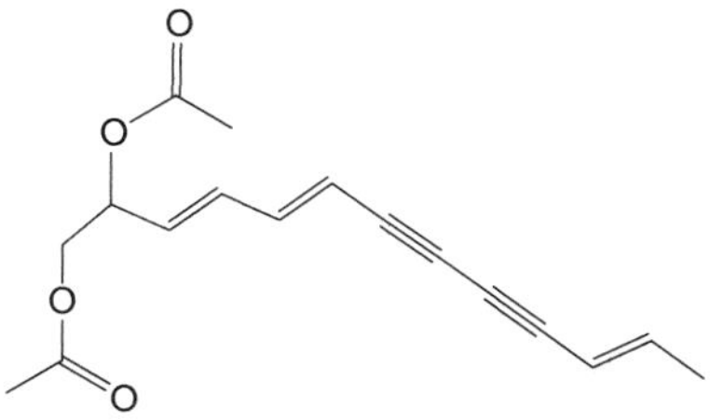
112	(3*Z*，5*E*，11*E*)-tridecatriene-7，9-diyne-1，2-diacetate	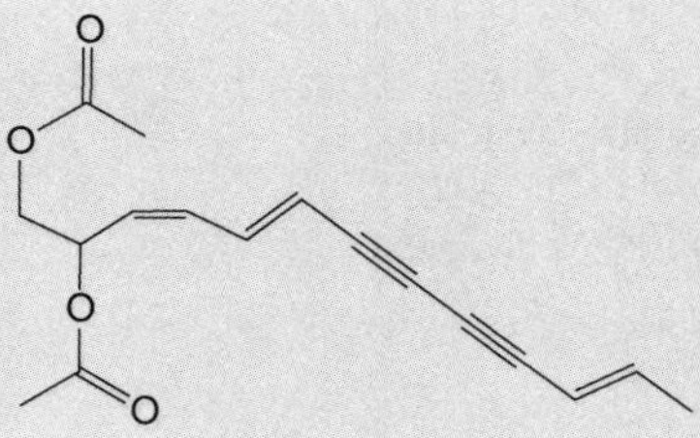
113	(3*E*，5*Z*，11*E*)-tridecatriene-7，9-diyne-1，2-diyl diacetate	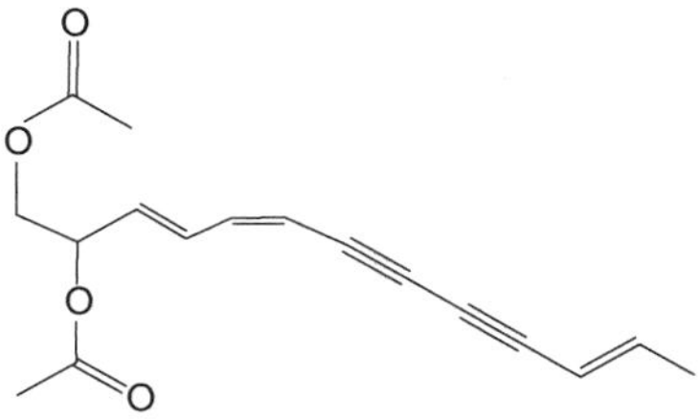
114	2，8-dimethyl-6-hydroxy-2-(4-methyl-3-pentenyl)-2*H*-chromene	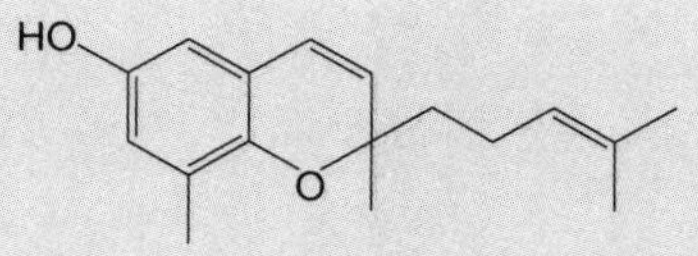

（续表）

化合物编号	化合物名称	化合物结构
115	2-[(2*E*)-3，7-dimethyl-2，6-octadienyl]-6-methyl-2，5-cyclohexadiene-1，4-dione	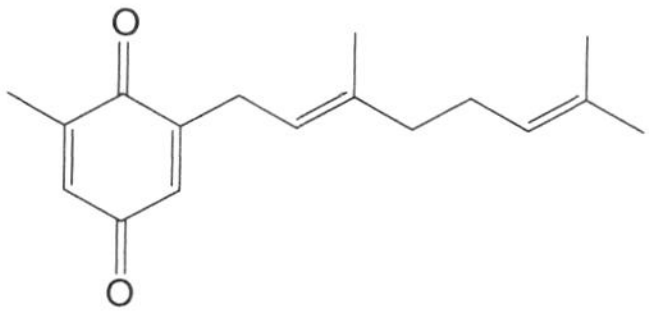
116	2-[(2′*E*)-3′，7′-dimethyl-2′，6′-octadienyl]-4-methoxy-6-methylphenol	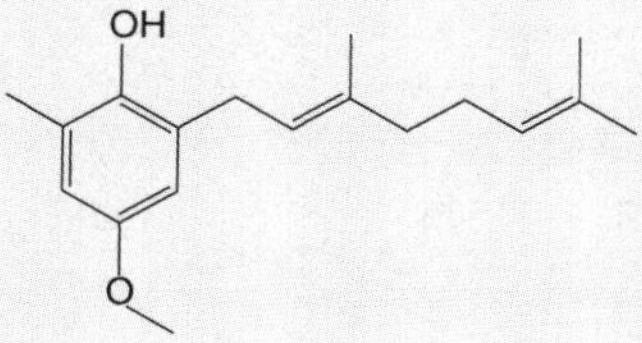
117	bis{5-[(1*E*，7*E*)-nona-1，7-dien-3，5-diyn-1-yl]furan-2-yl}methane	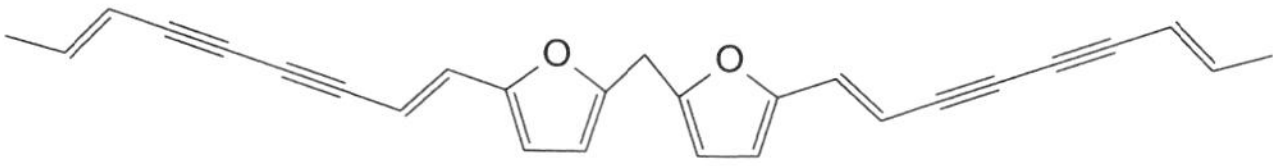
118	bis{5-[(1*E*，7*E*)-nona-1，7-dien-3，5-diyn-1-yl]furan-2-yl}isopropane	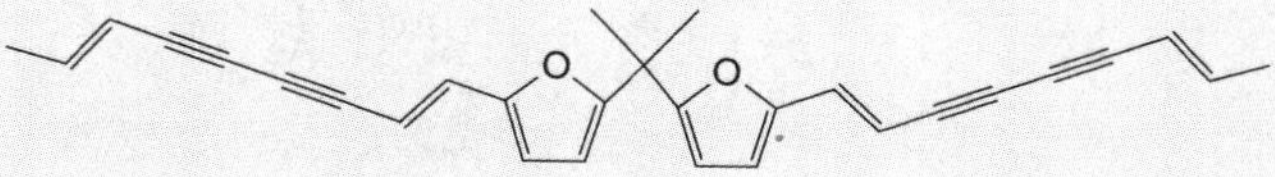
119	(3*Z*，5*E*，11*E*)-tridecatriene-7，9-diynyl-1-*O*-(*E*)-ferulate	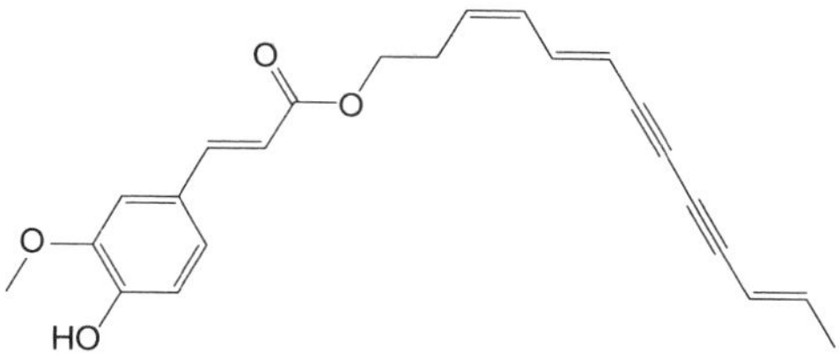
120	(2*E*)-decene-4，6-diyne-1，8-diol 8-*O*-*β*-*D*-apiofuranosyl-(1→6)-*β*-*D*-glucopyranoside	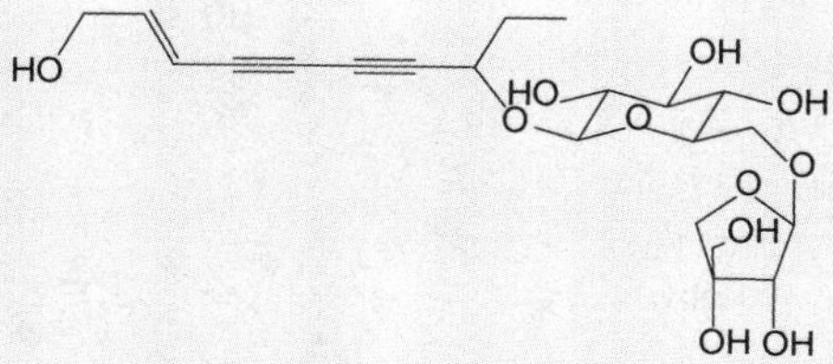
121	(2*E*，8*E*)-decadiene-4，6-diyne-1，10-diol 1-*O*-*β*-*D*-glucopyranoside	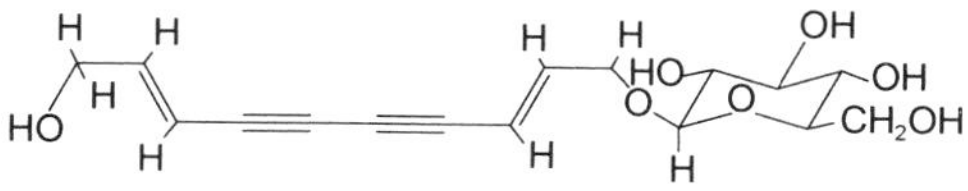
122	(2*E*，8*R*)-decane-4，6-diyne-1，8-diol-8-*O*-*β*-*D*-glucopyranoside	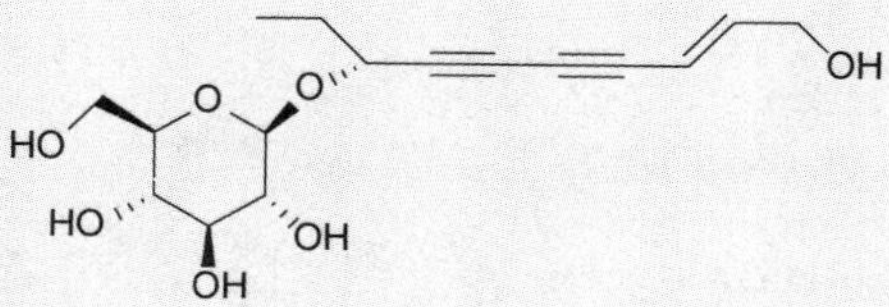

（续表）

化合物编号	化合物名称	化合物结构
123	(2*E*, 8*S*)-decane-4, 6-diyne-1, 8-diol-8-*O*-*β*-*D*-glucopyranoside	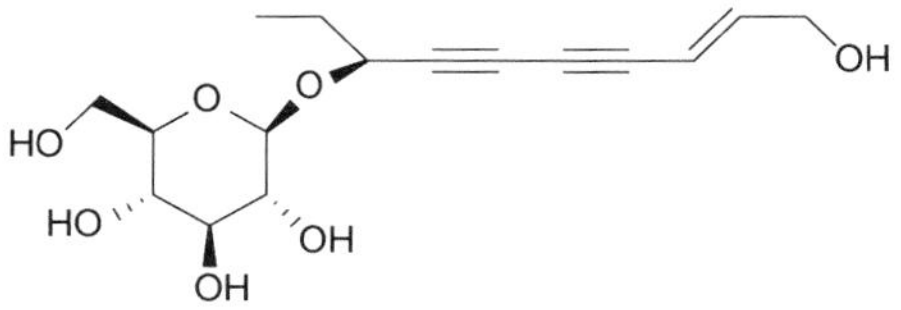
124	(2*E*, 8*R*)-decene-4, 6-diyne-1, 8-diol-1-*O*-*β*-*D*-apiofuranosyl-(1→6)-*β*-*D*-glucopyranoside	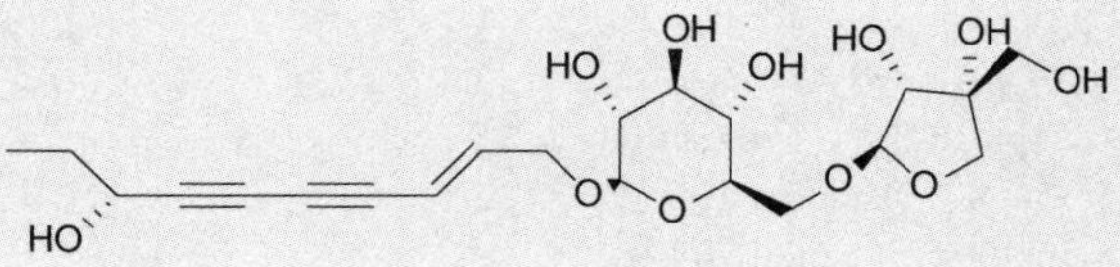
125	(2*E*, 8*R*)-decane-4, 6-diyne-1, 8-diol-*O*-di-*β*-*D*-glucopyranoside	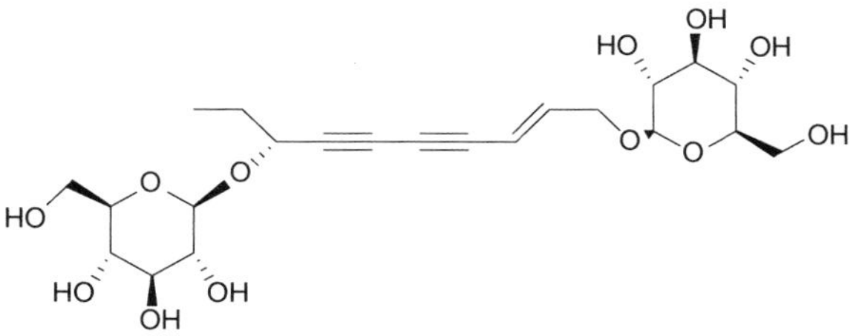
126	(8*S*)-decane-4, 6-diyne-1, 8-diol-O-*β*-D-glucopyranoside	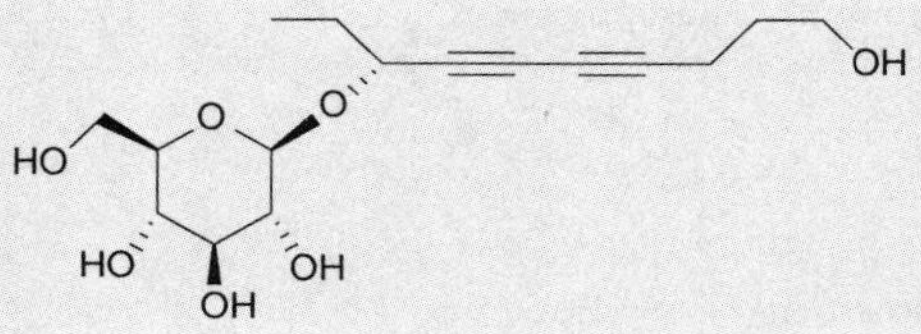
127	(*E*)-deca-2-ene-4, 6-diyne-1, 10-diol-1-*O*-*β*-*D*-glucopyranoside	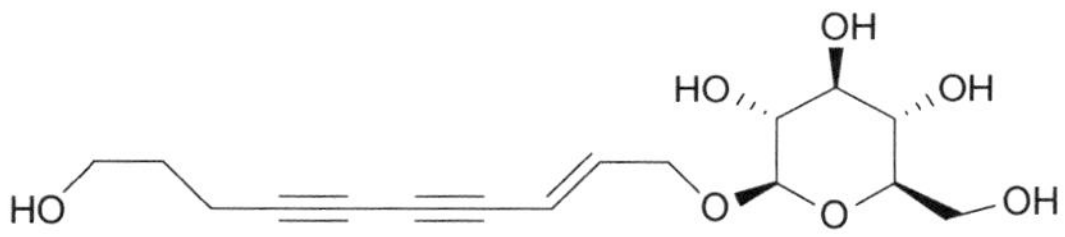
128	(*E*)-deca-2-ene-4, 6-diyne-1, 10-diol-1-*O*-*β*-*D*-apiofuranosyl-(1→6)-*β*-*D*-glucopyranoside	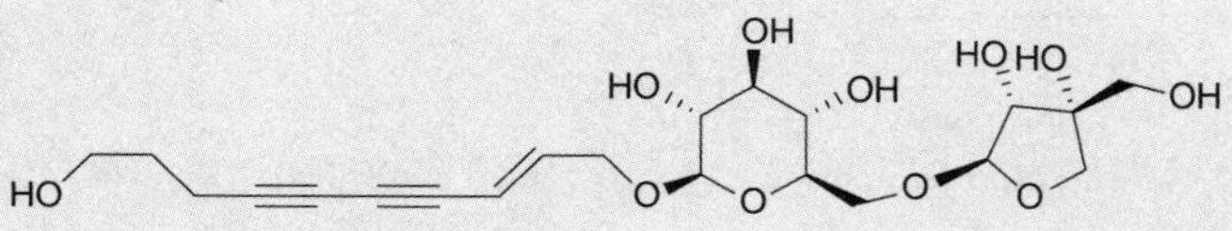
129	(2*Z*, 8*E*)-deca-2, 8-diene-4, 6-diyne-1, 10-diol-1-*O*-*β*-*D*-glucopyranoside	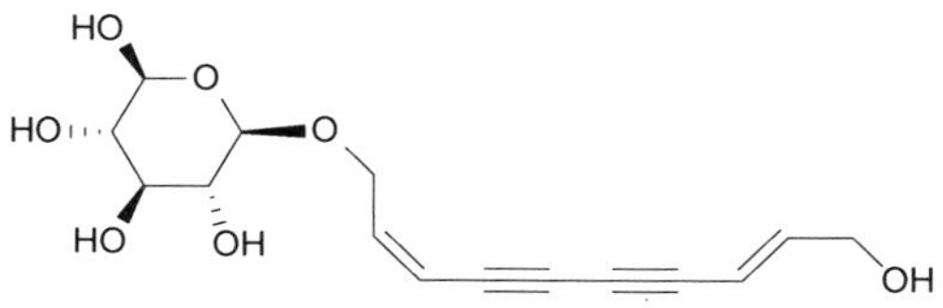
130	(2*E*, 8*Z*)-deca-2, 8-diene-4, 6-diyne-1, 10-diol-1-*O*-*β*-*D*-glucopyranoside	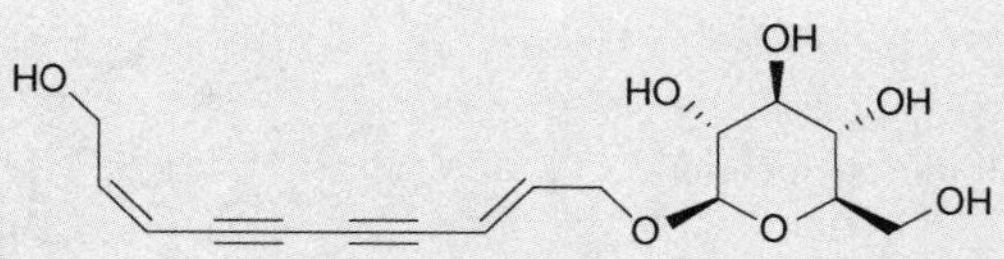

（续表）

化合物编号	化合物名称	化合物结构
131	(2*E*, 8*E*) - deca - 2, 8 - diene-4, 6-diyne-1, 10-diol - 1 - *O* - *β* - *D* - apiofuranosyl-(1→6)-*β*-*D*-glucopyranoside	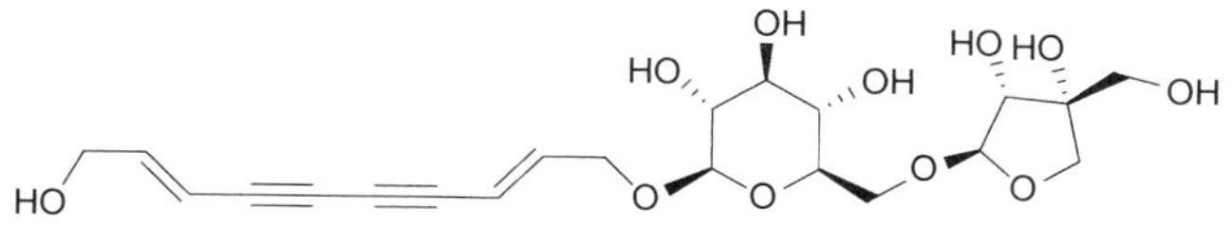
132	(2*E*, 8*Z*) - deca - 2, 8 - diene-4, 6-diyne-1, 10-diol - 1 - *O* - *β* - *D* - apiofuranosyl-(1→6)-*β*-*D*-glucopyranoside	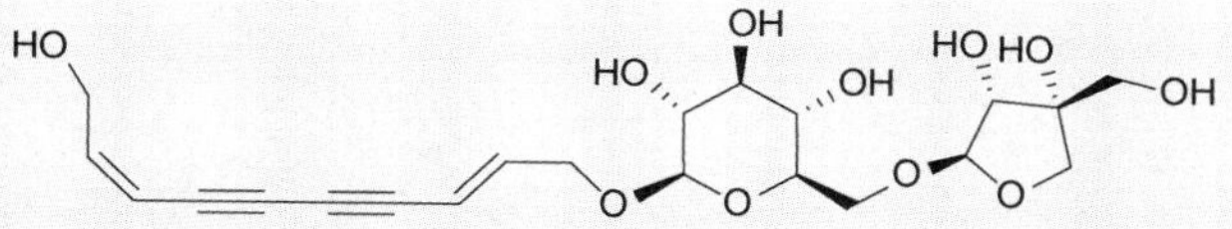
133	(8*R*, 9*S*) - 2*E*, 10*Z* - tridecadiene-4, 6-diyne-8, 9, 12, 13-triol-9-*O*-*β*-*D*-glucopyranoside	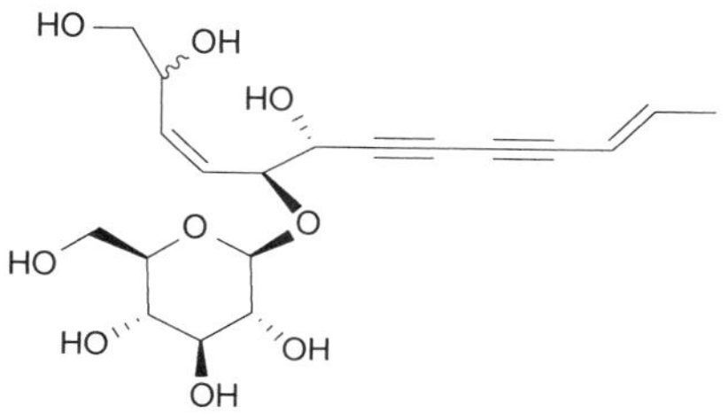
134	(8*R*, 9*S*) - 2*E*, 10*Z* - tridecadiene-4, 6-diyne-8, 9, 12, 13-triol-8-*O*-*β*-*D*-glucopyranoside	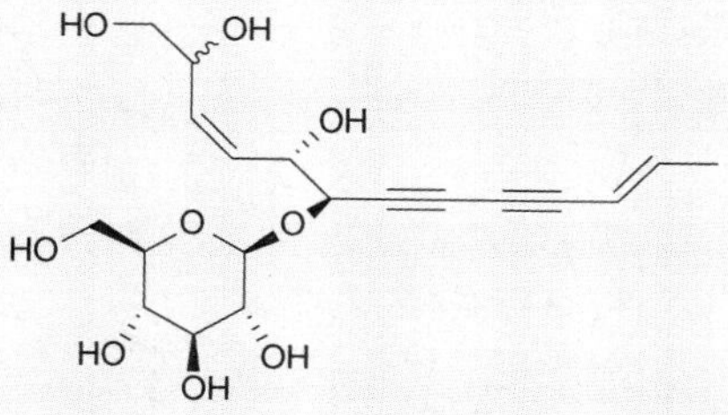
135	(8*R*, 9*S*) - 2*E*, 10*Z* - tridecadiene-4, 6-diyne-8, 9, 12, 13-triol	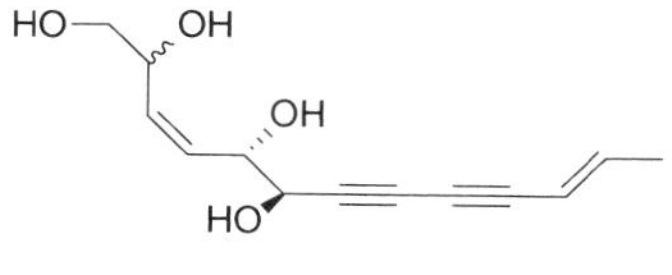
136	(8*S*, 9*R*)-2*E*, 10*Z*, 12-tridecadiene-4, 6-diyne-1, 8, 9-triol-8-*O*-*β*-*D*-glucopyranoside	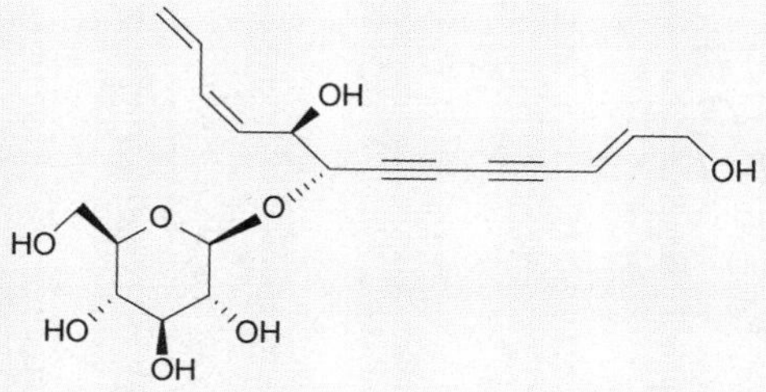

(续表)

化合物编号	化合物名称	化合物结构
137	(8*S*, 9*R*)-2*E*, 10*Z*, 12-tridecadiene-4, 6-diyne-1, 8, 9-triol-8-*O*-*β*-*D*-apiofuranosyl-(1→6)-*β*-*D*-glucopyranoside	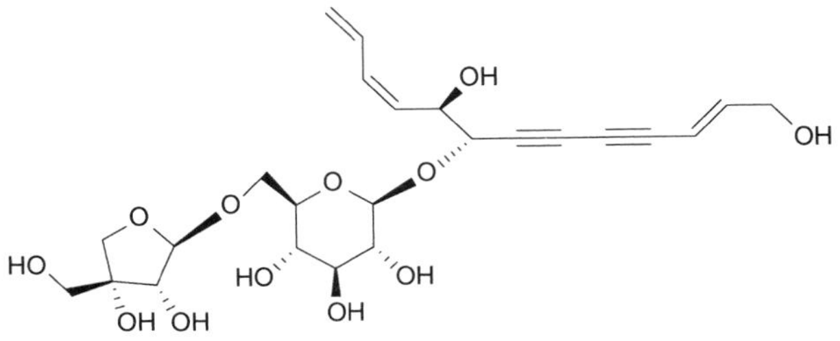
138	(8*S*, 9*R*)-2*E*, 10*Z*, 12-tridecadiene-4, 6-diyne-1, 8, 9-triol-9-*O*-*β*-*D*-glucopyranoside	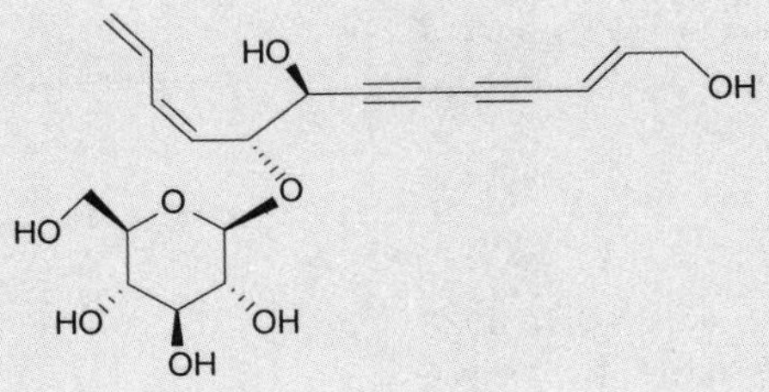
139	(8*S*, 9*R*)-2*E*, 10*Z*, 12-tridecadiene-4, 6-diyne-1, 8, 9-triol-9-*O*-*β*-*D*-apiofuranosyl-(1→6)-*β*-*D*-glucopyranoside	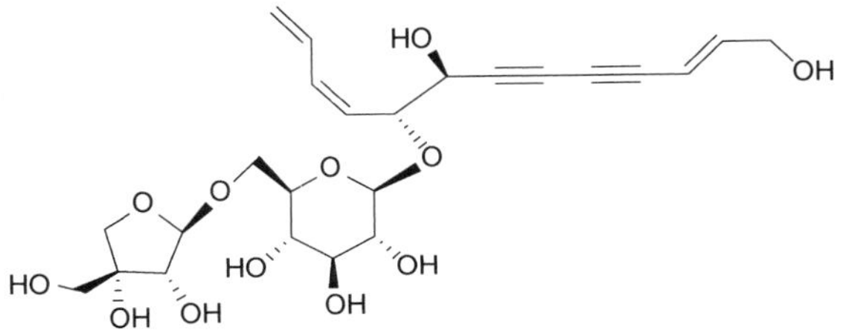
140	(2*E*, 10*S*)-tridecane-2-ene-4, 6-diyne-1, 10, 13-triol-1, 13-di-*O*-*β*-*D*-xylopyranoside	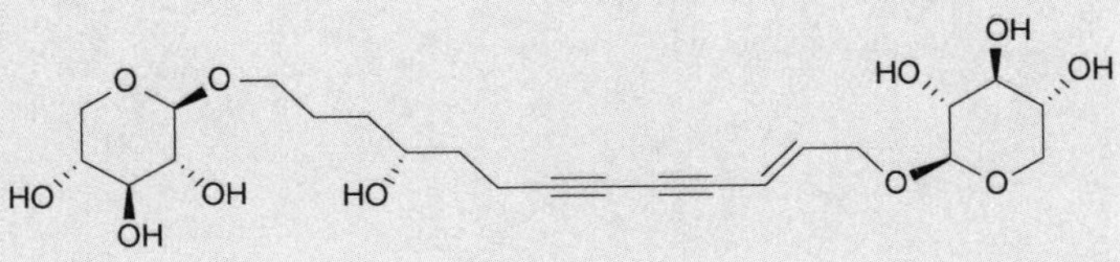
141	(2*E*, 10*S*)-tridecatriene-4, 6-diyne-1, 12, 13-triol-13-*O*-*β*-*D*-glucopyranoside	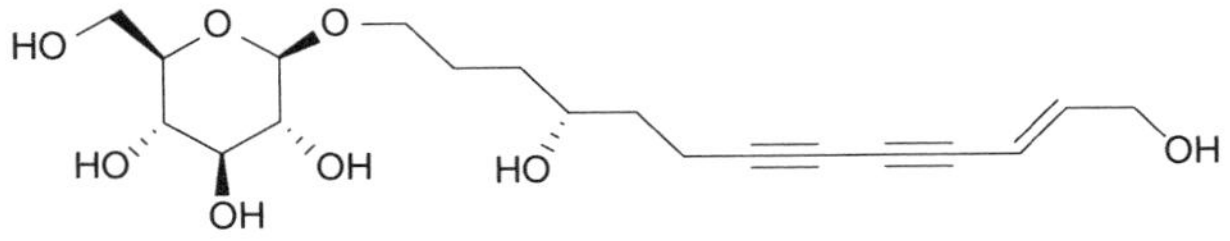
142	(2*E*, 10*S*)-tridecatriene-4, 6-diyne-1, 12, 13-triol-10-*O*-*β*-*D*-glucopyranoside	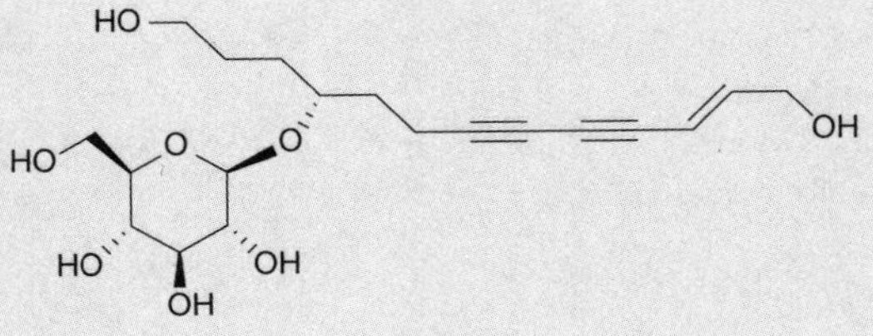

（续表）

化合物编号	化合物名称	化合物结构
143	(10*R*，11*R*)-2*R*，8*E*，12-tridecatriene-4，6-diyne-1，10，11-triol-10-*O*-*β*-*D*-glucopyranoside	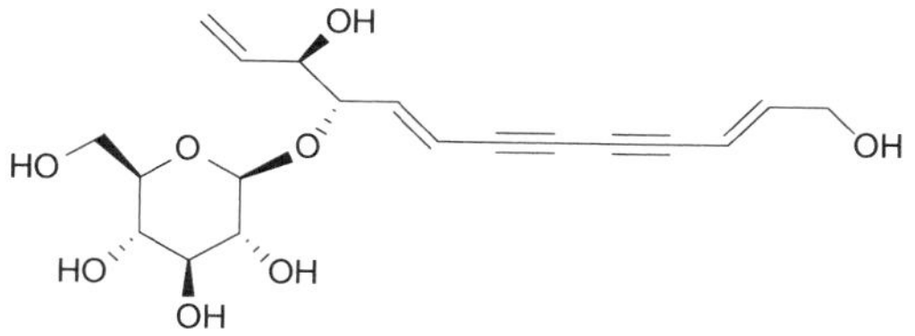
144	(10*R*，11*R*)-2*E*，8*E*，12-tridecatriene-4，6-diyne-1，10，11-triol-1-*O*-*β*-*D*-glucopyranoside	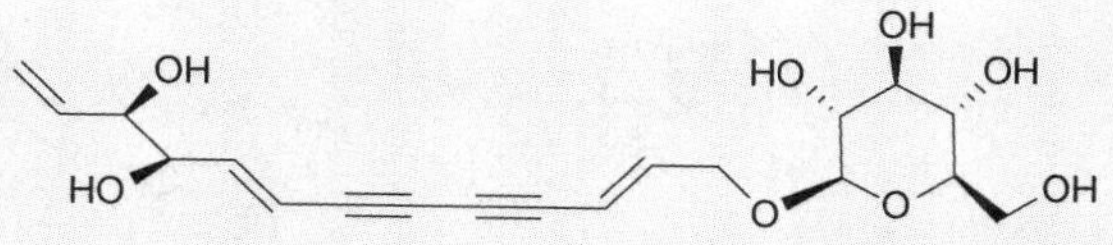
145	(10*R*，11*R*)-2*E*，8*E*，12-tridecatriene-4，6-diyne-1，10，11-triol-1，10-*O*-di-*β*-*D*-glucopyranoside	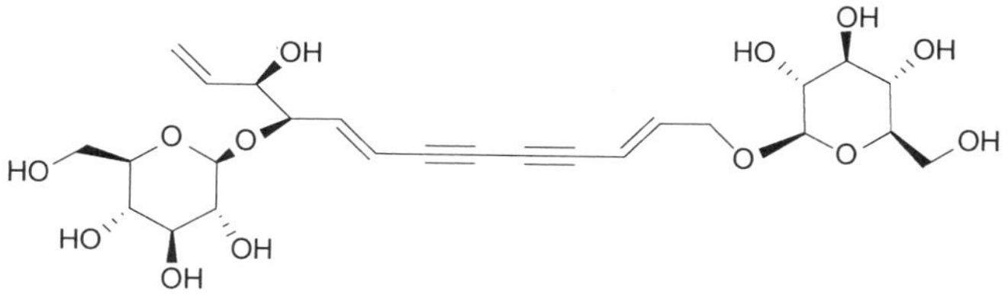
146	(10*R*，11*R*)-2*E*，8*E*，12-tridecatriene-4，6-diyne-1，10，11-triol-10-*O*-*β*-*D*-apiofuranosyl-(1→6)-*β*-*D*-glucopyranoside	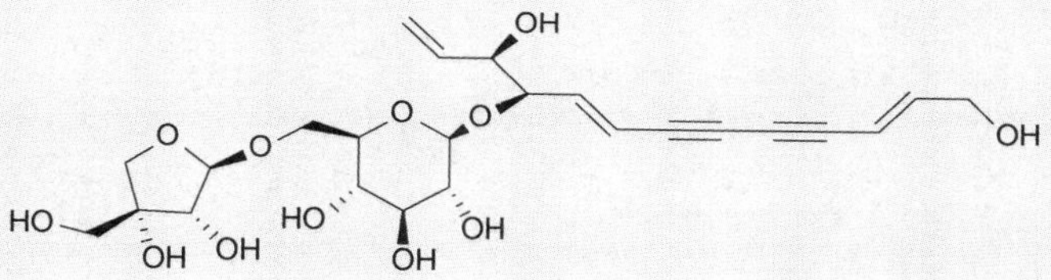
147	(10*R*，11*S*)-2*R*，8*E*，12-tridecatriene-4，6-diyne-1，10，11-triol-10-*O*-*β*-*D*-glucopyranoside	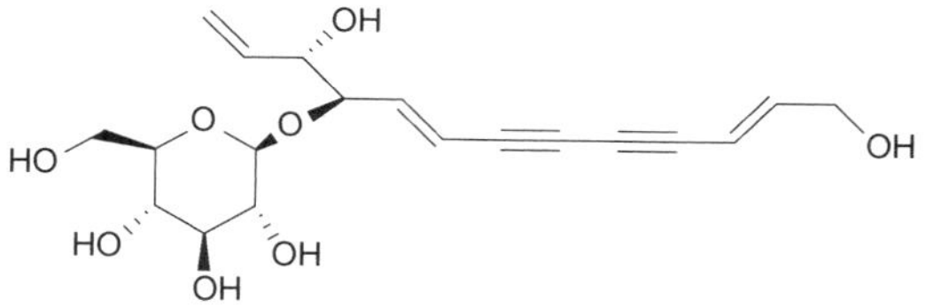
148	(10*R*，11*S*)-2*E*，8*E*，12-tridecatriene-4，6-diyne-1，10，11-triol-10-*O*-*β*-*D*-apiofuranosyl-(1→6)-*β*-*D*-glucopyranoside	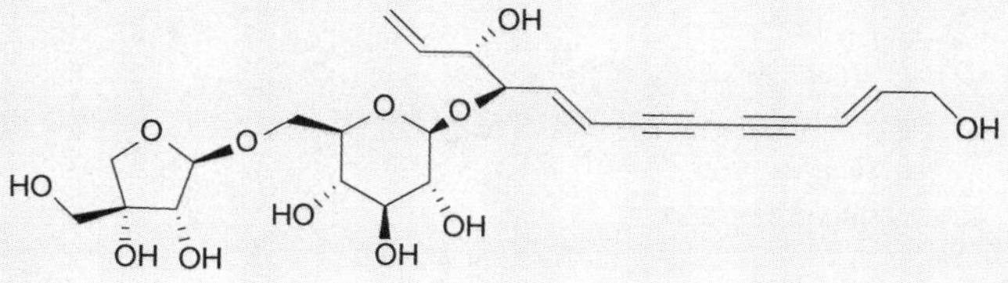
149	(10*S*，11*R*)-2*E*，8*E*，12-tridecatriene-4，6-diyne-1，10，11-triol-10-*O*-*β*-*D*-glucopyranoside	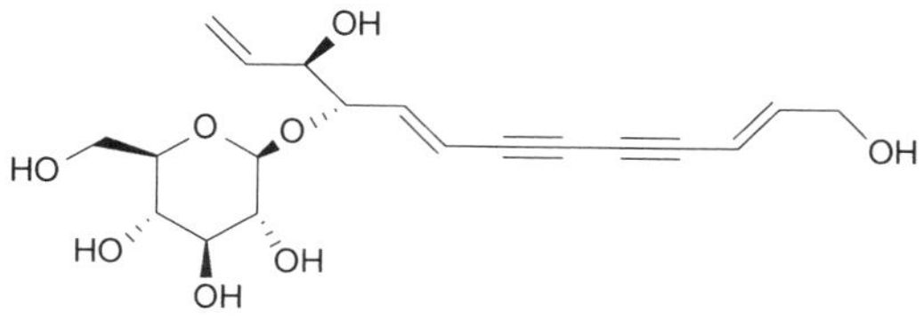

（续表）

化合物编号	化合物名称	化合物结构
150	(2*E*, 8*E*, 10*E*, 12*R*)-tridecatriene-4, 6-diyne-1, 12, 13-triol-1, 12-di-*O*-*β*-*D*-glucopyranoside	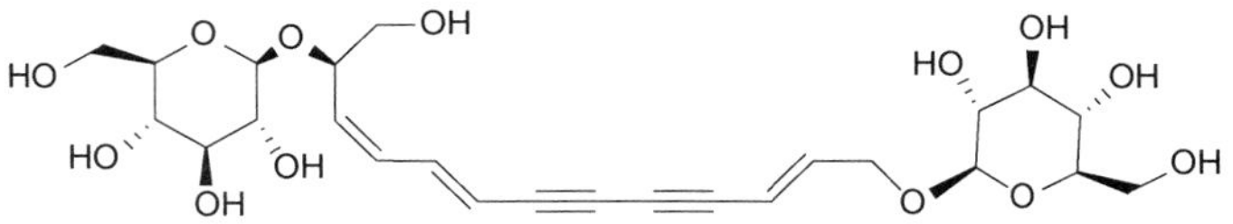
151	(2*E*, 8*E*, 10*R*)-tridecatriene-4, 6-diyne-1, 10, 11, 12, 13-pentol-10-*O*-*β*-*D*-glucopyranoside	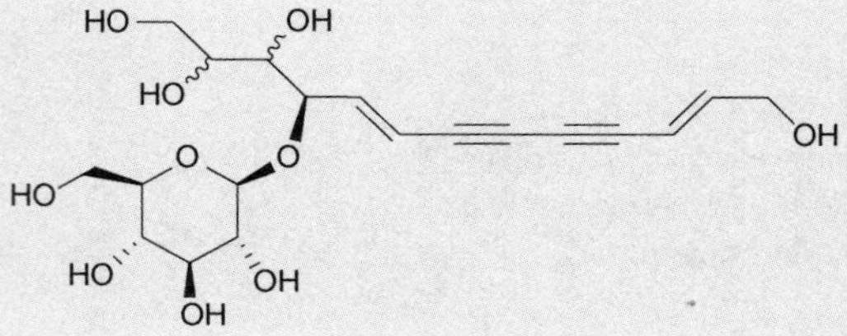
152	(2*E*, 8*E*, 10*R*)-tridecane-2, 8-diene-4, 6-diyne-1, 10, 13-di-*O*-*β*-*D*-xylopyranoside	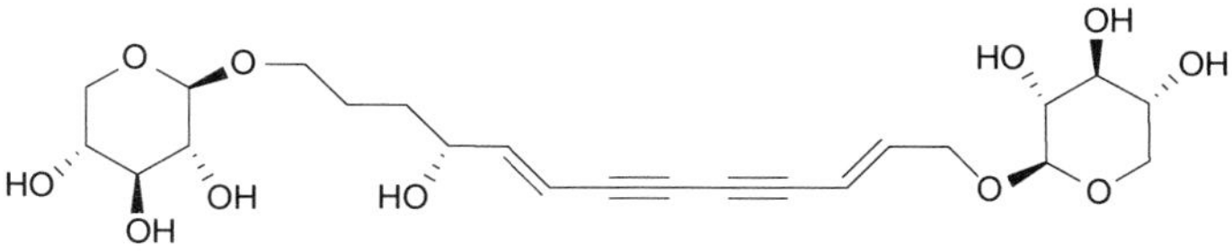
153	(2*E*, 8*E*, 10*E*, 12*R*)-tridecatriene-4, 6-diyne-1, 12, 13-triol-1-*O*-*β*-*D*-apiofuranosyl-(1→6)-*β*-*D*-glucopyranoside	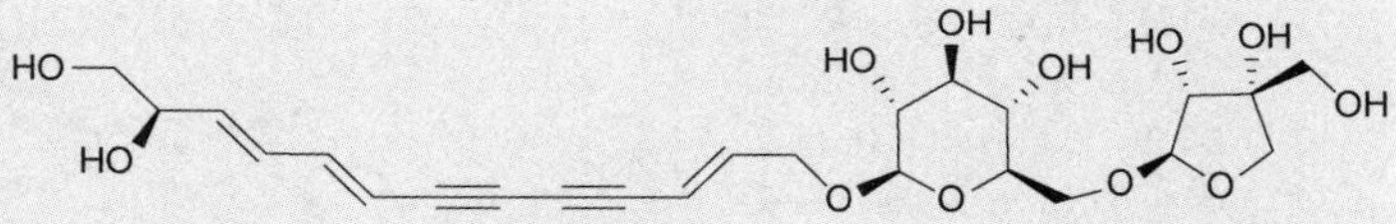
154	(2*E*, 10*S*)-tetradecadiene-4, 6-diyne-1, 10, 14-triol-10-*O*-*β*-*D*-apiofuranosyl-(1→6)-*β*-*D*-glucopyranoside	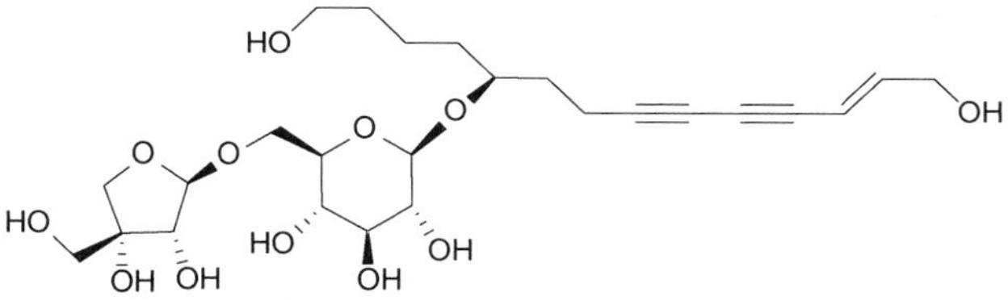
155	(3*R*, 8*E*, 10*E*)-tetradecadiene-4, 6-diyne-3, 12, 14-triol-3-*O*-*β*-*D*-glucopyranoside	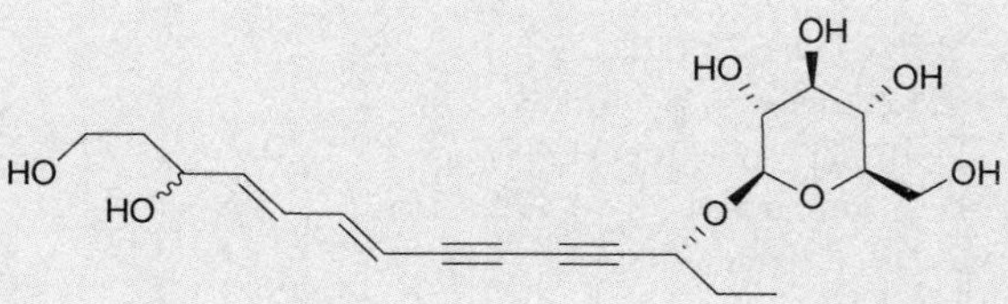
156	(8*E*, 10*E*)-tetradecadiene-4, 6-diyne-3, 12, 14-triol-3-*O*-*β*-*D*-glucopyranoside	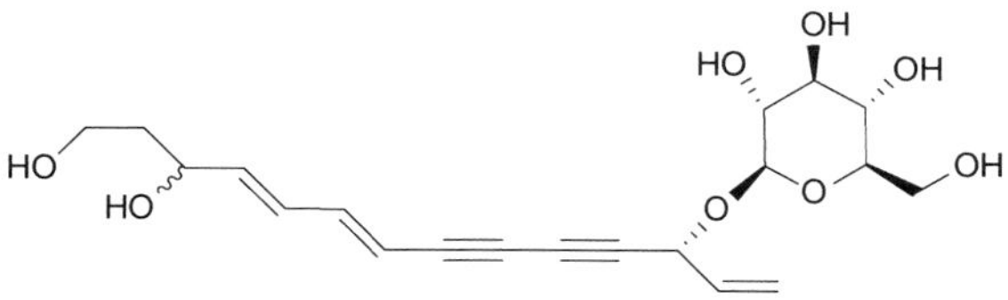

（续表）

化合物编号	化合物名称	化合物结构
157	(2*E*, 8*E*, 12*S*)-tetradeca-diene-4, 6-diyne-1, 10, 14-triol-1-*O*-*β*-*D*-apiofuranosyl-(1→6)-*β*-*D*-glucopyranoside	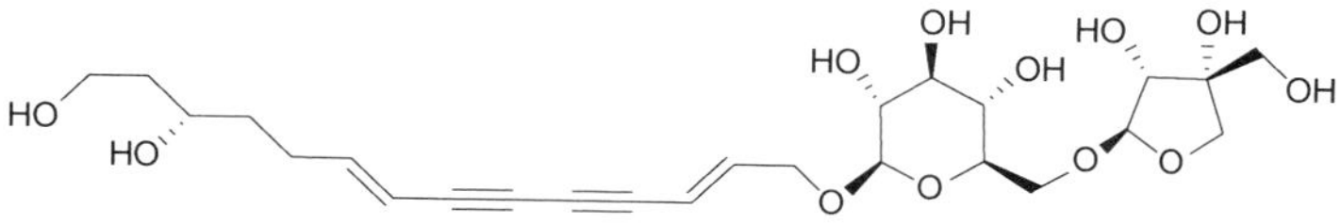
158	(2*E*, 8*E*, 10*E*, 12*R*)-tetradeca-2, 8, 10-triene-4, 6-diyne-1, 2, 14-triol-1-*O*-*β*-*D*-apiofuranosyl-(1→6)-*β*-*D*-glucopyranoside	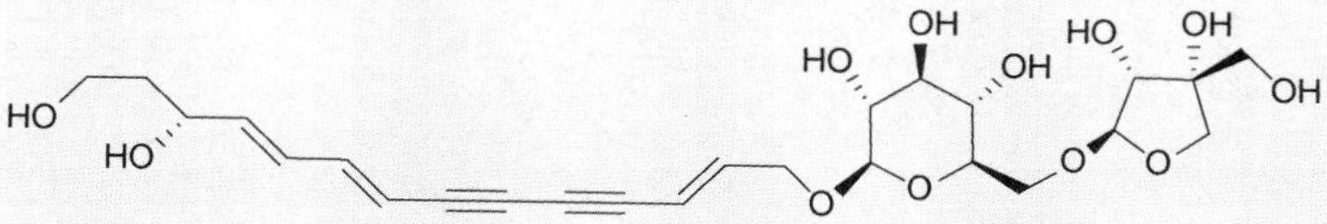
159	(2*E*, 8*E*, 10*E*, 12*R*)-tetradeca-2, 8, 10-triene-4, 6-diyne-1, 12, 14-triol-1-*O*-*β*-*D*-glucopyranoside	
160	(8*R*, 9*R*)-8, 9-dihydroxylatractylodinol-8-*O*-*β*-*D*-glucopyranoside	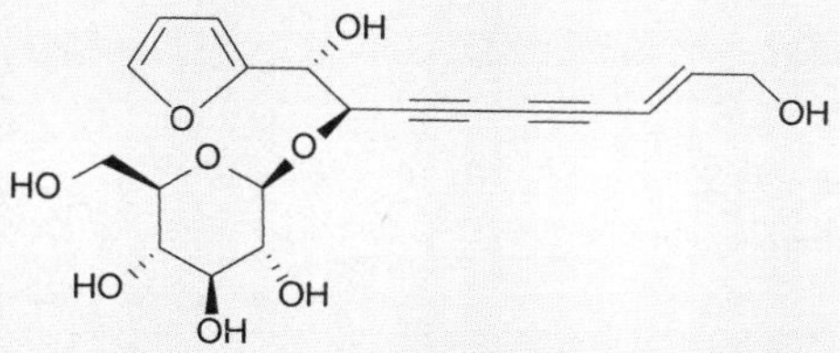
161	(8*R*, 9*R*)-8, 9-dihydroxylatractylodinol-9-*O*-*β*-*D*-glucopyranoside	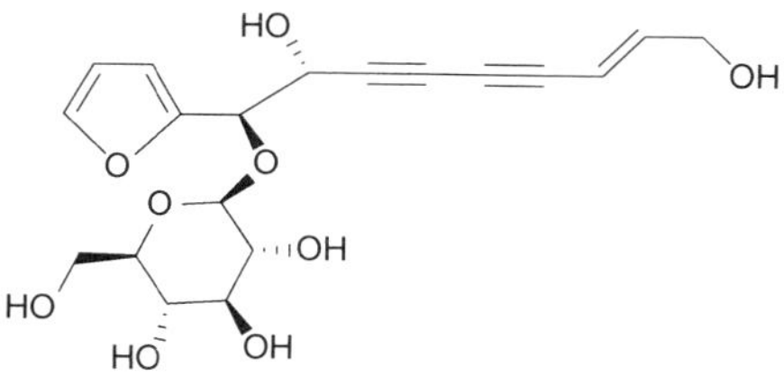
162	(10*R*)-atracthioenyneside A	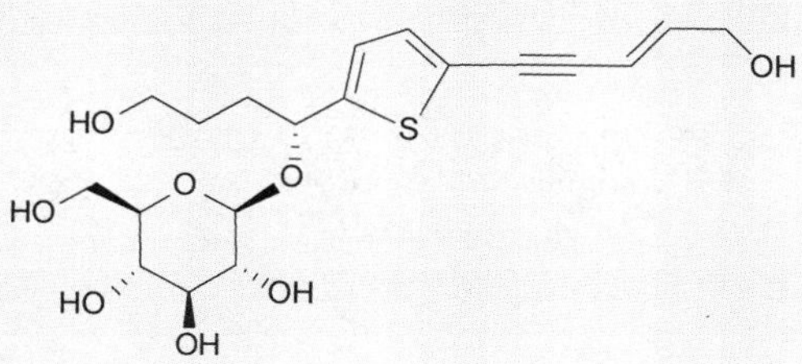

（续表）

化合物编号	化合物名称	化合物结构
163	(10*R*)-atracthioenyneside B	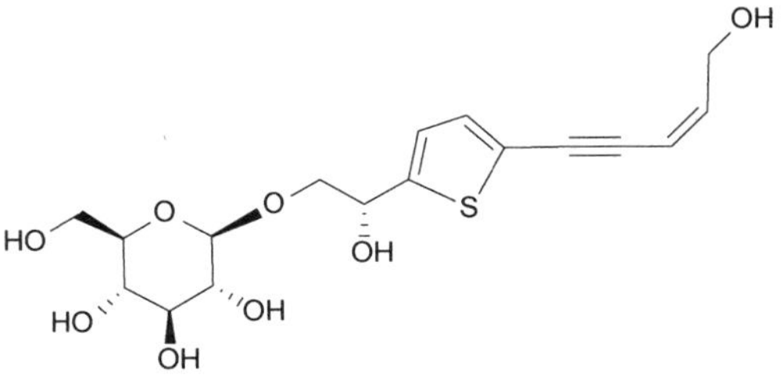
164	(10*S*, 11*R*)-atracthioenyneside C	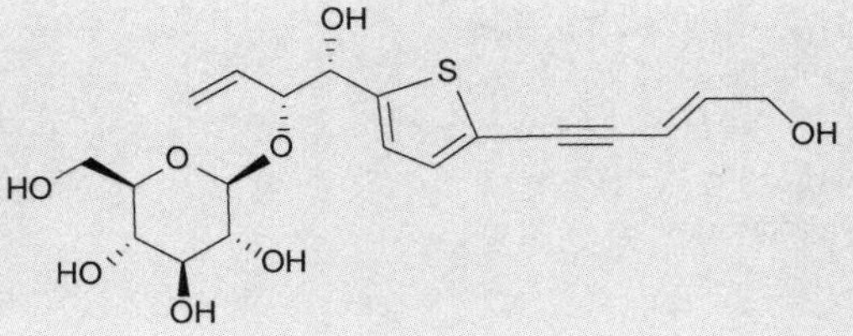
165	(10*S*, 11*R*)-atracthioenyneside D	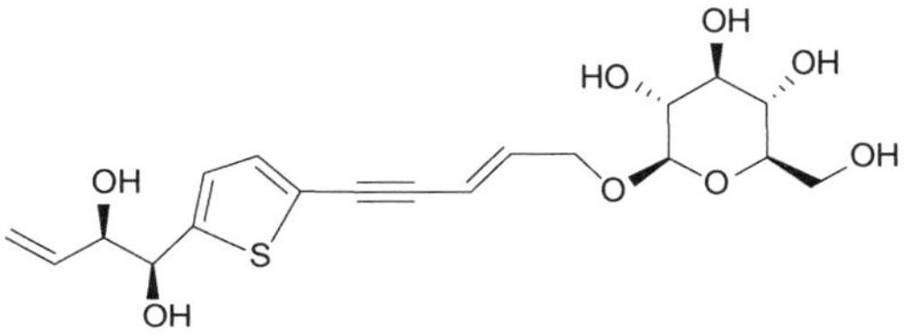
166	(10*R*, 11*S*)-atracthioenyneside E	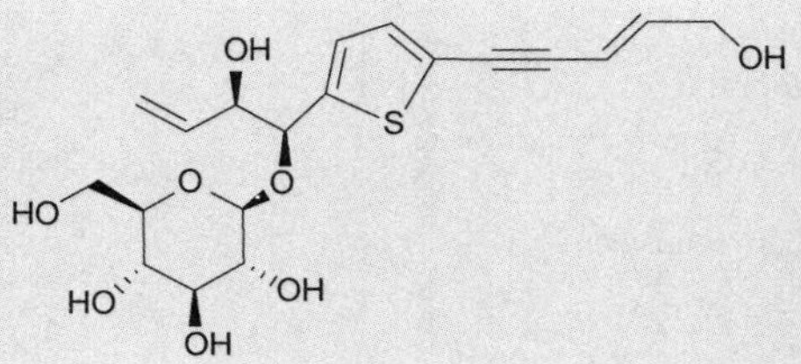

三、三萜和甾体类化合物

苍术中的三萜皂苷类主要有四环三萜和五环三萜。Duan J A 等从茅苍术中分离得到 6 种三萜类化合物(化合物 167～173)，并分析了其化学结构(表 3－7)。

表 3－7　苍术中三萜和甾体类化合物名称及结构

化合物编号	化合物名称	化合物结构
167	stigmasterol 3-*O*-*β*-*D*-glucopyranoside	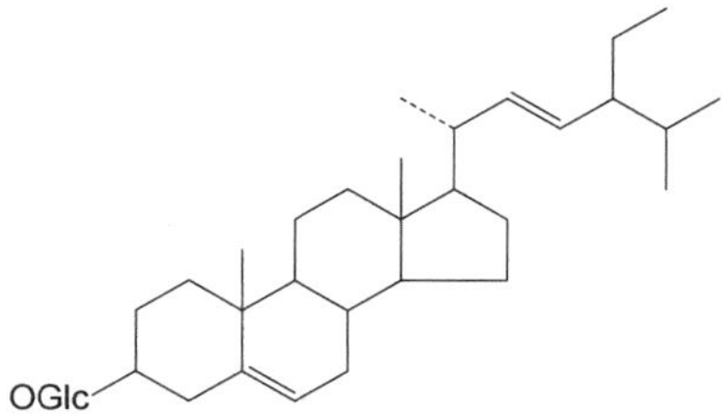

（续表）

化合物编号	化合物名称	化合物结构
168	daucosterol	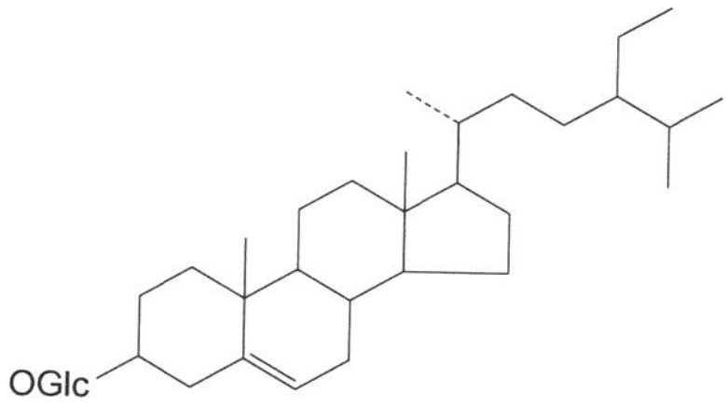 OGlc
169	stigmasterol	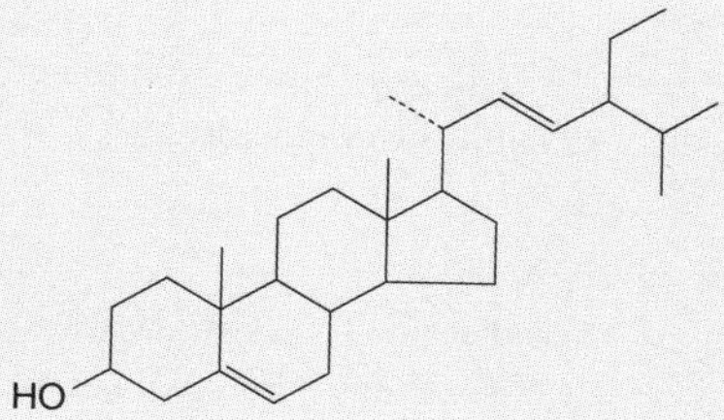 HO
170	β-Sitosterol	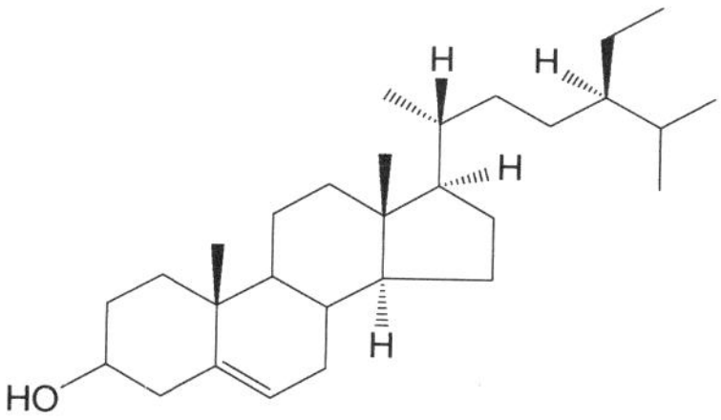 H H H H HO
171	traxerol acetate	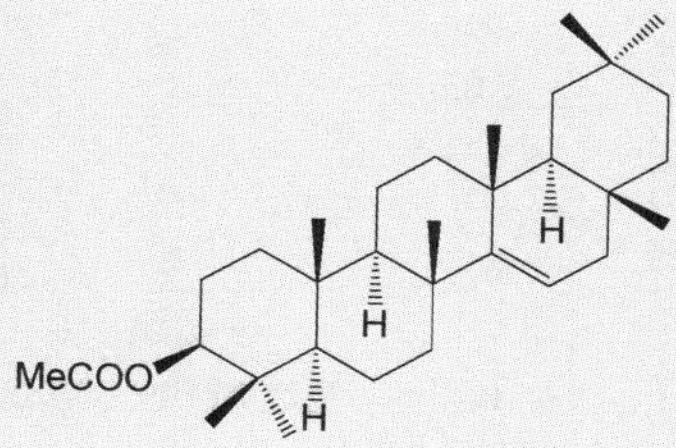 MeCOO H H H
172	φ-traxasteryl acetate	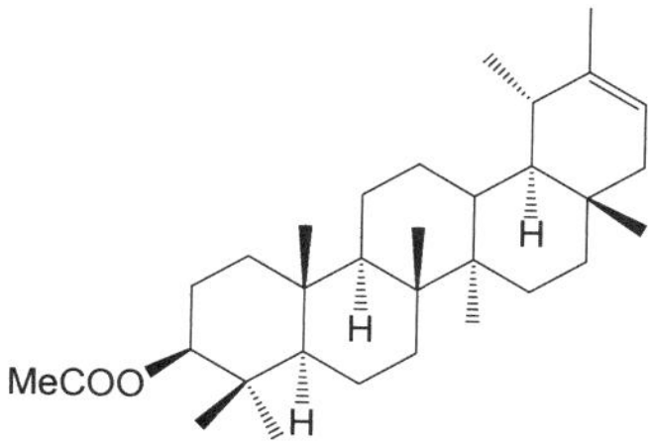 MeCOO H H H
173	oleanolic acid	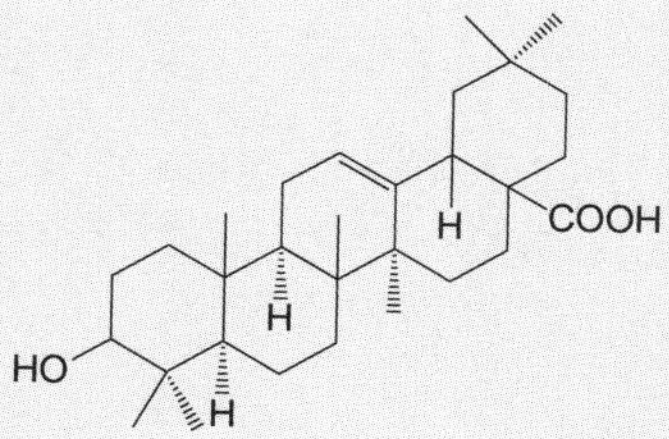 HO H H H COOH

四、芳香苷类化合物

有文献报道认为苯醇苷类成分具有抗菌、抗炎、抗病毒、保肝、强心、抗辐射、抗肿瘤、增强记忆、免疫调节等作用药理活性。Junichi Kitajima 等从苍术中分离得到化合物 174－182，并对其结构进行了分析(表 3-8)。

表 3－8　苍术中芳香苷类化合物名称及结构

化合物编号	化合物名称	化合物结构
174	4-hydroxy-3-methoxyphenol-β-*D*-glucopyranoside	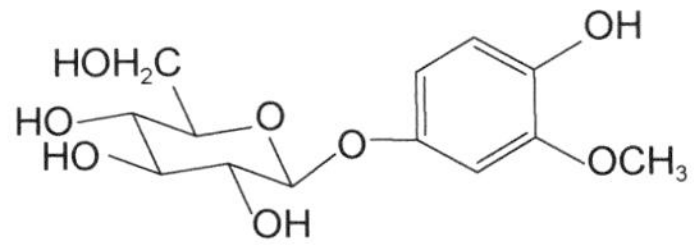
175	seguinoside B [4-hydroxyphenyl 1-*O*-β-*D*-apiopyranosyl-(1→6)-β-*D*-glucopyranoside]	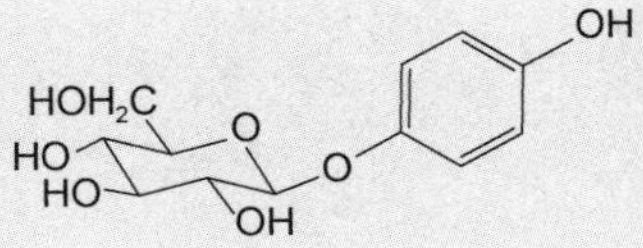
176	dihydropyridine	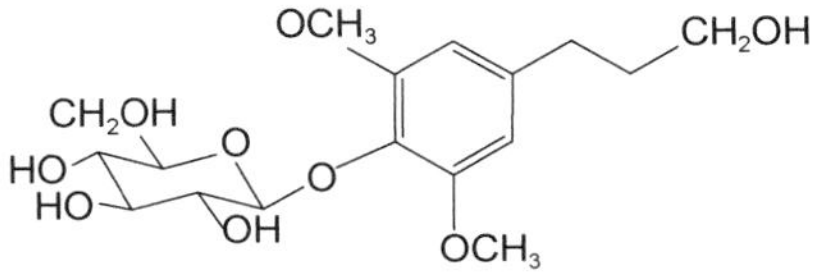
177	syringin	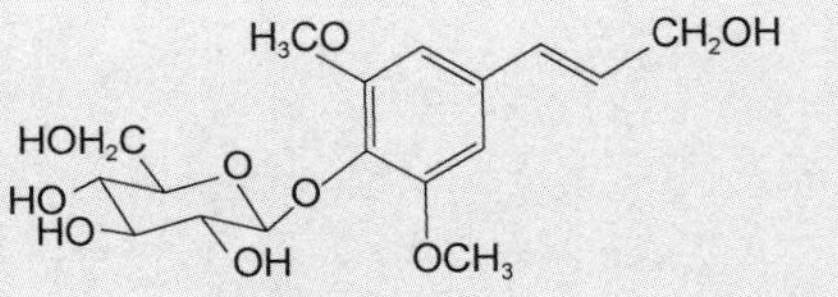
178	4-hydroxy-3-methoxyphenol-β-*D* - apiopyranosyl (1 → 6) - *D*-glucopyranoside	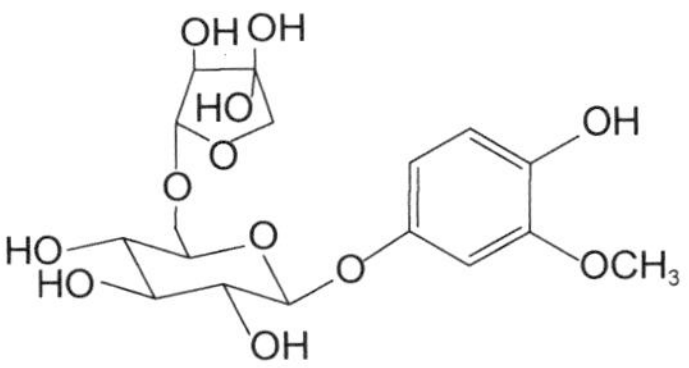
179	4-hydroxy-3-methoxyphenyl-β-xylopyranosyl (1 → 6) - β - glucopyranoside	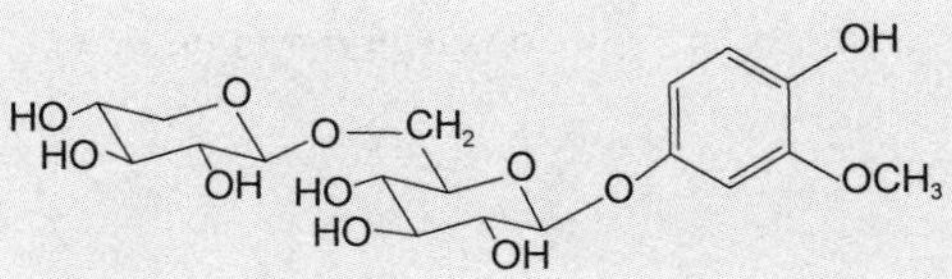
180	icariside F2 [benzyl β - *D* - apiopyranosyl (1 → 6) - β - *D* - glucopyranoside]	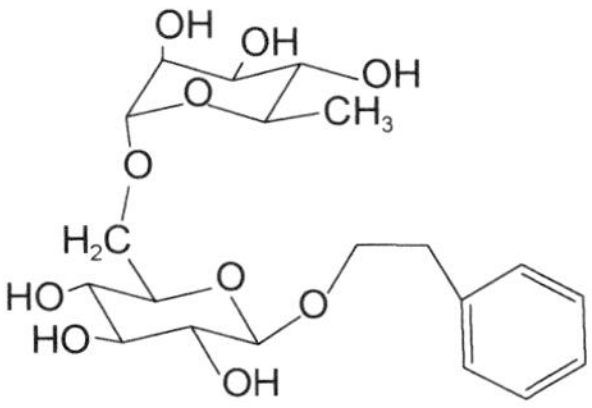

（续表）

化合物编号	化合物名称	化合物结构
181	icariside D1 [phenethyl - β - D - apiopyranosyl (1 → 6) - β - D - glucopyranoside]	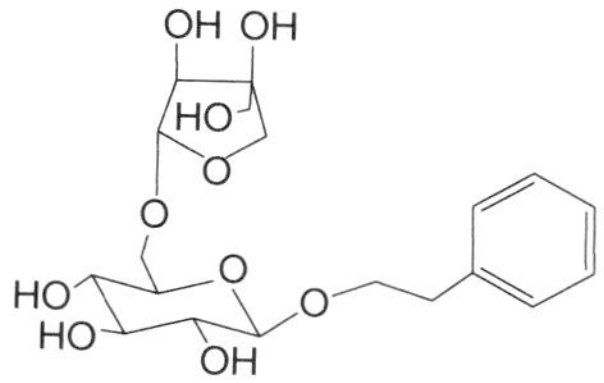
182	phenethyl α - L - rhamnopyranosyl (1→6)-β-D-glucopyranoside	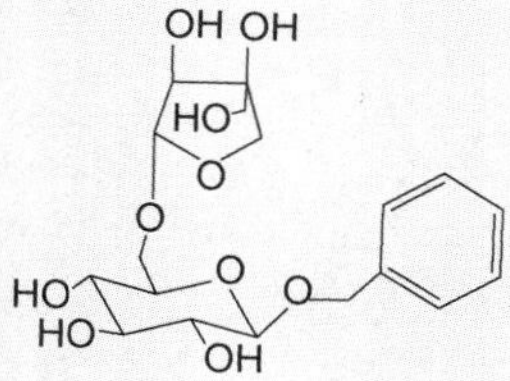

五、酰基蔗糖类化合物

苍术中也含有酰基蔗糖类衍生物，Tanaka 等通过分析茅苍术水提物的 LC-MS 指纹图谱，得到了 6 个酰基蔗糖类衍生物的色谱峰。通过柱色谱技术对相关组分进行分离纯化，运用核磁等谱学技术对其结构进行鉴定，解析出 3 个新的酰基蔗糖类化合物 183，184 与 188。化合物名称及结构信息见表 3-9。

表 3-9　苍术中酰基蔗糖类化合物名称及结构

化合物编号	化合物名称	化合物结构
183	2, 6, 3′, 6′-tetra(3-methylbutanoyl)sucrose	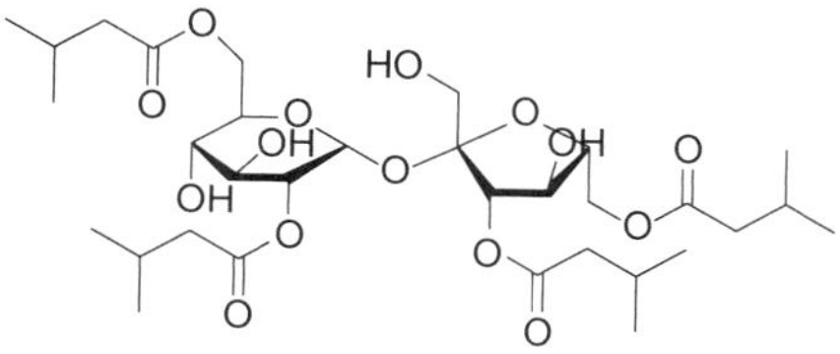
184	2, 4, 3′, 6′-tetra(3-methylbutanoyl)sucrose	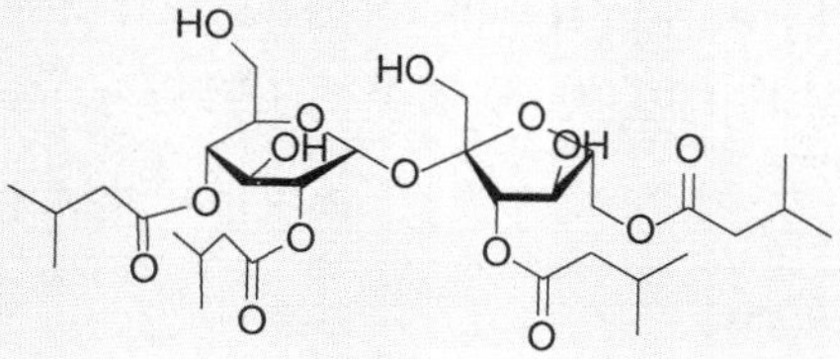
185	2, 6, 3′, 4′-tetra(3-methylbutanoyl)sucrose	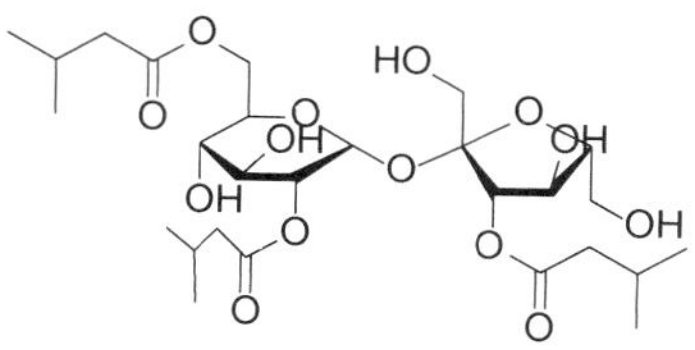

（续表）

化合物编号	化合物名称	化合物结构
186	2，4，3′，4′-tetra(3-methylbutanoyl) sucrose	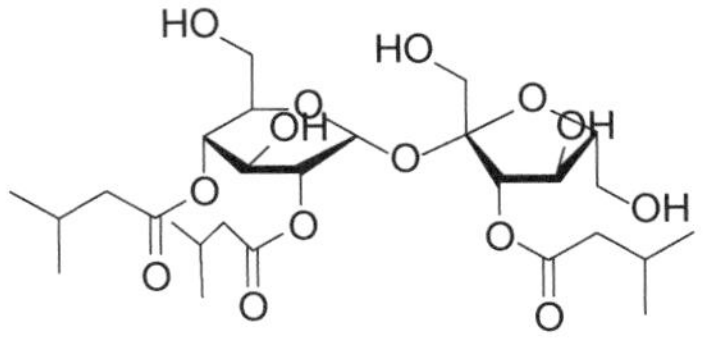
187	2，1′，3′，6′-tetra(3-methylbutanoyl) sucrose/	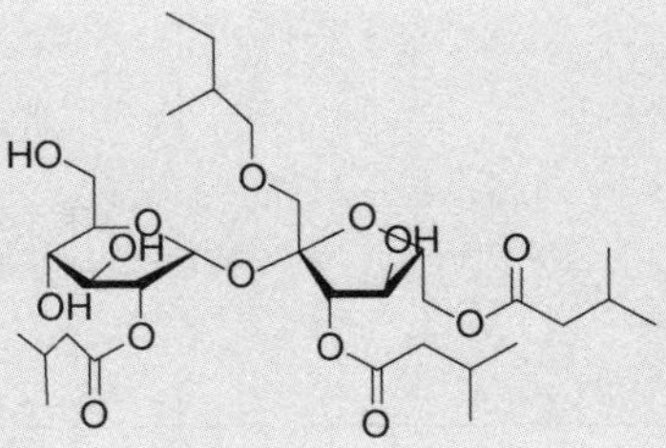
188	3′，4′，6′-tris(3-methylbutanoyl)-1′-(2-methylbutanoyl) sucrose	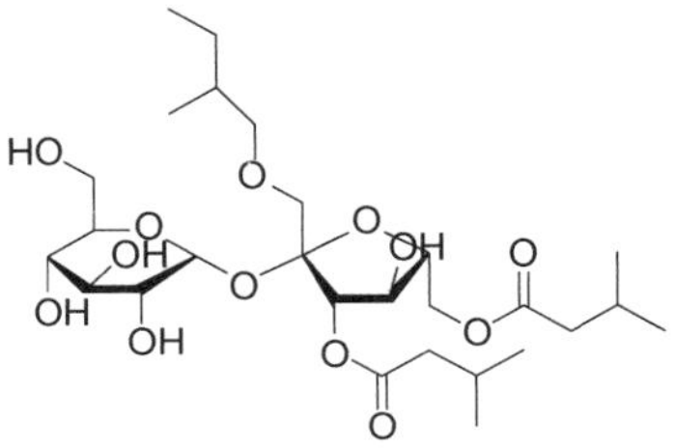

六、其他类化合物

除上述化合物外，苍术还含有蛇床子素(189)、呋喃甲醛(191)、氨基酸(193、194)、香豆素衍生物(195)、单帖苷等其他水溶性化合物，化合物名称和结构信息见表 3－10。Duan J A 等首次从苍术中分离得到化合物(190)，并通过细胞毒性实验证明其对 HCT－116 和 MKN－45 细胞具有细胞毒性。有报道认为茅术醇(196)具有解痉作用。Marion Resch 等发现脂溶性成分中的化合物 201、202 表现出 5－脂肪氧合酶和环氧合酶－1 的抑制活性，Marion Resch 等同样发现化合物 204 具有相同的活性。绪扩等从苍术中分离出木脂素类、酚酸类、吡嗪类衍生物等 6 个新化合物(化合物 206－211)。

表 3－10　苍术中其他类化合物名称及结构

化合物编号	化合物名称	化合物结构
189	osthol	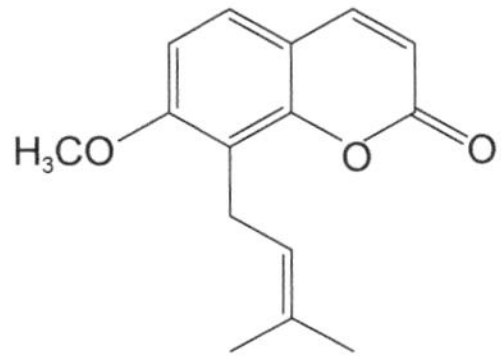

（续表）

化合物编号	化合物名称	化合物结构
190	*trans*-2-Hydroxyisoxypropyl-3-hydroxy-7-isopentene-2，3-dihydrobenzofuran-5-carboxylic acid	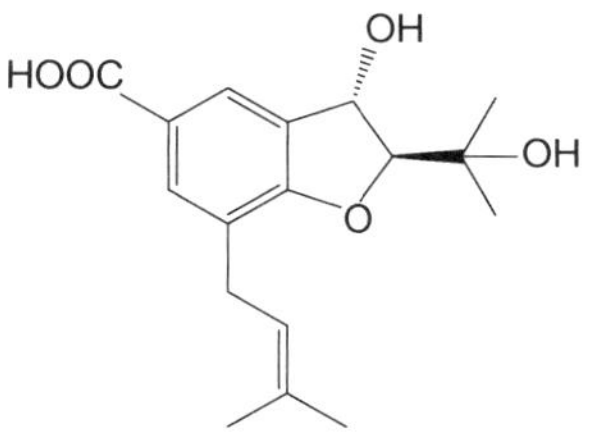 HOOC OH OH O
191	5-hydroxymethyl furaldehyde	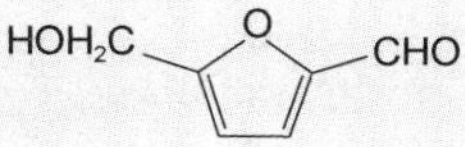 HOH_2C O CHO
192	(1*R*，2*R*，4*S*)-2-hydroxy-1，8-cineole-*β*-*D*-glucopyranoside	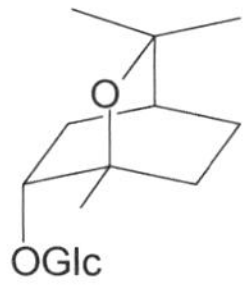 O OGlc
193	*L*-phenylalanine	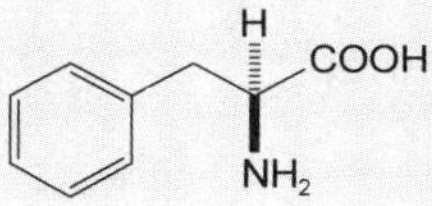 H COOH NH_2
194	*D*-tryptophan	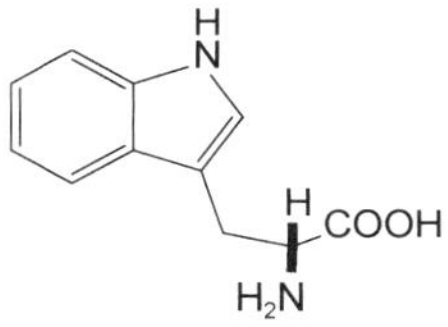 H N H COOH H_2N
195	scopoletin-*D*-xylopyranosyl-(1→6)-*D*-glucopyranoside	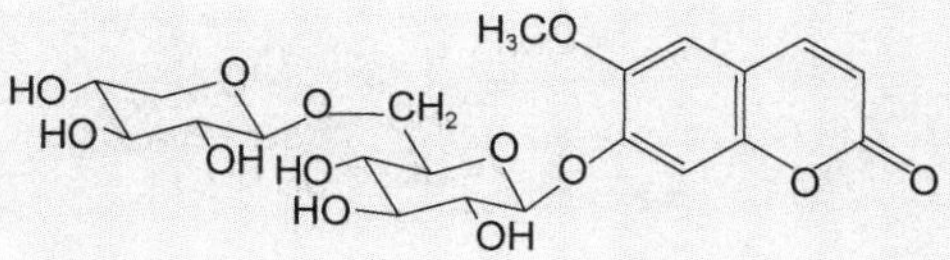 H_3CO HO O HO OH O CH_2 HO O HO OH O O O
196	hinesol	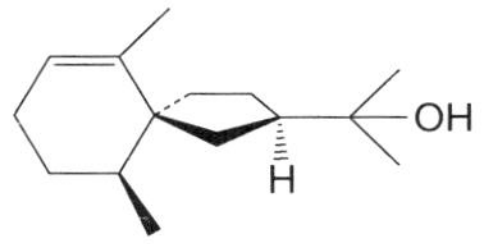 OH H
197	wogonin	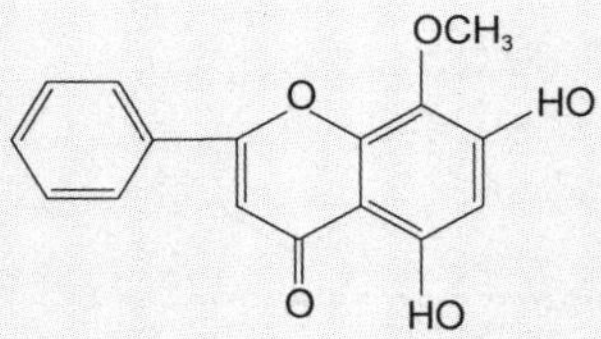 OCH_3 O HO O HO
198	3-methoxy-4-hydroxybenzoic acid	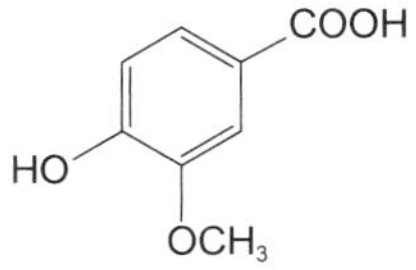 COOH HO OCH_3

（续表）

化合物编号	化合物名称	化合物结构
199	3，5-dimethoxy-4-hydroxybenzoic acid	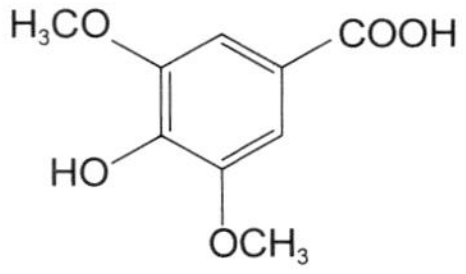 H_3CO COOH HO OCH_3
200	palmitic acid	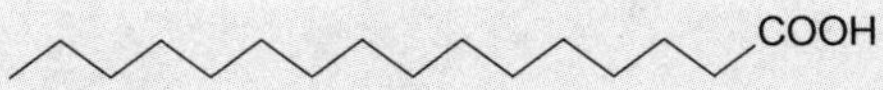 COOH
201	atractylochromene	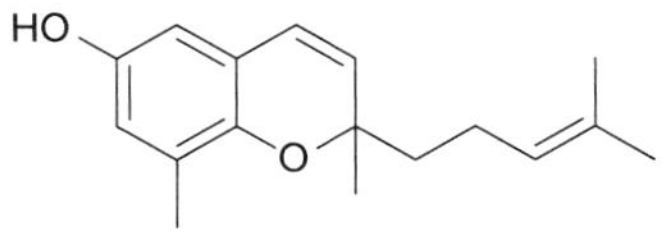 HO O
202	quinone	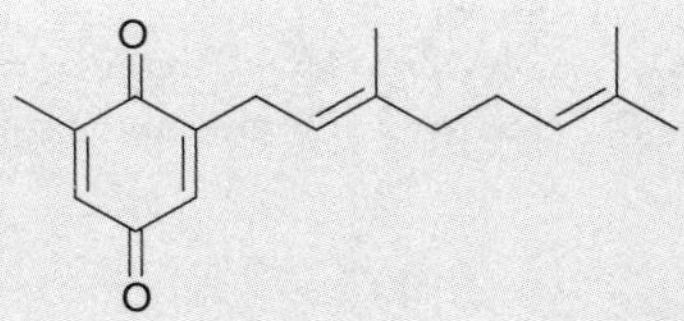 O O
203	*trans*-2-hydroxyisoxypropyl-3-hydroxy-7-isopentene-2，3-dihydrobenzofuran-5-carboxylic acid	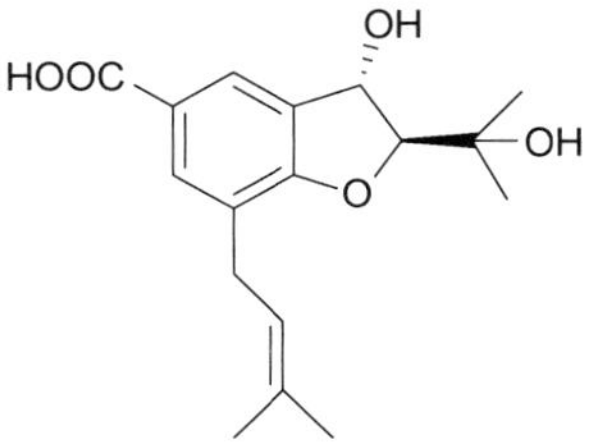 OH HOOC OH O
204	2-[(2′*E*)-3′，7′-dimethyl-2′，6′-octadienyl]-4-methoxy-6-methylphenol	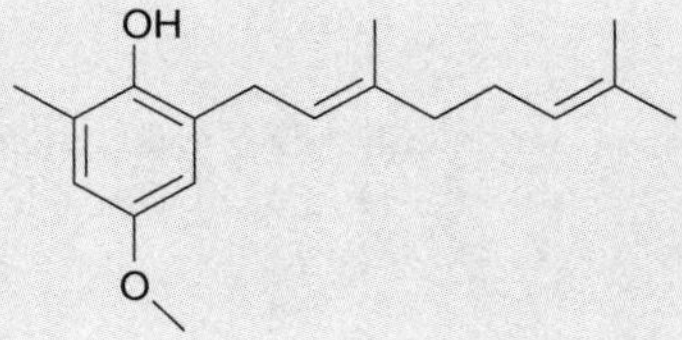 OH O
205	5-hydroxymethyl furaldehyde	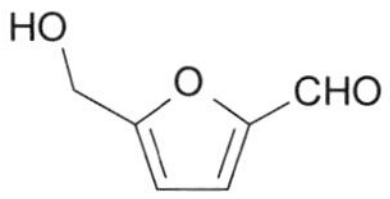 HO O CHO
206	(7*S*，7′*S*，8*R*，8′*S*，9*R*)-hydroxysyringaresinol-9-*O*-*β*-*D*-glueopyranoside	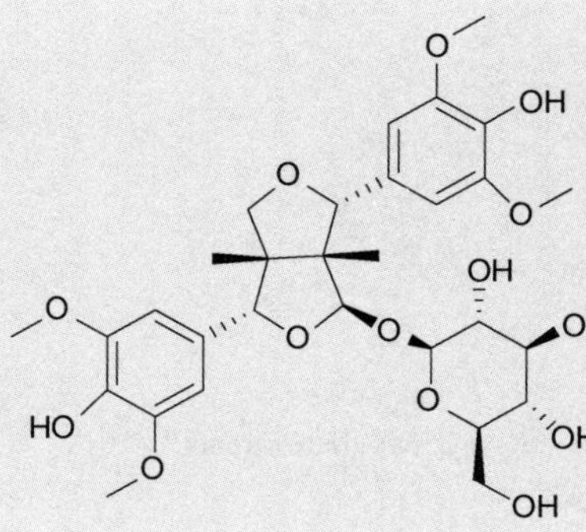 O OH O O O O O OH OH O OH HO O OH

（续表）

化合物编号	化合物名称	化合物结构
207	(7R, 7′R, 8R, 8′S, 9R)-hydroxysyringaresinol-9-O-β-D-glueopyranoside	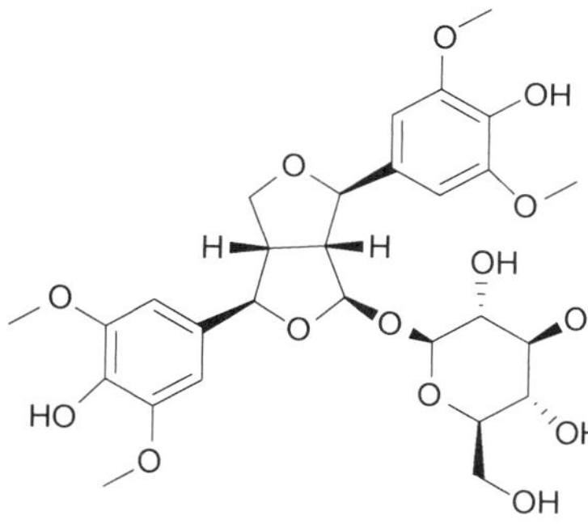
208	p-hydroxybenzoic acid-4-O-β-D-glucopyranosyl-(1→3)-α-L-rhamnopyranoside	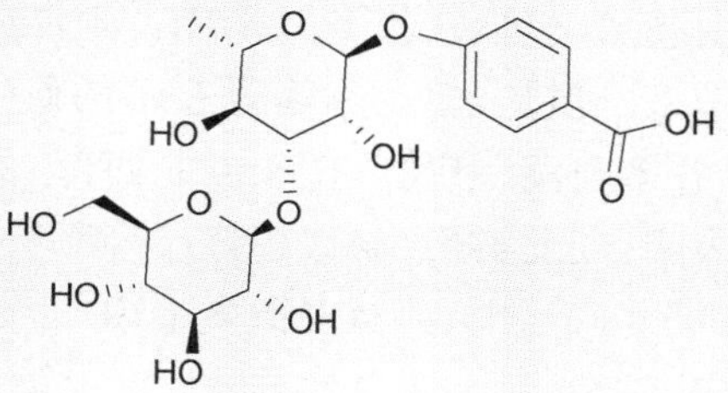
209	vanillic acid-4-O-β-D-glucopyranosyl-(1→3)-α-L-rhamnopyranoside	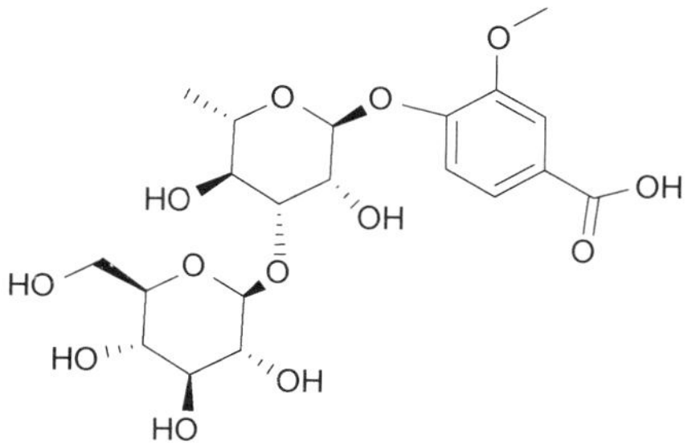
210	(2S, 3S)-3-hydroxy-7-[(Z)-4-hydroxy-3-methylbut-2-en-1-yl]-2-(2-hydroxypropan-2-yl)-2, 3-dihydrobenzofuran-5-carboxylic acid	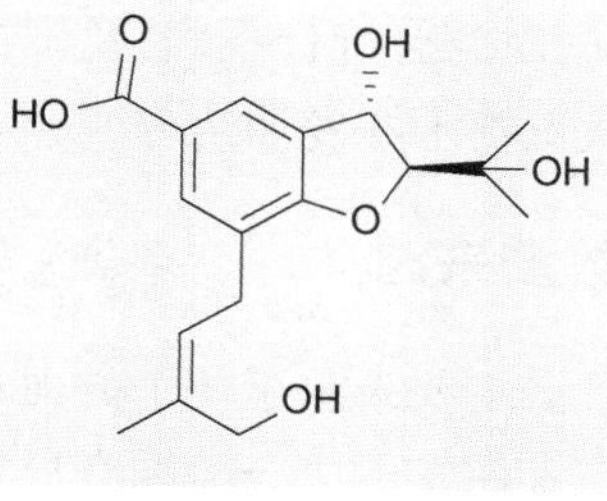
211	(1″R, 2″S, 3″R)-1″-hydroxylcrotonine	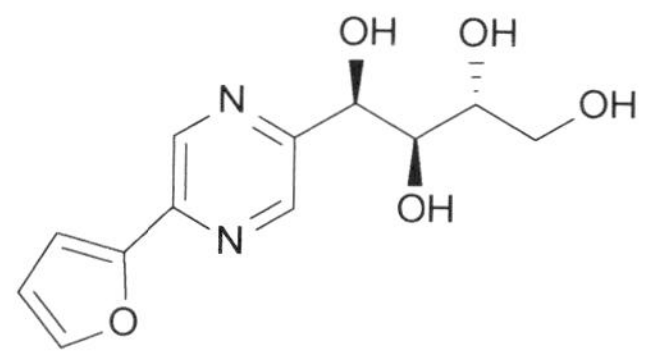

第二节 基于生物信息分析的苍术挥发油成分变异及其化学型的划分

近年来，不少学者运用化学分类学的方法，对苍术挥发油地理变异进行了分析，试图为苍术种内变种、变型或化学型的划分找到证据，但这些研究的结果却大不相同。最典型的如日本学者武田修己（以下简称武田）曾先后3次对中国境内苍术的化学型进行了划分，其中影响最大，被广泛引用的是第三次。武田等将苍术划分为大别山苍术（位于湖北大别山）、湖北-安徽苍术（包括湖北除大别山以外地区、安徽、陕西及河南部分地区）和茅山苍术（包括江苏茅山、山东、河北及河南嵩山苍术，关苍术也归在这个化学型中）3个化学型。但是，郭兰萍等对苍术的研究中发现湖北罗田（位于湖北东部的大别山地区）的苍术与湖北房县（位于湖北西部）的苍术挥发油组分基本没有差别。朱晓琴的研究也表明，湖北英山（与武田修己等所提大别山苍术的采样点基本相同）的苍术与湖北随州、湖北武当山、甚至安徽太平山的苍术很难分为两类。可见，这种化学型的划分存在一定问题。

本篇借鉴生物信息学的思路，根据文献报道的数据资料，通过对苍术种内挥发油的地理变异、居群内个体间变异，及其挥发油组分的聚类分析和主成分分析，探讨苍术种及种内分类争论不休的原因，并根据苍术挥发油种内变异的特点，提出苍术挥发油化学型划分的依据。为便于讨论，本文所提苍术依据石铸和《中国植物志》观点。

一、研究方法

收集和分析不同学者的研究文献及原始数据，通过直接列表对比、折线图等手段凸显数据信息，同时配合统计报表，及聚类分析、主成分分析等统计学方法进行数据探索，从而达到全面认识苍术挥发油组分变异，正确划分苍术挥发油化学型的目的。

二、数据来源

所用数据主要来源于3个方面：① 日本学者武田修己于20世纪90年代历时多年对中国野生苍术挥发油成分地理变异进行的系统分析，依据武田的这组文章中的数据，郭兰萍等对苍术挥发油居群间变异及化学型分类进行的分析。② 作者研究获取的数据所做的个体水平变异分析。③ 必要时引用国内一些长期研究苍术的学者（如朱晓琴、贺善安）的研究数据作为佐证。

因此，本研究所用挥发油数据及研究样地都以武田修己等的文献为基础。具体样地各居群苍术挥发油含量的均值见表3-11。

表 3-11　苍术研究样地及样品挥发油含量

地点		简称	编号	数量	Ⅰ	Ⅱ	Ⅲ	Ⅳ	Ⅴ	Ⅵ
江苏	常州金坛区薛埠镇	Xu	1	45	0.01	0.84	0.11	0.29	0.12	0.43
	常州溧阳后周乡黄山	Li	2	42	0.03	0.51	0.32	0.50	0.08	0.35
	句容宝华山鸭子头	Ya	3	12	0.00	0.71	0.11	0.25	0.09	0.34
	南京汤山镇佛山	Fo	4	45	0.00	0.61	0.06	0.20	0.07	0.35
湖北	黄冈英山县桃花冲	Ta	5	28	0.18	0.00	5.35	0.30	0.00	0.01
	随州草店镇	Ca	6	30	0.09	0.00	3.50	2.47	0.00	0.14
	丹江口武当山镇	Wu	7	22	0.20	0.00	2.71	2.88	0.00	0.05
	丹江口罗店乡	Lu	8	55	0.14	0.00	2.95	2.48	0.00	0.09
安徽	黄山新华乡	Hu	9	49	0.13	0.03	2.04	3.17	0.00	0.34
陕西	汉中留霸县黄草坪沟	Ba-1	10	28	0.23	0.00	1.29	1.73	0.00	0.24
	汉中留霸县老鸦山	Ba-2	11	34	0.20	0.00	1.29	1.82	0.00	0.19
	西安长安区王庄乡终南山抱龙峪	An-1	12	6	0.30	0.00	2.12	2.19	0.00	0.15
	西安长安区王庄乡终南山抱龙峪	An-2	13	7	0.30	0.00	2.06	2.05	0.00	0.17
	华阴华阳乡华山	Hs-1	14	20	0.22	0.00	0.79	1.94	0.00	0.13
	华阴华阳乡华山	Hs-1	15	26	0.20	0.00	0.46	1.38	0.00	0.22
河南	三门峡卢氏县冠云山	Sh-1	16	36	0.37	0.00	0.13	1.69	0.00	0.24
	三门峡卢氏县火焰山	Sh-2	17	34	0.41	0.00	0.28	1.61	0.00	0.18
	登封嵩山御笔峰	So	18	25	0.04	0.10	0.05	0.29	0.00	0.67
河北	张家口崇礼区马丈子乡二道管村西二道沟	Ch-1	19	14	0.18	0.13	0.55	1.41	0.03	0.63
	张家口崇礼区坊地乡大榆树沟	Ch-2	20	15	0.00	0.04	0.34	0.46	0.00	0.48
	承德大朝镇大朝村	Da-1	21	29	0.10	0.36	0.33	1.00	0.02	0.53
		Da-2	22	21	0.03	0.37	0.18	0.66	0.06	0.41
	石家庄赞皇县嶂石岩乡软枣会村朝点沟	Za	23	19	0.02	0.03	0.06	0.30	0.01	0.23
山东	青岛崂山林场下宫林区	Lao	24	44	0.00	0.63	0.00	0.00	0.01	0.25
	泰安泰山区大津口乡牛山口村	Tt	25	29	0.00	0.46	0.01	0.11	0.03	0.35
江苏	连云港云台山	Yun	26	8	0.00	0.53	0.01	0.14	0.01	0.67
山东	烟台牟平区昆仑山林场三乡果园南峰	Mu-1	27	30	0.00	0.09	0.00	0.00	0.01	0.56
	烟台牟平区昆仑山林场黄家园	Mu-2	28	18	0.00	0.31	0.00	0.00	0.00	0.73

注：Ⅰ elemol(榄香醇)、Ⅱ atractylon(苍术酮)、Ⅲ hinesol(茅术醇)、Ⅳ β-eudesmol(β-桉叶醇)、Ⅴ selina-4(14)selina,7(11)-dienone(芹烷二烯酮)、Ⅵ atractylodin(苍术素)。

三、结果与分析

(一) 不同产地苍术挥发油变异分析

1. 总挥发油含量比较　根据武田修己所划分的3个化学型，选择湖北大别山、湖北其他产地(含多个居群)、江苏三地的研究资料直接做表，比较苍术总挥发油含量。

由表3-12可见，不同学者报道的各地苍术总挥发油含量差异较大。但所有研究都表明，茅山苍术的总挥发油含量明显低于湖北苍术。大别山苍术与湖北其他居群的苍术的总挥发油含量相差无几。

表 3-12　不同产地苍术总挥发油比较

湖北苍术挥发油含量(%)					江苏苍术挥发油含量(%)	文献
大别山(罗田)	武当	随州	房县	保康	茅山	
—	—	6.32	—	—	4.04	朱晓琴
—	5.84	6.20	—	—	1.60	武田修己
6.36	—	—	6.12	—	3.19	郭兰萍

2. *挥发油中主要组分配比*　茅术醇、β-桉叶醇、苍术酮及苍术素几个成分在苍术总挥发油中含量大，疗效明确，常被作为苍术鉴定的特征成分或质量评价的指标成分。其中，茅术醇与β-桉叶醇是大别山苍术的特征成分，不同学者所报道这两种成分的含量及其相对含量差异很大。甚至，茅术醇含量远远高于β-桉叶醇，这正是武田等将大别山苍术作为一个独立的化学型的依据。本文分别计算了茅术醇与β-桉叶醇、苍术酮及苍术素的含量的比值，观察苍术挥发油主要组分相对含量的变异情况(表 3-13)。

表 3-13　不同产地苍术茅术醇与β-桉叶醇的含量及比较

文　献	产　地	茅术醇	β-桉叶醇	茅术醇/β-桉叶醇	苍术酮	苍术素	苍术酮/苍术素
武田修己	大别山(英山)	5.35	0.30	17.83	0.00	0.01	0.00
	随州	3.50	2.47	1.42	0.00	0.14	0.00
	武当山	2.71	2.88	0.94	0.00	0.05	0.00
	茅山	0.15	0.31	0.48	0.67	0.37	1.82
朱晓琴	大别山(英山)	2.31	1.56	1.48	nd	0.2	—
	随州	4.06	2.94	1.38	nd	nd	—
	武当	1.53	1.71	0.89	nd	0.11	—
	茅山	0.27	0.75	0.36	1.21	0.37	3.27
郭兰萍*	大别山(罗田)	44.27	36.07	1.89	0.01	2.07	0.00
	房县	43.93	42.32	1.04	0.00	1.818	0.00
	茅山	4.09	6.25	0.65	0.24	0.21	1.17
贾春晓*	大别山(未记录详细地点)	68.53	13.10	5.23	nd	nd	—

注：* 郭兰萍与贾春晓所报道为归一化百分含量；nd 未检测到。

结果发现，茅山苍术挥发油中主要组分与湖北苍术有明显差别，前者以茅术醇、β-桉叶醇、苍术酮及苍术素等 4 个组分为主组成，后者以茅术醇和β-桉叶醇为主组成，苍术素含量极少，基本不含或含极少苍术酮。

湖北苍术茅术醇与β-桉叶醇的比值普遍大于茅山苍术。特别值得注意的是不同学者所报道大别山同一地区(英山)苍术挥发油中茅术醇与β-桉叶醇比例关系变化非常大，最高为17.83，最低为1.48，两者相差14.5倍。

3. 挥发油中几个主要组分含量连续变异的折线图分析　依据武田修己报道，将苍术根茎挥发油中6个组分分别按含量从小到大排序作折线图，观察苍术各组分的变化趋势。由图3-1可见，除部分样地苍术挥发油中的苍术酮和芹烷二烯酮同时为0.00外，26个居群的苍术根茎挥发油中的其他组分含量均呈现相对均匀的逐步变化，在各点都未出现明显突变，表明各地苍术挥发油含量呈现连续的量变过程而非质变。

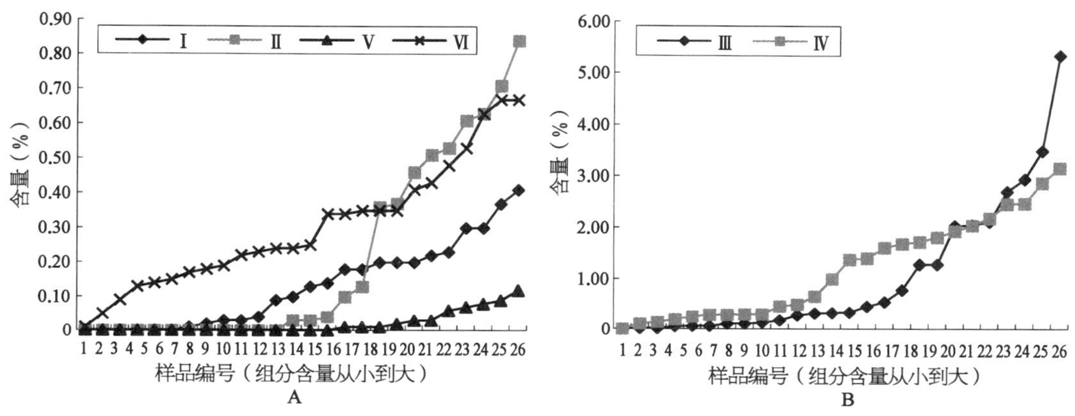

图3-1　不同产地苍术挥发油中6个组分的含量折线

注：Ⅰ elemol(榄香醇)、Ⅱ atractylon(苍术酮)、Ⅲ hinesol(茅术醇)、Ⅳ β-eudesmol(β-桉叶醇)、Ⅴ selina-4(14) selina,7(11)-dienone(芹烷二烯酮)、Ⅵ atractylodin(苍术素)。

(二) 苍术居群内个体间挥发油含量变异

郭兰萍等曾按单株取样法测定了湖北及茅山苍术挥发油的含量，发现苍术挥发油组分及含量在居群内个体间存在很大变化。本研究以湖北大别山地区的罗田苍术居群为例，通过统计报表及茅术醇与β-桉叶醇的比值图，分析了大别山苍术个体挥发油中几个主要组分的变异情况。

由表3-14可知，大别山苍术个体挥发油中几个主要组分的变异极大，茅术醇、β-桉叶醇，及苍术素几个成分的最高含量分别是最低含量的4.57倍、9.87倍及26.48倍。

表3-14　大别山地区罗田居群苍术个体挥发油变异

项　目	茅术醇	β-桉叶醇	苍术酮	苍术素
平均值	44.27	36.07	0.01	2.07
最大值	74.65	58.26	0.10	5.56
最小值	16.33	5.90	0.00	0.21
最大值/最小值	4.57	9.87	—	26.48
变异幅度	58.32	52.36	0.10	5.35
标准差	13.56	12.05	0.03	1.41

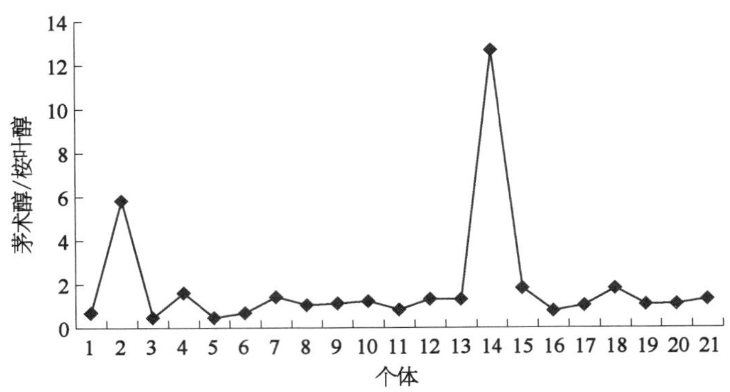

图 3-2　大别山地区罗田居群苍术个体茅术醇与桉叶醇的比值变异

(1～10,11～16,17～21 分别为 3 个亚居群;1～10 为栽培苍术,其余为野生品)

由图 3-2 可见,大别山苍术个体茅术醇与 β-桉叶醇的比值多数在 0.5～2 之间,平均比值为 1.89,与朱晓琴报道结果接近。但样品 2 及样品 14 茅术醇与 β-桉叶醇的比值分别为 5.82 和 12.68,与同居群内其他个体表现出明显不同的配比关系,其中样品 2 的比值与贾春晓报道的结果接近,样品 14 则与武田等报道的结果接近。可见,大别山苍术挥发油组分在居群内个体间存在极大变化,不同取样策略会造成研究结果相差甚远。

(三) 苍术挥发油组分化学型的划分

武田等曾依据聚类分析对苍术挥发油进行了化学型的划分,本研究使用武田用于聚类的原始数据,使用 SPSS 软件中的系统聚类分析(hierarchical cluster analysis)对各地苍术重新进行聚类分析,(0～1)标准化处理,所用聚类方法为组内连接法(within-groups linkage),距离公式为欧氏平方距离(square Euclidean distance),结果见图 3-3。同时使用 SPSS 软件对上述 6 个组分进行主成分分析,结果见图 3-4。

四、讨论

(一) 苍术挥发油组分的地理变异

文献研究表明,各地苍术挥发油组分变异较大,利用折线图可以直观地看出,这种较大的变异呈现连续分布。作者使用地理信息系统(GIS)对苍术挥发油积累进行了区划研究,也证实苍术挥发油从南到北逐渐减少,呈现连续变异的特点。依据石铸的考证,苍术是个具有极大多型性的种,种内叶裂深浅、头状花序大小及叶形变化均呈现连续变异。可见,表型连续性是苍术地理变异的基本特点之一。

对连续变异进行研究时,采样点的选择非常重要。当不能进行全面采样时,如果采样点位于距离较远或连续变异相对较大的地方,则研究结果会表现为差异显著,如作者及武田均发现江苏茅山苍术与湖北苍术差异显著;而采样点位于距离较近或连续变异相对较小的地方,则研究结果出现不确定性,如武田等对黄河南北的苍术的划分。可见,连续变异不但造成苍术种内变种及变型级被赋予诸多名称,也是造成各学者对苍术挥发油研究结果不一致,及苍术挥发油化学型划分混乱的根本原因。

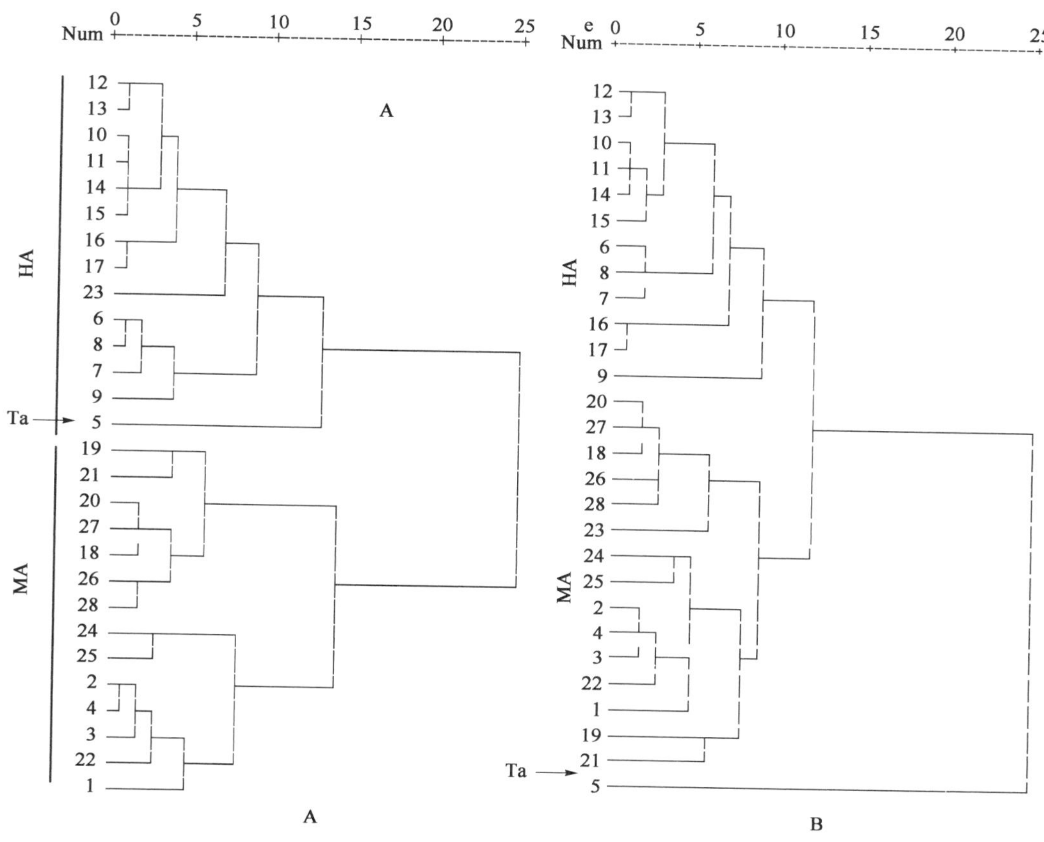

图 3-3　苍术挥发油组分的聚类图

（A 为郭兰萍所做聚类图，B 为武田修己所做聚类图）

注：1-26 号样品分别为 Xu、Li、Ya、Fo、Ta、Ca、Wu、Lu、Hu、Ba-1、Ba-2、An-1、An-2、Hs-1、Hs-1、Sh-1、Sh-2、So、Ch-1、Ch-2、Da-1、Da-2、Za、Lao、Tt、Yun；27-27 分别为关苍术 Mu-Ⅰ、Mu-2。

（二）苍术挥发油化学型的划分

本文对苍术总挥发油含量，挥发油中主要组分的配比，以及使用武田等数据进行的挥发油组分的聚类分析和主成分分析均表明，茅山苍术与湖北苍术为两个不同的化学型；而大别山苍术的挥发油成分与湖北其他地方的苍术基本没有区别，无法作为一个独立的化学型，这与武田等的研究结果相矛盾。究其原因，武田等将大别山苍术作为一个独立的化学型主要是依据其研究中所作的一个聚类图（图 3-3B）。这张聚类图所用距离公式为 Squere Euclean Distance，聚类方法为最短距离法（nearest neighbor）。而问题恰恰出在聚类方法上，所谓最短距离法是将两个类之间的距离定义为一个类的所有个体与另一个类的所有个体之间的距离的最小者。当使用这一聚类方法时，两类中不论有多少个个体，聚类的过程却只与两类间距离最小的两个个体有关，不考虑两类中其他个体间的距离情况，因此并不能完全反映两类间距离的总体情况。研究表明，苍术挥发油在居群内有很大的个体差异。对于这种个体差异极大的居群的聚类分析，选用只反映两个最近距离的样品进行聚类显然是不合理的。为此，郭兰萍仍用武田等的原始数据，聚类所用距离公式仍为 Squere Euclean Distance，但聚类方法采用组内平均联结法（目的是要使产生类的所有个体之间的平均距离尽可能地小），重新对苍术挥发油进行聚类分析。结果表明苍术挥发油化学型应分为两类（图 3－3A）。一类以含组分Ⅱ和Ⅵ为主组成（简称茅山型，用 MA 表示，样品 1～4 与 19～26 属于此类）；另一类以组分Ⅲ和Ⅳ为主组成，挥发油总量含量较高（简称湖北型，用 HA 表示，样品 5 与样品 6～17 属于此类）。根据表 3－11 所列样地分布情况，可以看出郭兰萍的聚类图中苍术主要按地区聚类，同一地区的苍术基本在同一类群中，而武田等的聚类图中，除了陕西的样品（10～15 号）同作者的聚类图基本一样聚为一类外，其他样品聚类的规律性较差。作者同时对各地苍术挥发油含量进行了主成分分析，根据主成分 1（贡献率为 60%），同样将苍术分为两个化学型，分类结果与聚类分析完全一致（图 3－4）。

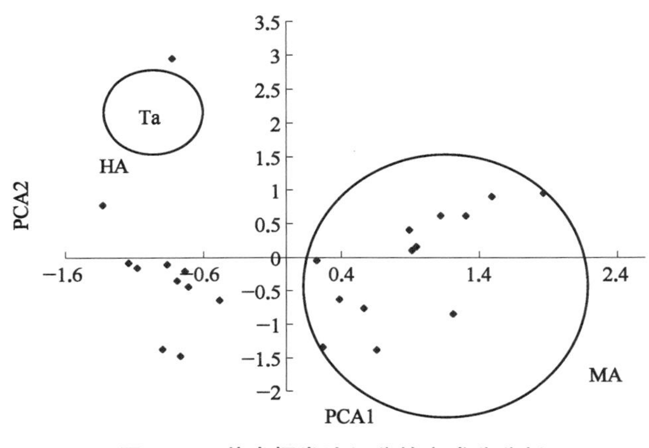

图 3－4　苍术挥发油组分的主成分分析

（MA 为茅山型苍术，HA 为湖北型苍术）

由此，郭兰萍认为，苍术种内主要存在两种化学型，一种是以湖北苍术为代表，主要位于湖北、安徽、陕西、河南南部等地，挥发油总量高，以茅术醇、β-桉叶醇为主组成，不含或含极微量苍术酮和芹烷二烯酮，简称湖北型（HA）；另一种主要以江苏茅山为代表，主要位于江苏、山东、河北、河南北部等北方地区，挥发油总量低，主要以苍术酮、苍术素为主组成，简称茅山型（MA）。这一划分方式既体现了苍术挥发油从南向北方向连续的变异，反映出苍术挥发油变异与地理分布的相关性，又突出了连续变异过程中组分Ⅱ及组分Ⅴ从无到有这一质变特征。在化学型的划分中，以药材中某个或某些化学成分的有无作为分类标准，比依据其含量的多少来进行分类更有说服力，在实践中具有可操作性。

（三）对大别山苍术的认识

通过对武田等的数据进行重新分析，将苍术分为 MA 和 HA 两个化学型，大别山苍术属于 HA。但聚类分析和主成分分析分析均表明，大别山确实有一定的特殊性，其挥发油与其他 HA 有一定的差异，主要表现为茅术醇含量明显比其他 HA 高，这与作者及朱晓琴的研究结果不一致。而任冰如及作者在对苍术亲缘关系的 DNA 随机扩增多态性分析（RAPD）中，均发现大别山与其他居群苍术较大遗传分化，似乎为大别山苍术的特殊性提供了遗传上的证据。为此，作者采用单株取样的方法对苍术挥发油及遗传变异进行研究。结果显示，大别山苍术居群内遗传多样性比其他苍术居群都高，在个体水平上可以看到，大别山苍术居群内两个个体间的距离常常会大于该个体与其他居群苍术个体间的遗传距离，表明大别山苍术与其他苍术居群间较大遗传距离的本质是来源于其居群内的较大的遗传变异。换言之，大别山苍术居群包含其他苍术居群的遗传变异。这不但揭示了任冰如及作者对苍术 RAPD 分析中发现大别山苍术遗传分化较大这一现象。也为揭示大别山苍术挥发油个体间极大的变异提供了遗传上的依据。

综上所述，大别山苍术的独特性主要表现为居群内部有很高的遗传多态性及表型的多样性。苍术作为一个具有极大多型性种，这种多型性在大别山的苍术居群内表现得更为明显。大别山苍术挥发油的独特性，以及其引起争议的原因，都是来源于这种多样性。根据本文分析，就挥发油组分来看，大别山苍术的分类地位应位于湖北苍术这一化学型之下，在居群水平上尚不能构成一个独立的化学型；但就其个体水平的变异，是否可进行化学型的划分，需要更多研究来证实。同时，本研究提示我们，在对大别山苍术的研究时要格外重视样品的代表性。同时，在苍术种质资源保护时，应当对大别山苍术给予高度重视。

第三节　苍术挥发油组成及配比的道地性特征分析

本节对苍术中主要活性成分——挥发油进行道地性特征分析。在总结前人工作的基础上，采用了分单株取样的方法，以增大样本的数量，使结果能用多种统计方法进行分析，从而在个体和总体两个水平上研究苍术挥发油成分所蕴含的多样性和规律，进而揭示出苍术道地性的化学本质。

一、材料与方法

(一) 材料

茅苍术的分布区集中在 30°～32°N、111°～119°E、海拔 60～1000 m 高度。目前其主要产地为湖北。2000 年 7～8 月我们在湖北、江苏 6 个采样点分单株采集苍术根茎。药材洗净，30℃烤箱烘干用于挥发油分析。样品具体编号如表 3－15 所示。

表 3－15　茅苍术样品情况表

居群编号	产　地	样品编号	样品数目	海拔(m)
Ⅰ	湖北罗田高效林场	1～10*	10	850～950
Ⅱ	湖北罗田高效林场	11～16	6	850～950
Ⅲ	湖北罗田胜利镇	17～21	5	650～750
Ⅳ	湖北房县桥上乡	22～31	10	800～900
Ⅴ	湖北房县土城	32～36	5	700～800
Ⅵ	江苏句容小九华山	37～42	6	100～200
Ⅶ	江苏句容瓦屋山	43～47	5	100～200

注：* 1～10 为栽培品，其余是野生品。

(二) 方法

按《中国药典》(2010 版)挥发油测定甲法提取苍术挥发油,测定总挥发油的含量,然后用 GC－MS 对其挥发油中组分进行分离鉴定,并使用 SPSS 软件分析不同产地苍术挥发油组成特点。

GC－MS 条件：EI 源,源温 200℃,接口温度 250℃;DB－5 石英毛细管柱 0.25 mm×30 m×0.25 μm,进样温度 240℃,检测温度 250℃,程序升温从 60℃到 240℃,4℃/min,分流比 50∶1,进样量 0.2 μl、35～395 amu 全扫描。仪器：Finnigan TRACE MS。

二、结果与分析

(一) 挥发油总量和归一化百分含量大于 1%的组分数目的分析

对单株样品总挥发油进行含量测定,求各居群单株苍术挥发油含量的均值(表 3－16)。茅苍术和非道地苍术总挥发油平均含量分别为 3.13 ml/100 g 和 6.23 ml/100 g,茅苍术的挥发油总量显著低于其他产地的苍术($p<0.01$)。

表 3－16　不同居群苍术挥发油比较

居　　群	总挥发油含量(ml/100 g)	归一化百分含量大于 1%的样品的平均数	组分 2+3 的归一化百分含量的平均数	组分 4+5 的归一化百分含量的平均数
Ⅰ	6.34	7.00	74.02	4.29
Ⅱ	7.02	5.50	85.22	2.86
Ⅲ	5.73	5.40	87.11	1.67
Ⅳ	6.45	4.60	85.67	1.49
Ⅴ	5.79	5.00	87.39	2.65
Ⅵ	3.21	15.33	13.56	36.2
Ⅶ	3.16	15.60	6.47	35.00
非道地产区(Ⅰ～Ⅴ)	6.23	5.58	82.80	2.66
道地产区(Ⅵ、Ⅶ)	3.13 ($p<0.01$)	15.45 ($p<0.01$)	10.34 ($p<0.001$)	35.70 ($p<0.001$)

注：组分 2. 茅术醇、组分 3. β-桉叶醇、组分 4. 苍术酮、组分 5. 苍术素。

对各样品挥发油进行 GC－MS 分离检测,得到归一化百分含量。对归一化百分含量大于 1%的组分的个数记数并求其均值,表 3－16。茅苍术和非道地苍术归一化百分含量大于 1%的组分数目的均数分别是 15.45 个和 5.58 个,茅苍术明显高于其他居群的苍术,多重比较显示,两者差异显著($p<0.01$)。

(二) 挥发油中 6 个主要成分的聚类分析

对苍术挥发油中含量较高的 6 种成分：榄香醇(elemol)、茅术醇(hinesol)、β－桉叶醇(β－eudesmol)、苍术酮(atractylone)、苍术素(atractylodin)、苍术烯内酯甲(atractylenolid Ⅰ)的归一化百分含量进行分析,见图 3－5。

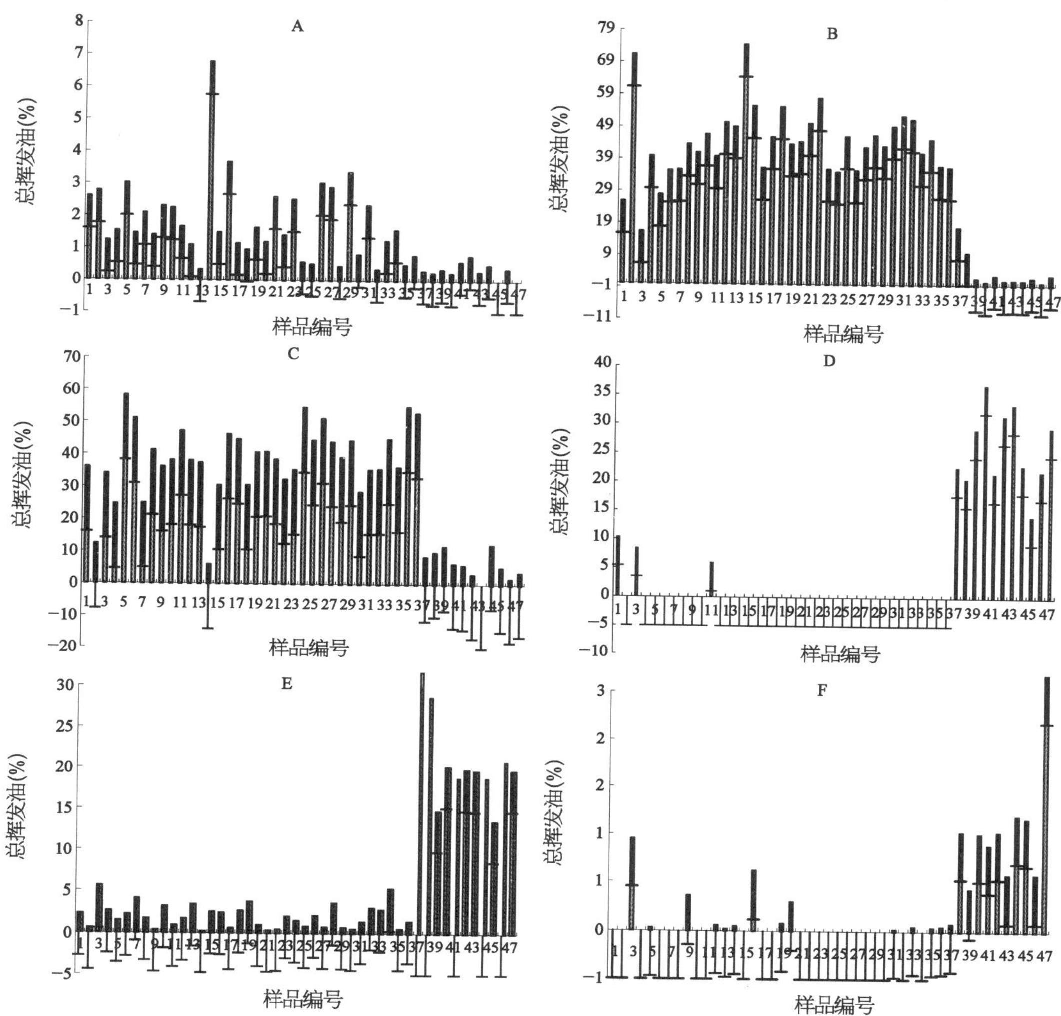

图 3-5 苍术中 6 种含量较大的组分的归一化百分含量

(A 榄香醇、B 茅术醇、C β-桉叶醇、D 苍术酮、E 苍术素、F 苍术烯内酯甲)
注:样品 1～36 是非道地苍术,37～47 是道地茅苍术(下同)。

用 SPSS 软件中的系统聚类分析对上述 6 种成分进行聚类分析,所用聚类方法为组间连接法,距离公式为欧氏平方距离。结果显示当距离标尺大于 25 时,茅苍术样品Ⅵ和Ⅶ聚类,其他产地苍术样品Ⅰ～Ⅴ聚类,图 3-6。可见,茅苍术(样品 37～47)与其他地区苍术(样品 1～36)在挥发油的含量及组成上明显不同。

(三) 挥发油中苍术酮、苍术素、茅术醇及 β-桉叶醇的配比关系分析

对上述 6 种组分中含量大,功效明确的 4 个主要成分苍术酮、苍术素、茅术醇和 β-桉叶醇的分析报表见表 3-17。茅苍术和非道地苍术挥发油中苍术酮、苍术素、茅术醇及 β-桉叶醇含量的均数的比值分别为 1.2∶1.0∶0.2∶0.3 和 0.4∶1.0∶22.4∶19.6,差异极其明显。

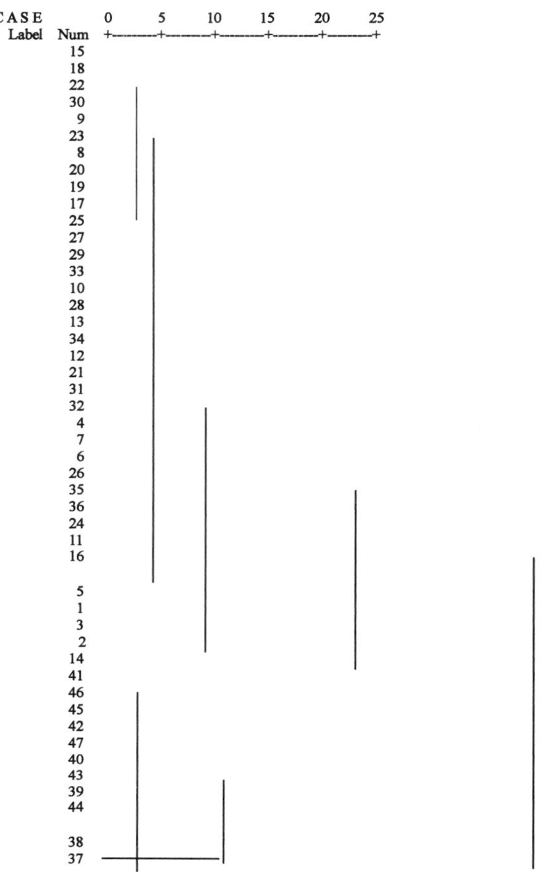

图 3-6　根据 6 个主要成分得出的苍术聚类图

表 3-17　苍术挥发油中 4 种主要成分的统计报表

项　目	道地药材				非道地药材			
	苍术酮	苍术素	茅术醇	β-桉叶醇	苍术酮	苍术素	茅术醇	β-桉叶醇
平均数	0.240 6	0.205 7	0.040 9	0.067 2	0.006 9	0.019 7	0.441 3	0.386 7
与苍术素的比值	1.2	1	0.2	0.3	0.4	1	22.4	19.6
比值的范围	0.70～2.00	1	0.04～0.35	0.09～0.40	0～7	1	9～147	6～100
中位数	0.230 1	0.196 8	0.020 9	0.059 0	0.000 0	0.017 1	0.436 8	0.383 5
标准误	0.029 6	0.016 0	0.016 1	0.010 5	0.004 0	0.002 3	0.018 6	0.018 3
最小值	0.022 7	0.135 1	0.008 1	0.018 3	0.000 0	0.002 1	0.163 3	0.059 0
最大值	0.370 0	0.317 4	0.181 2	0.123 4	0.104 0	0.055 6	0.746 5	0.582 6
范围	0.347 3	0.182 3	0.173 1	0.105 1	0.104 0	0.053 5	0.583 2	0.523 6
标准差	0.098 3	0.053 2	0.053 3	0.034 9	0.023 9	0.013 8	0.111 9	0.110 0
方差	0.009 7	0.002 8	0.002 8	0.001 2	5.700 0	1.918 0	125.18	121.04
几何方差	0.203 4	0.200 0	0.024 7	0.058 3	0.000 0	0.014 7	0.426 6	0.363 1

同时对茅术醇加β-桉叶醇、苍术酮加苍术素的含量进行比较分析，茅苍术含茅术醇和β-桉叶醇的和的均数及苍术酮和苍术素的和的均数分别为10.34%和35.70%，非道地苍术此两项的含量均数分别为82.80%和2.66%，独立性 t 检验表明，两者差异极其显著（$p<0.001$）。

(四) 挥发油中的6个主要成分的主成分分析

用SPSS软件中的Principal component analysis分别对上述6种成分进行分析，确定了3个主成分，第一、第二及第三主成分的贡献率分别为60%、17%及13%，累积贡献率达90%，见图3-7。根据因子系数，对第一主成分影响最大的成分是苍术酮。

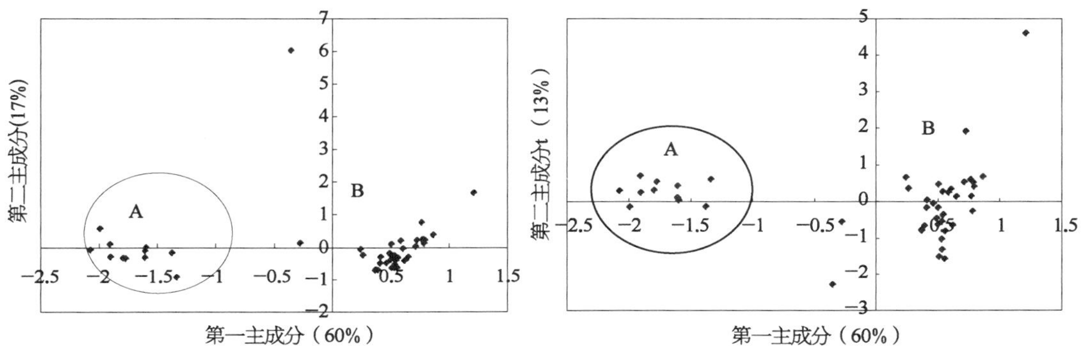

图3-7　苍术6个主要组分的主成分分析结果

（A道地药材；B非道地药材）

三、讨论

(一) 茅苍术挥发油的道地性特征

挥发油总量和归一化百分含量大于1%的组分数目的分析，以及聚类分析都显示茅苍术与其他地区苍术在挥发油的含量及组成上明显不同，主要表现为茅苍术总挥发油含量低，含量较大的组分数目较多，总挥发油主要由苍术酮和苍术素为主组成，挥发油中苍术酮、苍术素、茅术醇及β-桉叶醇呈现出一种特定的配比关系。

据此，首次对体现茅苍术道地性特征的这四个主要成分进行了量化处理。将苍术中含量较稳定的苍术素视为1，得出11个茅苍术样品苍术酮、茅术醇及β-桉叶醇与自身苍术素的配比。考虑到样品的个体差异，并结合这11个样品的均值的比值，我们给出一个表现茅苍术道地性的理想配比的范围，即苍术酮∶茅术醇∶β-桉叶醇∶苍术素为(0.70～2.00)∶(0.04～0.35)∶(0.09～0.40)∶1。经检验，实测值的91%的成分均在此区间内，证明此区间的制定有一定的可行性。

(二) 对苍术质量标准的认识

本实验表明茅苍术药材的总挥发油明显低于非道地苍术药材，这一事实解释了古人麸炒苍术去燥(主要是挥发油)的原因。我们在实验中观察到非道地苍术比茅苍术更易起“白霜”，其他研究者也有同样发现。引起苍术起“白霜”的成分主要是茅术醇和β-桉叶醇，这两种成分在非道地苍术中的含量远远高于茅苍术。并且日本学者对苍术的移栽实验表明，非道地苍术移栽到道地产区后，茅术醇和β-桉叶醇的含量明显下降，提示以总挥发油或茅术醇、β-桉叶醇作为苍术的质量标准是否合理有待进一步研究。

（三）对茅苍术道地性本质的认识

《神农本草经》将术列为上品，且有不少本草记载术有补气健身延年益寿的作用，又据李金兰等在术的本草考证中指出宋以前的术虽然也包括白术，但主要是用苍术。这一切表明了古人对苍术补益作用的认识。现代有学者提出茅苍术可能是白术与关苍术的种间杂种，一个非常重要的理由是茅苍术与同属植物白术挥发油组分相似，并均以苍术酮为主。本实验中主成分分析也支持这一结论，苍术酮占茅苍术总挥发油的25.92%，是其四种主要组分的56.30%，是朱砂点的主要成分；而其他产区苍术的苍术酮平均含量仅为总挥发油的0.69%，且有些样品未检测到这一成分。可见，苍术酮在体现茅苍术道地性特征时具有非常重要的意义。这一切提示茅苍术功效与白术有更多相似性，即其补益作用可能比其他产区的苍术强。

由此，我们认为茅苍术的道地性表现在临床上应至少同时包含两个方面的作用都要强，其一是补气健脾之功似白术；其二是燥湿之功同于其他苍术。脾虚夹湿是中医临床最常见的中焦湿证。茅苍术既能燥湿又能健脾的特点正是其成为道地药材的原因。

当然，茅苍术挥发油成分与其他产地苍术呈现的明显不同的特征可能只是它的诸多道地特征之一，其他学者在研究中发现，道地苍术的水溶性浸出物、水溶性总糖、粗蛋白的总体水平都较其他苍术高。因此，其水溶液中的有效成分的道地性有待进一步研究。

第四节　苍术水提物不同极性部位 HPLC 指纹图谱及综合聚类分析

一直以来，苍术的质量评价主要是以挥发油化学组成及其相对含量等为评价指标，而对非挥发性部分的质量评价研究较少。从《神农本草经》“作煎饵久服，轻身延年不饥”到李时珍“今服食家亦呼苍术为仙术……故今病疫及岁旦，人家往往烧苍术以避邪气”的记载来看，“煎饵”利用的主要是非挥发性部分，“避邪气”利用的主要是挥发油部分。可见，苍术品质评价及活性研究不能仅仅以挥发性成分为指标，而忽略非挥发性成分的研究。

研究表明，苍术水提物石油醚部位及乙酸乙酯部位均具有较好的抑制幽门螺旋杆菌的作用，而体外细胞试验结果表明茅苍术水提物正丁醇部位具有较好的抑制胃癌细胞生长的作用。因此，采用中药指纹图谱技术建立苍术水提物不同极性部位指纹图谱，以不同产地苍术各部位的共有特征信息为指标，进行综合 SPSS 聚类分析，以期为建立科学的、全面的苍术质量评价体系提供基础依据。

一、材料与方法

(一) 材料

本文收集了不同产地的苍术药材共 16 批(表 3－18)。样品预处理：样品粉碎过 40 目筛，置棕色广口瓶中，干燥阴凉处密闭保存。

表 3－18　药材来源

编　号	产　地	采收时间
1～6	江苏茅山	2008.10
7	江苏南京	2008.10
8～10	安徽亳州	2009.04
11	湖北英山	2009.04
12	湖北鸡鸣山	2008.10
13,14	河南信阳	2009.04
15,16	陕西商洛	2009.04

(二) 方法

1. 供试品溶液的制备　将苍术粗粉过 40 目筛，称取约 5 g，精密称定，加入 15 倍剂量的蒸馏水进行水煎煮，煎煮两次，第 1 次 1.5 h，第 2 次 1 h，合并滤液，浓缩至每毫升含 1 g 生药。依次采用石油醚、乙酸乙酯、正丁醇对药材水煎液进行萃取，有机溶剂与水煎液的比例为 1∶1，每一部位均萃取 4 次，合并萃取液并回收溶剂至干燥，以 2 ml 甲醇溶解后，分别加甲醇定容至 5 ml、10 ml、10 ml，得到石油醚部位(A)、乙酸乙酯部位(B)、正丁醇部位(C)供试品溶液备用。

2. 苍术水提物石油醚部位 HPLC 指纹图谱

(1) 色谱条件：色谱柱为 HiQsil C18(4.6 mm×250 mm，5 μm)，检测波长 313 nm，柱温 30℃，流速 0.7 ml/min，流动相为甲醇-水(0.2%冰醋酸)，进样体积为 20 μl，梯度洗脱程序为 0～15 min 甲醇为 45%～60%，15～30 min 甲醇为 60%～70%，30～50 min 甲醇为 70%～80%，50～60 min 甲醇为 80%～90%，60～65 min 甲醇为 90%，记录 65 min。

(2) 方法学考察

1) 精密度实验：将 1 号样品按照供试品溶液制备方法制备的石油醚部位(A)连续进样 5 次，结果 5 次测定图谱中的 10 个主要色谱峰的相对保留时间 *RSD* 分别为 0.08%～2.41%，相对峰面积(RA)*RSD* 分别为 0.48%～4.33%。表明仪器的精密度良好。

2) 稳定性实验：将 1 号样品按照供试品溶液制备方法制备的石油醚部位(A)分别在 0、4 h、8 h、12 h、24 h 测定，结果 5 次测定图谱中的 10 个主要色谱峰的相对保留时间 *RSD* 分别为 0.30%～2.40%，相对峰面积 *RSD* 分别为 0.66%～4.68%。表明样品溶液在 24 h 内稳定。

3) 重复性实验：将 1 号样品按照供试品溶液制备方法制备 5 份石油醚部位(A)并进

行检测，结果表明，结果5次测定图谱中的10个主要色谱峰的相对保留时间*RSD*分别为0.41%～2.29%，相对峰面积*RSD*分别为0.66%～4.35%，表明该方法的重复性良好。

3. 苍术水提物乙酸乙酯部位HPLC指纹图谱

（1）色谱条件：色谱柱为HiQsil C18(4.6 mm×250 mm，5 μm)，检测波长313 nm，柱温30℃，流速0.7 ml/min，流动相为甲醇-水(0.2%冰醋酸)，进样体积为20 μl，梯度洗脱程序为0～20 min甲醇为25%～50%，20～40 min甲醇为50%～70%，40～70 min甲醇为70%～90%，记录70 min。

（2）方法学考察

1）精密度实验：将1号样品按照供试品溶液制备方法制备的乙酸乙酯部位(B)连续进样5次，结果5次测定图谱中的11个主要色谱峰的相对保留时间*RSD*分别为0.25%～2.64%，相对峰面积*RSD*分别为0.24%～4.52%，说明仪器的精密度良好。

2）稳定性实验：将1号样品按照供试品溶液制备方法制备的乙酸乙酯部位(B)分别在0、4 h、8 h、12 h、24 h测定，结果5次测定图谱中的11个主要色谱峰的相对保留时间*RSD*分别为0.34%～3.14%，相对峰面积*RSD*分别为0.23%～2.60%，样品溶液在24 h内稳定。

3）重复性实验：将1号样品按照供试品溶液制备方法制备5份乙酸乙酯部位(B)并进行检测。结果表明，结果5次测定图谱中的11个主要色谱峰的相对保留时间*RSD*分别为0.38%～3.84%，相对峰面积*RSD*分别为0.24%～2.61%，说明方法的重复性良好。

4. 苍术水提物正丁醇部位HPLC指纹图谱

（1）色谱条件：色谱柱为HiQsil C18(4.6 mm×250 mm，5 μm)，检测波长282 nm，柱温30℃，流速0.7 ml/min，流动相为甲醇-水(0.2%冰醋酸)，进样体积为20 μl，梯度洗脱程序为0～30 min甲醇为5%～30%，30～65 min甲醇为30%～60%，65～75 min甲醇为60%～80%，75～85 min甲醇为80%～90%，85～90 min甲醇为90%，记录90 min。

（2）方法学考察

1）精密度实验：将1号样品按照供试品溶液制备方法制备的正丁醇相(C)连续进样5次，结果5次测定图谱中的14个主要色谱峰的相对保留时间*RSD*分别为0.38%～2.51%，相对峰面积*RSD*分别为0.34%～2.18%，说明仪器的精密度良好。

2）稳定性实验：将1号样品按照供试品溶液制备方法制备的正丁醇相(C)分别在0、4 h、8 h、12 h、24 h测定，结果5次测定图谱中的14个主要色谱峰的相对保留时间*RSD*分别为0.32%～1.97%，相对峰面积*RSD*分别为0.23%～1.59%，样品溶液在24 h内稳定。

3）重复性实验：将1号样品按照供试品溶液制备方法制备5份正丁醇相(C)并进行检测。结果表明，结果5次测定图谱中的14个主要色谱峰的相对保留时间*RSD*分别为0.24%～1.90%，相对峰面积*RSD*分别为0.19%～1.66%，说明方法的重复性良好。

二、结果与分析

（一）苍术水提物石油醚部位HPLC指纹图谱

1. 石油醚部位指纹图谱的建立及相似度分析　取16批不同产地样品，按照供试品溶液制备方法制备供试品溶液，按石油醚部位 HPLC 色谱条件进行测定，确定在 16 批苍术指纹图谱中出峰时间基本一致、峰面积较大 10 个峰为共有特征色谱峰，可以较为全面地反映样品的内在质量。其中 3 号峰的出峰时间居中、分离度好、信号较强，遂选择其作为参比峰。

2. 道地茅苍术指纹图谱的建立　将茅苍术 1～6 号样品(道地茅苍术样品)的 HPLC 分析结果导入“中药色谱指纹图谱计算机相似性评价系统”。经校准后，生成并输出道地茅苍术的共有模式图，如图 3-8。

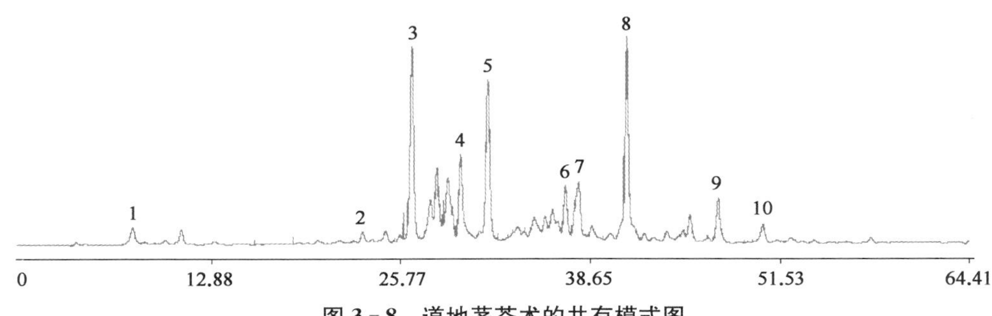

图 3-8　道地茅苍术的共有模式图

3. 不同产地苍术指纹图谱的比较　在相同条件下分析 16 批不同产地的苍术药材，采用“中药色谱指纹图谱相似度评价系统”软件将 16 批样品色谱图进行匹配后，其结果见附录彩图 3。以道地茅苍术的共有模式图为参照图谱，对 16 批不同产地苍术指纹图谱进行了相似度分析，其结果见表 3-19。由表得出，6 批道地药材的相似度较高，其次为南京灵山，安徽和湖北产地苍术相似度为 80.1%～83.1%，河南和陕西产地苍术与共有模式相比相似度较低。

表 3-19　与道地茅苍术共有模式比较的不同产地苍术样品的相似度

编　号	相似度(%)	编　号	相似度(%)
R	100	9	83.1
1	98.5	10	82.5
2	95.6	11	80.9
3	97.4	12	80.1
4	95.0	13	77.6
5	98.2	14	76.9
6	96.3	15	74.2
7	92.8	16	72.5
8	81.6		

(二) 苍术水提物乙酸乙酯部位 HPLC 指纹图谱

1. 乙酸乙酯部位指纹图谱的建立及相似度分析　取 16 批不同产地样品，按照供试品溶液制备方法制备供试品溶液，按乙酸乙酯部位 HPLC 色谱条件进行测定，确定在 16 批苍术指纹图谱中出峰时间基本一致、峰面积较大的 11 个峰为共有特征色谱峰，可以较为全面地反映样品的内在质量。其中 6 号峰的出峰时间居中、分离度好、信号较强，遂选择其作为参比峰。

2. 道地茅苍术指纹图谱的建立　将茅苍术 1～6 号样品(道地茅苍术样品)的 HPLC 分析结果导入“中药色谱指纹图谱计算机相似性评价系统”。经校准后，生成并输出道地茅苍术的共有模式图，见图 3－9。

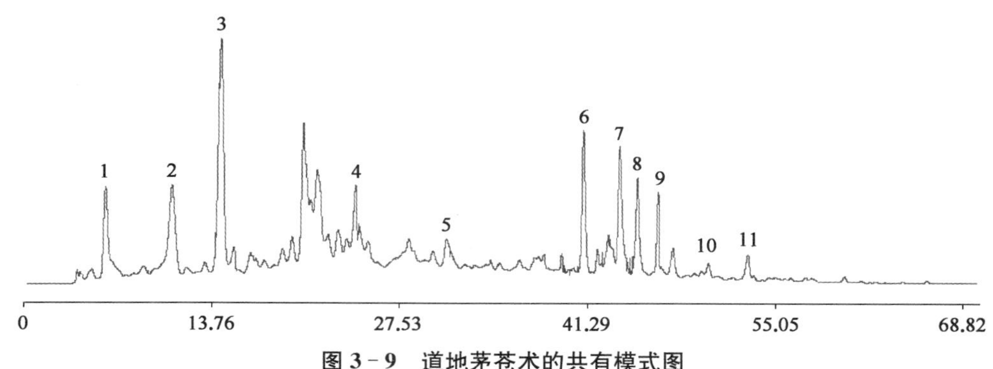

图 3－9　道地茅苍术的共有模式图

3. 不同产地苍术指纹图谱的比较　在相同条件下分析 16 批不同产地的苍术药材，采用“中药色谱指纹图谱相似度评价系统”软件将 16 批样品色谱图进行匹配后，其结果见附录彩图 4。以道地茅苍术的共有模式图为参照图谱，对 16 批不同产地苍术指纹图谱进行了相似度分析，其结果见表 3－20。由表得出，6 批道地药材的相似度较高，南京灵山、安徽和湖北产地苍术相似度为 80.7%～93.1%，河南和陕西产地苍术与共有模式相比相似度较低，此结果与石油醚部位的相似度评价一致。

表 3－20　与道地茅苍术共有模式比较的不同产地苍术样品的相似度

编　号	相似度(%)	编　号	相似度(%)
R	100	9	83.5
1	99.0	10	82.8
2	96.5	11	81.2
3	98.0	12	80.7
4	95.5	13	78.4
5	98.4	14	77.5
6	97.5	15	73.6
7	93.1	16	71.8
8	81.1		

(三) 苍术水提物正丁醇部位 HPLC 指纹图谱

1. 正丁醇部位指纹图谱的建立及相似度分析　取 16 批不同产地样品，按照供试品溶液制备方法制备供试品溶液，按正丁醇部位 HPLC 色谱条件进行测定，确定在 16 批苍术指纹图谱中出峰时间基本一致、峰面积较大 14 个峰为共有特征色谱峰，可以较为全面地反映样品的内在质量。综合比较，9 号峰的分离度好、信号较强，遂选择其作为参比峰。

2. 道地茅苍术指纹图谱的建立　将茅苍术 1～6 号样品（道地茅苍术样品）的 HPLC 分析结果导入“中药色谱指纹图谱计算机相似性评价系统”。经校准后，生成并输出道地茅苍术的共有模式图，见图 3－10。

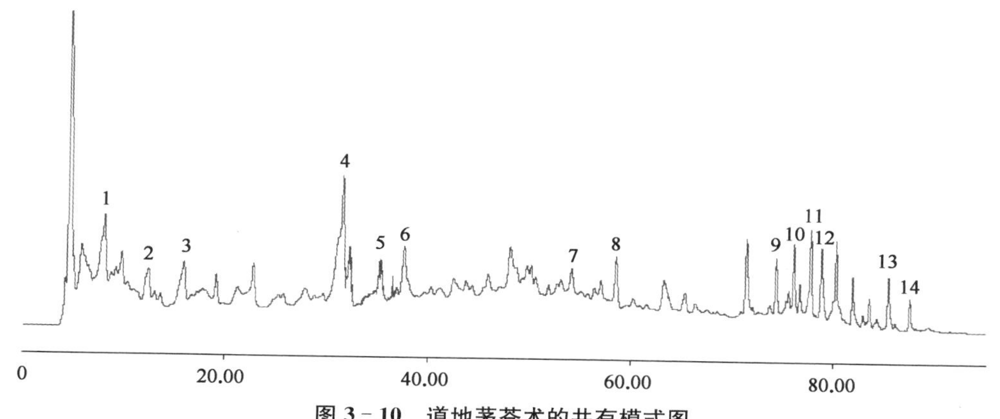

图 3－10　道地茅苍术的共有模式图

3. 不同产地苍术指纹图谱的比较　在相同条件下分析 16 批不同产地的苍术药材，采用“中药色谱指纹图谱相似度评价系统”软件将 16 批样品色谱图进行匹配后，其结果见附录彩图 5。以道地茅苍术的共有模式图为参照图谱，对 16 不同产地苍术指纹图谱进行了相似度分析，其结果见表 3－21。由表得出，6 批道地药材的相似度较高，南京灵山、安徽和湖北产地苍术相似度为 80.0%～92.2%，河南和陕西产地苍术与共有模式相比相似度均低于 80%，此结果与石油醚部位及乙酸乙酯部位的相似度评价一致。

表 3－21　与道地茅苍术共有模式比较的不同产地苍术样品的相似度

编　号	相似度(%)	编　号	相似度(%)
R	100	9	85.8
1	98.7	10	84.9
2	96.1	11	80.9
3	97.5	12	80.0
4	95.2	13	76.2
5	98.0	14	74.8
6	96.9	15	72.5
7	92.2	16	70.9
8	81.8		

（四）综合聚类分析

将不同产地的 16 批苍术样品水提物石油醚部位的 10 个共有特征指纹峰，相对于参

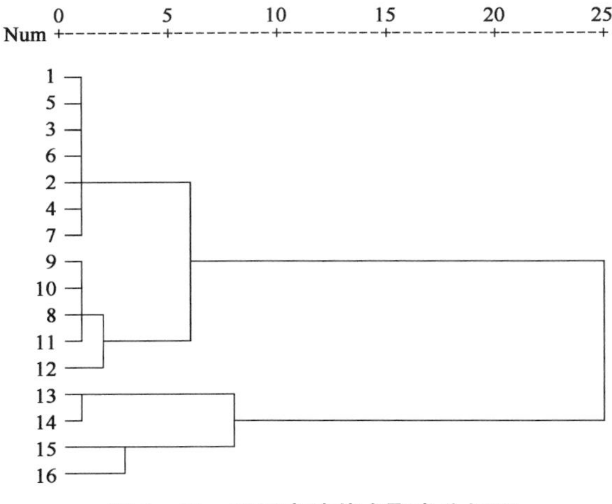

图 3-11　不同产地苍术聚类分析图

照峰(3 号峰)的峰面积进行量化,得到16×10 阶原始数据矩阵;将不同产地的16 批苍术样品水提物乙酸乙酯部位的11 个共有特征指纹峰,相对于参照峰(6 号峰)的峰面积进行量化,得到 16×11 阶原始数据矩阵;将不同产地的 16 批苍术样品水提物正丁醇部位的 14 个共有特征指纹峰,相对于参照峰(9 号峰)的峰面积进行量化,得到 16×14 阶原始数据矩阵;综合各个不同极性部位共有特征峰的相对峰面积量化数据,可以得到 16×35 阶原始数据矩阵,由 SPSS 软件作聚类分析,结果见图 3-11。

由图 3-11 可知,16 批样品可以聚为两大类,即江苏产区茅苍术(道地茅苍术与南京灵山苍术)与安徽、湖北产地苍术聚为一类,河南、陕西样品聚为另一大类。该聚类分析结果与以挥发性成分为指标的聚类分析结果较为相似,其微小差别可能与样品个体差异有关,综合分析苍术挥发性与非挥发性化学成分的特征,所得到的实验结果能够更加客观的反映苍术的内在质量。

三、讨论

(一) 色谱条件的选择

1. 检测波长的选择　采用紫外分光光度计对苍术水提物不同极性部位在 200～800 nm波长间进行了扫描,分别将出现最大吸收峰的波长 313 nm、313 nm、282 nm 确定为苍术水提物石油醚部位、乙酸乙酯部位、正丁醇部位的检测波长。

2. 柱温、流速和流动相比例的选择　实验中考察了乙腈-水,甲醇-水,甲醇- 0.2%冰醋酸-水,结果甲醇- 0.2%冰醋酸-水峰形好。水提物所含化学成分较复杂,采用等度洗脱方式很难将色谱峰分开,故本试验采用梯度洗脱以实现其良好分离。同时考察了不同流速(0.3 ml/min,0.5 ml/min,0.7 ml/min),结果表明在 0.7 ml/min 时峰形及分离度较好,对不同柱温(25℃,30℃,35℃)进行了比较,在 30℃柱温条件下峰分离度较好。

(二) 测定结果分析

本研究通过对不同产地苍术水提物不同极性部位指纹图谱的研究中发现,石油醚部位有 10 个主要共有峰,乙酸乙酯部位有 11 个主要共有峰,正丁醇部位有 14 个主要共有峰。综合 3 个不同部位的共有峰信息,能够较全面地反映样品的特征性。

对不同产地 16 个苍术样品进行相似度计算,综合分析 16 个样品在不同极性部位相似度,结果表明 6 批道地茅苍术的相似度较高,其他非道地苍术与之相比相似度高低顺序依次为:南京灵山、安徽、湖北、河南、陕西。

对不同产地苍术不同极性部位进行综合SPSS聚类分析表明：道地茅苍术、南京灵山苍术与安徽、湖北产地苍术聚为一大类；河南和陕西产地苍术聚为另一大类。该聚类分析结果与以挥发性成分为指标的聚类分析结果较为相似，综合分析苍术挥发性与非挥发性化学成分的特征，所得到的实验结果能够更加客观的反映苍术的内在质量。

第五节　苍术脂溶性成分综合化学模式识别

苍术中成分复杂，采用单一的模式识别方法来表征药材的质量会存在一定局限性。本节综合运用指纹图谱相似度评价、系统聚类分析、主成分分析和判别分析等化学模式识别方法，以不同产地苍术样品为材料，建立苍术药材的质量控制与评价体系。

一、材料与方法

（一）材料

苍术药材分别采自江苏、安徽、湖北、陕西、河南、内蒙古、辽宁、河北、山西等地33个不同地区、不同品系苍术，见表3-22。考虑到物候期对苍术根状茎挥发的影响，所有苍术样品均在2011年7～10月在苍术的花期时采集。

表3-22　样品编号及采集地点

样品编号	地　点	样品编号	地　点
L1-L5	江苏茅山	B2	内蒙古赤峰
L6	安徽桐城	B3	辽宁凤城
L7	安徽岳西	B4	辽宁朝阳
L8	安徽潜山	B5	河北张家口
L9	湖北随州	B6	河北邯郸
L10	湖北保康	B7	河北秦皇岛
L11	湖北宋洛	B8	河北灵寿
L12	湖北松柏	B9	山西霍山
L13	陕西旬邑	B10	山西交口
L14	陕西镇安	B11	山西桓区
L15	河南卢氏	B12	山东蒙阴
L16	河南西峡	B13	山东章丘
L17	河南桐柏	B14	陕西西安
L18	河南栾川	B15	陕西华山
B1	内蒙古卓资		

(二) 方法

1. 供试品制备　分别取不同产地苍术药材粗粉约 5 g，精密称定，置具塞锥形瓶中，加入石油醚 150 ml，超声(功率 160 W，频率 50 KHz)3 次，每次 30 min，合并提取液，抽滤，回收石油醚后得挥发油。取挥发油样品 100 mg 于 5 ml 量瓶中，加入乙酸乙酯至刻度，得供试品溶液，0.45 μm 滤膜过滤后，精密吸取供试品溶液 2 μl，注入 GC-MS 检测。

2. 色谱质普条件

(1) 色谱条件：DB-wax 毛细管色谱柱(0.25 mm×60 m×0.25 μm)；载气为氦气(99.999%)，流速 1 ml/min；进样口温度 250℃；检测器温度 250℃；柱温：起始温度为 85℃，保持 5 min，以 3℃/min 升温至 185℃，保持 5 min，再以 10℃/min 升温至 250℃，保持 5 min。

(2) 质谱条件：EI 离子源，源温 230℃，电子能量为 70 eV，连接器温度 280℃，扫描范围 33～350 amu，电子倍增器电压为 2 400 V。用峰面积归一化法定量。

3. 方法学考察

(1) 精密度：按照供试品制备方法制备 L1 号样品供试品溶液，连续进样 5 次，比较共有色谱峰的相对保留时间和相对峰面积，各共有峰的相对保留时间 $RSD<0.49\%$，相对峰面积比值 RSD 平均值<3.26%，表明该仪器的精密度良好。

(2) 稳定性：按照供试品制备方法制备 L1 号样品供试品溶液，分别在制备后 0、2 h、4 h、6 h、8 h 进样，比较各共有色谱峰的相对保留时间和相对峰面积。各共有指纹峰的相对保留时间 $RSD<0.16\%$，相对峰面积 $RSD<2.25\%$，表明该样品溶液比较稳定。

(3) 重复性：按照供试品制备方法制备 L1 号样品供试品溶液共 5 份，分别进样。比较各共有色谱峰的相对保留时间和相对峰面积。结果表明，各共有指纹峰的相对保留时间 $RSD<0.19\%$，相对峰面积 $RSD<1.95\%$，表明该测定具有较好的重复性。

4. 统计学分析方法　采用中药色谱指纹图谱相似度评价系统软件 A 版软件进行相似度分析，采用 SPSS19.0 进行主成分分析、聚类分析以及判别分析。

二、结果与分析

(一) GC-MS 分析

33 个苍术药材样品的总离子流图(TIC)，见附录彩图 6。对 33 个苍术样品的 GC-MS 结果进行分析，对检出的每个色谱峰经 HP-MSD 化学工作站检索质谱图库检索并结合有关文献确定化合物。从 33 个 GC-MS 结果中共检识出 15 个共有成分，按出峰先后依次为：β-杜松烯(β-cadinene)、石竹烯(caryophyllene)、γ-榄香烯(γ-elemene)、姜烯(zingiberene)、β-桉叶烯(β-eudesmene)、α-愈创木烯(α-guaiene)、β-倍半水芹烯(β-sesquiphellandrene)、β-人参烯(β-panasinsene)、石竹烯氧化物(caryophyllene oxide)、榄香醇(elemol)、茅术醇(hinesol)、β-桉叶油醇(β-eudesmol)、苍术酮(atractylone)、马兜铃酮(aristolone)、苍术素(atrctylodin)。

(二) 不同居群苍术 4 种活性成分的雷达图

苍术酮、茅术醇、β-桉叶醇以及苍术素被认为是苍术的主要活性成分。郭兰萍等认为苍术种内主要存在两种化学型，一种是以湖北苍术为代表，主要位于湖北、安徽、陕西、河南南部等地，挥发油总量高，以茅术醇、β-桉叶醇为主组成，不含或含极微量苍术酮和芹烷二烯酮，简称“湖北型(HA)”；另一种主要以江苏茅山为代表，主要位于江苏、山东、河北、河南北部等北方地区，挥发油总量低，主要以苍术酮、苍术素为主组成，简称“茅山型(MA)”。根据GC-MS分析结果，以苍术酮、茅术醇、β-桉叶醇以及苍术素的相对含量绘制了不同居群苍术4种活性成分的雷达图，见附录彩图7。由图中可知，茅苍术挥发油4种活性成分的雷达图与其他产地苍术有明显差异：湖北型的特征是茅术醇和β-桉叶醇含量较高，包括了安徽、湖北、河南等地。茅山型苍术以苍术酮(3.93%～18.37%)、茅术醇(6.43%～18.76%)、β-桉叶醇(6.25%～19.94%)以及苍术素(7.09%～19.33%)为主要成分，包括内蒙古、辽宁、河北、山西及陕西北部等地区，其中茅苍术中茅术醇和β-桉叶醇含量较同一化学型其他地区低，苍术酮和苍术素含量较高，4种成分形成特定配比。

(三) 指纹图谱的建立及相似度分析

采用中药色谱指纹图谱相似度评价系统软件A版软件，以5批道地茅苍术样品(L1～L5，产自江苏茅山)指纹图谱为基础，采用自动匹配及中位数法生成共有指纹图谱，见图3-12。

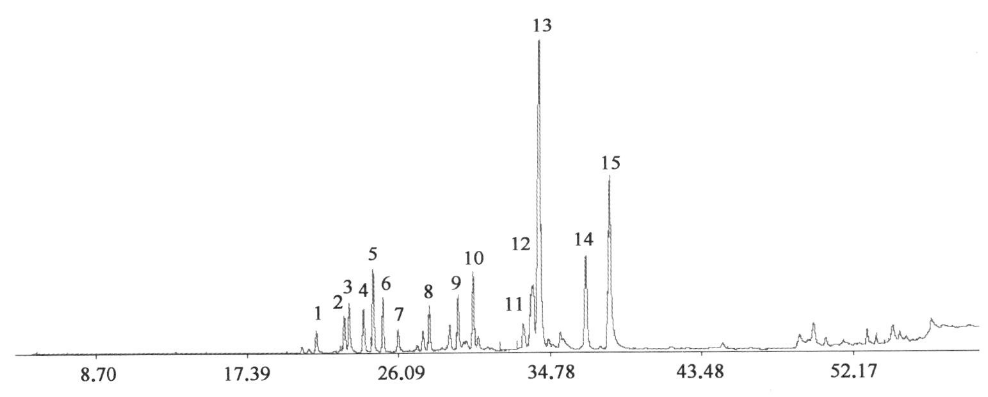

图3-12 道地茅苍术共有指纹图谱

注：1～15为标记的共有峰。

以道地茅苍术的共有指纹图谱为参照图谱，对33批不同产地苍术指纹图谱进行了相似度分析，其结果见表3-23。由表可知，道地药材的相似度极高，为97.2%～98.3%；分布于安徽、陕西、河南等地的非道地苍术与共有指纹图谱的相似度为74.2%～82.6%；分布于内蒙古、辽宁、河北等地的非道地苍术与共有指纹图谱的相似度为87.6%～91.5%。

(四) 主成分分析

将33批苍术样品15个共有峰的GC-MS数据导入SPSS数据分析软件，进行主成分分析。其中第一和第二主成分的贡献率分别为66.993%和15.976%，累计贡献率达82.969%。取第一、第二主成分构建二维散点图，见图3-13。主成分散点图显示33批样品可聚成3类：第一类B1～B15为内蒙古、辽宁、河北等产地的“茅山型”苍术；第二类L1～L5为5批道地茅苍术；第三类L6～L18为安徽、湖北、河南等产地“湖北型”苍术。

表 3-23　苍术各样品与共有指纹图谱相似度

编　　号	相似度(%)	编　　号	相似度(%)
L1	98.2	L18	76.2
L2	98.3	B1	88.4
L3	98.1	B2	89.9
L4	97.5	B3	87.6
L5	97.7	B4	89.5
L6	79.5	B5	89.3
L7	81.7	B6	87.9
L8	82.6	B7	88.3
L9	76.4	B8	90.5
L10	75.9	B9	91.5
L11	77.1	B10	88.6
L12	82.6	B11	90.3
L13	78.5	B12	88.9
L14	79.1	B13	89.7
L15	74.2	B14	90.8
L16	79.3	B15	90.1
L17	75.5		

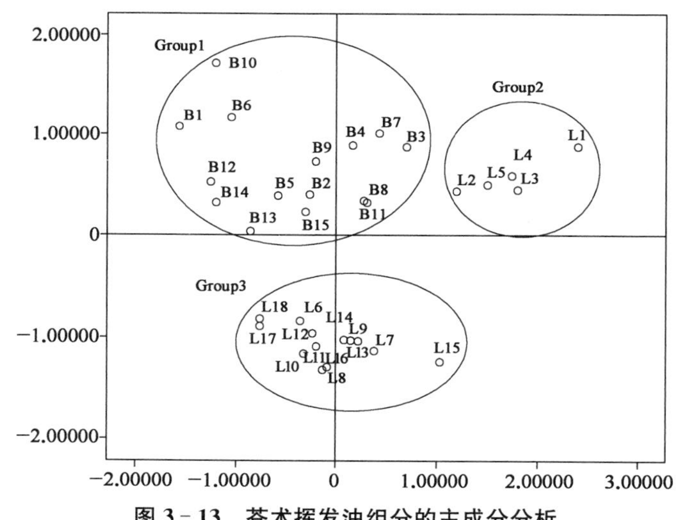

图 3-13　苍术挥发油组分的主成分分析

(五) 系统聚类分析

运用 SPSS19.0 数据统计分析软件，将 33 批苍术样品 15 个共有峰的 GC-MS 数据，选择离差平方和法(ward's method)进行聚类分析，测量距离采用欧氏距离平方法，标准化选择"Z 得分"。聚类结果见图 3－14。由图中结果可将 33 批苍术样品聚为 3 大类：5 批道地茅苍术聚为一类，15 批来自内蒙古、辽宁、河北等地的非道地"茅山型"苍术聚为一类，13 批来自安徽、湖北、河南等地的非道地"湖北型"苍术聚为一类。

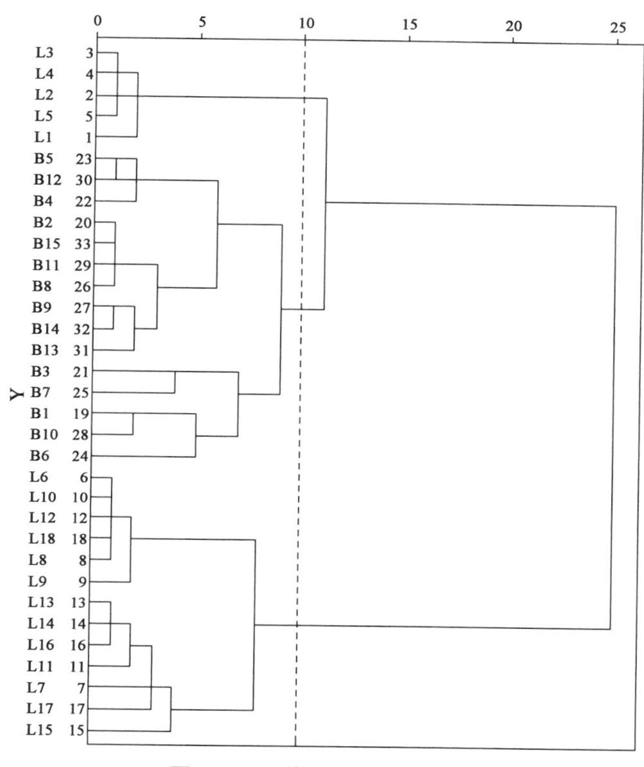

图 3－14　苍术挥发油聚类图

（六）判别分析

根据主成分分析与聚类分析将样品划分为 3 类的结果。从 3 类样品中随机各抽取 1/3 的样品作为建模样本用于建立判别函数，余下 2/3 样品作为检验样本用于检验判别函数的判别准确性。结果显示判别结果与主成分、聚类分析结果一致，见表 3－24。

表 3－24　判别分析结果

类　别	判入类别		
	第一类	第二类	第三类
第一类（5 个）	5	0	0
第二类（13 个）	0	13	0
第三类（15 个）	0	0	15
百分比（%）	15.15	39.39	45.46

三、讨论

苍术的挥发油随地域呈现不同的化学型，如郭兰萍等人将苍术分为茅山型和湖北型：其中湖北型苍术的茅术醇与β-桉叶醇含量很高，苍术酮与苍术素含量较低，而茅山型苍术则以茅苍术道地药材为代表，以苍术酮和苍术素为主组成，并有适量茅术醇、β-桉叶醇。

小 结

茅苍术及其他苍术药材在表型特征上存在较大的差异，这种差异主要表现在性状特征和化学成分特征。从性状方面看，茅苍术道地药材呈连珠状长圆柱形，略弯曲，偶有分枝，质坚实，断面散有多数橙黄色或棕红色朱砂点；从化学成分来看，苍术中除含有挥发油类成分外，还含有倍半萜类、烯炔类、三萜及甾体类、芳香苷类等化学成分。

各地苍术挥发油组分变异较大，并呈现连续分布。根据苍术的挥发油的组成及含量，可将其划分为两种化学型，一种是以湖北苍术为代表，主要包括湖北、安徽、陕西、河南南部等地，挥发油总量高，以茅术醇、β-桉叶醇为主组成，不含或含极微量苍术酮和芹烷二烯酮，简称湖北型（HA）；另一种主要以江苏茅山为代表，主要包括江苏、山东、河北、河南北部等北方地区，挥发油总量低，主要以苍术酮、苍术素为主组成，简称茅山型（MA）。

挥发油总量和归一化百分含量大于1%的组分数目的分析都显示茅苍术与其他地区苍术明显不同，主要表现为茅苍术总挥发油含量低，含量较大的组分数目较多，总挥发油主要由苍术酮和苍术素为主组成，挥发油中苍术酮、苍术素、茅术醇及β-桉叶醇呈现出一种特定的配比关系。茅苍术道地药材中苍术酮：茅术醇：β-桉叶醇：苍术素为（0.70～2.00）：（0.04～0.35）：（0.09～0.40）：1。经检验，实测值的91%的成分均在此区间内。苍术水提物的HPLC指纹图谱聚类结果与挥发性成分的聚类分析结果较为相似。

苍术起“白霜”的成分主要是茅术醇和β-桉叶醇，这两种成分在非道地苍术中的含量远远高于茅苍术。苍术酮占苍术总挥发油的25.92%，是茅苍术朱砂点的主要成分；而其他产区苍术的苍术酮平均含量仅为总挥发油的0.69%，且有些样品未检测到这一成分。可见，苍术酮在体现茅苍术道地性特征时具有非常重要的意义，提示茅苍术功效与白术有更多相似性，即与其他产地苍术相比，茅苍术燥湿及健脾能力均强正是其成为道地药材的原因。

第四章

苍术道地药材形成原因

第一节　苍术道地药材的遗传成因

道地药材的形成是特定的基因型，在特定的生境下受到复杂的调控，导致某些代谢过程的关键酶基因的表达产生了时空差异的产物。道地药材形成的分子机制的研究就是要在分子水平揭示道地药材居群水平的遗传变异，明确道地药材基因型特征，以及环境对道地药材基因表达的影响，从而揭示遗传因素对道地药材形成的贡献率。

一、材料与方法

（一）材料

2000 年 7～8 月在湖北、江苏 6 个采样点（7 个居群）分单株采集苍术叶片，用硅胶快速干燥保存备用。样品编号见表 4 - 1。

表 4 - 1　苍术样品情况表

居群编号	亚居群编号	产　地	样品编号	样品数目	海拔(m)
Ⅰ	1	湖北罗田高效林场	1～10*	10	850～950
	2	湖北罗田高效林场	11～16	6	850～950
	3	湖北罗田胜利镇	17～21	5	650～750
Ⅱ	4	湖北房县桥上乡	22～31	10	800～900
	5	湖北房县土城	32～36	5	700～800
Ⅲ	6	江苏句容小九华山	37～42	6	100～200
	7	江苏句容瓦屋山	43～47	5	100～200

注：* 栽培苍术，其余为野生品。

（二）方法

CTAB 提取液 DNA，RAPD 方法进行扩增。

居群遗传结构分析包括种内多态性水平的检测、个体间遗传关系的测度及居群间遗传分化程度的评价 3 个方面。① 种内多态性水平的检测：通过统计 RAPD 扩增产物的条带总数和多态性带数，计算各亚居群、居群内及种内的多态性比率(PPB)。考虑到 PPB 可能会受到样本大小和条带总数的影响，它只是衡量居群遗传多态性的一个粗略估计值，在这种情况下，基于条带表型频率的 Shannon 多样性指数(I)和基于 Hardy - Weinherg 平衡假设的 Nei's(1972)基因多样性指数(He)可以得到更为可信的衡量指标，因此，同时使用 POPGENE 32 软件计算 He 和 I 来反映不同结构层次亚居群内的遗传多样性。② 个体间遗传关系分析：根据表征矩阵，用 SPSS10.0 软件计算各样品间的 Jaccard 相似系数，然后使用 Within groups linkage 进行聚类分析。③ 居群间遗传分化程度考察：根据个体间遗传相似系数，用

WINAMOVA 进行分子方差分析(AMOVA),计算居群内、亚居群间和居群间的变异方差分布,并利用 Nei's (1972)计算各居群间遗传距离并按 UPGMA 聚类进行直观观察。

二、结果与分析

(一) 苍术种内多态性水平

RAPD 共检测到 94 条谱带,其中 77 个位点为多态位点,见图 4-1。苍术种内多态性百分率为 81.91%,Shannon's 信息指数 0.413 2,Nei's 基因多样性指数为 0.274 3,见表 4-2。各项多态性指标都表明,苍术种内遗传多样性较高,这与朱晓琴等对苍术的等位酶分析,及任冰如等对苍术的 RAPD 分析得到的结果一致,证明苍术是个多态性物种,其种内及居群内的遗传变异都很大。

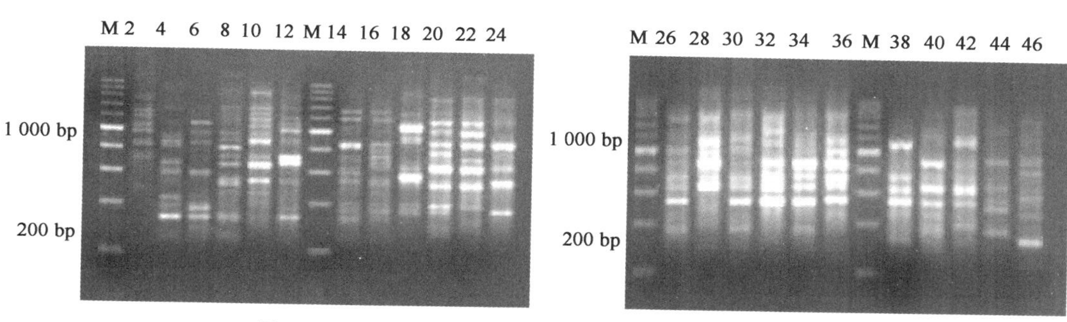

图 4-1　使用引物 G6 所扩增到的 RAPD 多样性条带

表 4-2　苍术遗传多样性统计表

种源	居群	亚居群	多态性条带	总条带	单态带	He[1)]	I[2)]
			77	94	81.91	0.413 2	0.274 3
	Ⅰ		75	94	79.79	0.408 0	0.273 2
		1	65	94	69.15	0.356 6	0.238 5
		2	51	94	54.26	0.311 7	0.213 8
		3	41	94	43.26	0.251 8	0.172 3
苍术	Ⅱ		54	94	57.45	0.317 7	0.214 0
		4	51	94	54.26	0.305 8	0.207 4
		5	32	94	34.04	0.211 0	0.146 9
	Ⅲ		48	94	51.06	0.254 7	0.166 9
		6	26	94	27.66	0.148 8	0.099 4
		7	37	94	39.36	0.233 4	0.160 7

注:1) He=Nei's 基因多样性指数;2) I = Shannon's 信息指数。

在居群水平上,所用 3 个指标反应的多样性趋势一致,即居群Ⅰ大于居群Ⅱ,居群Ⅱ大于Ⅲ;在亚居群水平上,多态性百分率、Shannon's 信息指数表现的多态性由高向低排列情况均为亚居群 1>2≥4>3>7>5>6,见表 4-2。而 Nei's 基因多样性指数也只有个别亚居群与多样性极接近的亚居群的顺序偶有互换。可见各指标均能很好地反映样品多样性的水平，即罗田苍术的遗传变异水平高于其他 2 个产地的苍术，而茅山苍术的遗传变异水平最低。

（二）苍术个体间遗传关系

根据苍术个体间的 Jaccard 相似系数，用 Withingroups linkage 进行聚类分析，见图 4－2。聚类图显示，居群Ⅲ的全部 11 个苍术个体聚为一类，表明茅山苍术个体间的遗传距离较小，遗传背景较为相似。而居群Ⅰ及居群Ⅱ的多个个体没有分别聚为一类，表明其居群内个体遗传变异较大。其中居群Ⅰ内苍术个体间遗传距离最大，部分居群Ⅰ苍术个体与同居群其他苍术个体的遗传距离远远大于与其他居群苍术个体间的遗传距离，如 2，3，4，5，6 及 13 号样品。

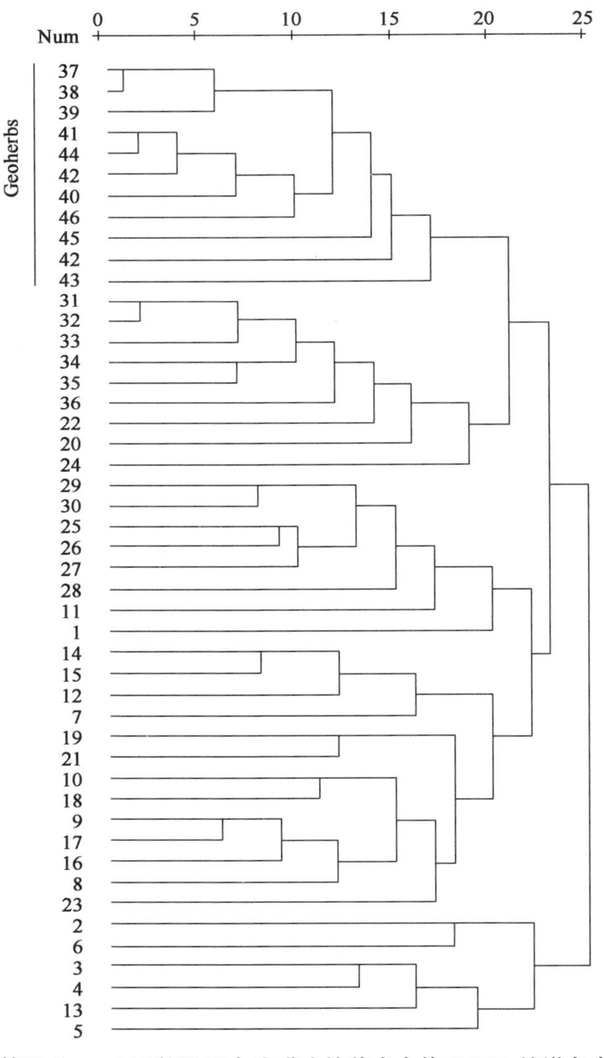

图 4－2　基于 Jarcard 系数及组内均联法的苍术个体 RAPD 扩增多态性聚类图

（三）苍术居群间遗传分化

根据个体间遗传相似系数，用 WINAMOVA 进行分子方差分析（AMOVA），计算亚居群内、亚居群间和居群间的变异方差分布，见表 4－3。结果表明，居群内、亚居群间和居群间变异分别占总变异的 76.74 %，11.58 %和 11.68 %，可见苍术的遗传变异主要分布在居群内。利用 Nei's 计算各亚居群间遗传距离并按 UPGMA 聚类，见表 4－4，图 4－3。结果显示，各个亚居群首先按居群各自聚为一类，然后，居群Ⅱ和Ⅲ聚类，最后再与居群Ⅰ聚类，表明苍术种内居群间已形成一定的遗传分化，其中居群Ⅰ的遗传分化比较明显。

表 4－3　分子变异的嵌套分析

变异组	df	平方和	均方	方差分量	变异(%)	p
亚居群内	2	89.28	44.64	1.54	11.58	0.001
亚居群间	4	80.63	20.16	1.56	11.68	0.001
居群间	10	409.53	10.24	10.24	76.74	—

表 4－4　Nei's 遗传多样性及遗传距离

亚居群	1	2	3	4	5	6	7
1	—	0.925 8	0.839 4	0.875 2	0.823 2	0.815 6	0.851 2
2	0.077 1	—	0.883 5	0.901 6	0.852 7	0.872 8	0.865 2
3	0.175 1	0.123 9	—	0.902 9	0.858 9	0.835 0	0.790 4
4	0.133 3	0.103 6	0.102 1	—	0.927 4	0.896 2	0.871 6
5	0.194 5	0.159 3	0.152 2	0.075 4	—	0.900 2	0.861 0
6	0.203 8	0.136 1	0.180 3	0.109 6	0.105 2	—	0.908 6
7	0.161 1	0.144 8	0.235 2	0.137 5	0.149 6	0.095 8	—

注：表的上部分为 Nei's 遗传相似性，下部分为遗传距离。

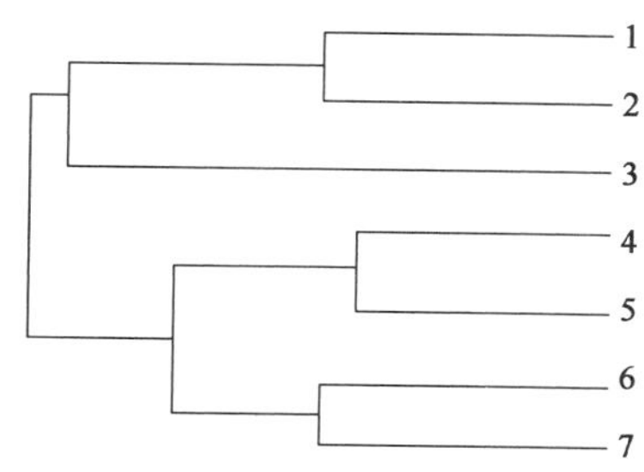

图 4－3　基于 Nei's 遗传距离及 UPGMA 的苍术聚类图

（四）茅山苍术遗传背景分析

研究发现，苍术各居群发生遗传分化，同时发现，来源于 2 个亚居群的 11 个苍术道地药材聚为一类，而其他居群或亚居群苍术个体均呈现分散分布，没有聚为一类，提示遗传因素在茅山苍术道地性的形成中具有重要意义，当地苍术在长期适应环境的过程中，已经发生遗传上的分化，苍术道地药材是遗传与环境交互作用的产物。茅山苍术具有居群多样性较低，居群内个体间遗传变异较小的特点，表明苍术道地药材遗传上有较高的一致性。

第二节　苍术挥发油成分变异及其与遗传变异的关系

生物的表型变异是由遗传变异和环境饰变的共同作用而成。分析苍术挥发油变异与遗传变异的相关性，不但可以观察遗传变异对苍术挥发油组分变异的贡献率，分析茅山苍术道地性的成因，也可以为苍术栽培种植和品种选育提供理论指导。为揭示苍术挥发油变异的生物学基础，分单株取来源于多个居群的苍术，同株苍术根茎与叶片采用同一编号，根茎用 GC－MS 分析挥发油变异，叶片采用随机扩增多态性(RAPD)技术分析遗传变异，然后利用方差分析、聚类分析等现代统计学方法，在居群和个体两个水平分析挥发油变异和遗传变异在居群内和居群间的分布情况，以期揭示苍术种内遗传变异及挥发油变异的相关性。

一、材料与方法

(一) 材料

2000 年 7～8 月在湖北、江苏 3 个居群 7 个亚居群分单株采集苍术(*Atractylodes lancea*)的叶片和根茎(居群 1 为栽培品，其余均为野生品)。居群间距离大于 500 km，亚居群间距离大于 50 km(亚居群 1 和 2 除外，亚居群 1 为栽培品，其余亚居群均为野生品)，单株样品间空间距离不小于 10 m。对同株样品给以同一编号(表 4－5)，根茎用于挥发油成分分析，叶片用硅胶快速干燥用于 RAPD 分析。

表 4－5　苍术样品的来源及编号

居　群	亚居群	样品编号	产　　地
Ⅰ	1*	1～10	湖北罗田高效林场
	2	11～16	湖北罗田高效林场
	3	17～21	湖北罗田胜利镇
Ⅱ	4	22～31	湖北房县桥上乡
	5	32～36	湖北房县土城
Ⅲ	6	37～42	江苏句容小九华山
	7	43～47	江苏句容瓦屋山

注：* 为栽培苍术，其余为野生品。

(二) 方法

按《中国药典》(2005 版)挥发油测定甲法分单株提取苍术挥发油，并用 GC－MS 对其挥发油中组分进行分离鉴定。获得苍术挥发油中相对含量较高的 6 种成分：榄香醇(elemol)、茅术醇(hinesol)、β-桉叶醇(β-eudesmol)、苍术酮(atractylone)、苍术素(atractylodin)、苍术烯内酯甲(atractylenolid Ⅰ)的归一化百分含量。使用 SPSS10.0，对不同化学型挥发油中 6 个组分进行统计报表分析和单因子方差分析。方差分析的具体做法是在方差齐性分析的基础上，对方差齐的挥发油组分采用 LSD 法进行多重检验，对方差不齐的挥发油组分采用 Tamhane 法进行多重检验，不同个体按挥发油中 6 个组分含量进行聚类分析，距离公式为 square Euclideandistance，聚类方法为 within groups linkage。

RAPD 扩增获得苍术的遗传多样性：利用 Nei's(1972)计算各居群间遗传距离并按 UPGMA 聚类，考察居群间遗传关系，用 SPSS10.0 软件计算各样品间的 Jaccard 相似系数，然后使用 within groups linkage 进行聚类分析，分析个体间遗传关系。

二、结果与分析

(一) 挥发油含量分析

基于挥发油 6 个主要组分的苍术个体聚类分析显示(图 4-4A)，居群Ⅰ和Ⅱ的苍术(样品 1～36)聚为一类，居群Ⅲ的 2 个亚居群的茅山苍术(样品 37～47)聚为一类。相对于居群间的挥发油变异，居群内苍术个体挥发油变异较小，相对于居群间的变异，有些个体间挥发油变异小到可以被忽略。可见，个体水平的分析同样可以看出，居群Ⅲ的茅山苍术与居群Ⅰ和Ⅱ的湖北苍术挥发油差异很大。

方差分析及柱状图显示，各亚居群苍术挥发油组分差异显著(表 4-6，图 4-5A)。总体来看，亚居群 1～5，即居群Ⅰ、Ⅱ的湖北苍术挥发油组分及配比基本一致，主要由茅术醇和β-桉叶醇组分，其他组分含量极少甚至没有检测到；亚居群 6、7 即居群Ⅲ与居群Ⅰ和Ⅱ差异明显，主要由苍术酮和苍术素组成，并含有较多茅术醇和β-桉叶醇。由于居群Ⅲ内的苍术均是来源于茅山地区的苍术道地药材，而居群Ⅰ、Ⅱ为苍术的非道地药材。可见，苍术道地药材和非道地药材挥发油组分有明显差异。

表 4-6　不同产地苍术挥发油组分含量比较

亚居群	榄香醇	茅术醇	β-桉叶醇	苍术酮	苍术素	苍术烯内酯甲
1	2.00±0.82a	38.40±14.75a	35.60±13.16a	1.90±4.01a	2.40±1.71a	0.10±0.32a
2	2.50±2.59abc	51.00±13.80b	34.17±15.04a	1.00±2.45a	1.83±1.17a	0.17±0.41a
3	1.60±0.89abc	48.00±4.53ab	39.40±5.18a	0.00±0.00a	1.80±1.64a	0.00±0.00a
4	1.80±1.14b	44.70±7.69ab	41.00±8.30a	0.00±0.00a	1.50±1.08a	0.00±0.00a
5	0.80±0.84abc	42.40±6.31ab	45.00±9.03a	0.00±0.00a	2.60±1.67a	0.00±0.00a
6	0.33±0.52bc	5.83±6.85c	7.67±3.27b	23.83±12.29abc	22.50±6.54b	0.67±0.52b
7	0.00±0.00c	1.80±0.84c	4.60±4.56b	24.60±7.73c	18.80±2.78b	1.40±0.89c
总含量	1.43±1.40	34.74±19.92	31.11±16.96	6.19±11.27	6.40±8.52	0.28±0.58

注：同一列标有不同字母表示处理间差异显著($p<0.05$)。

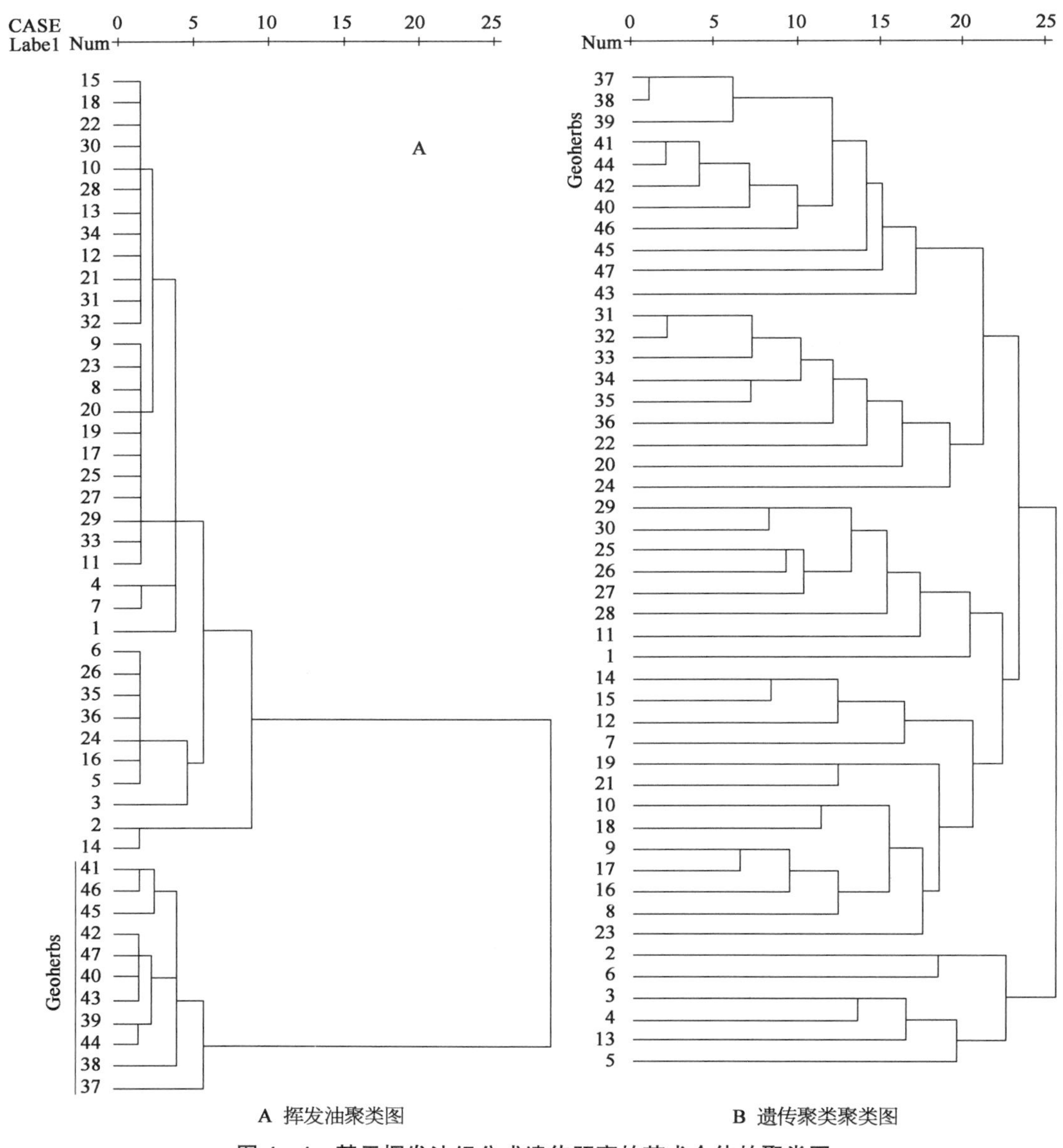

A 挥发油聚类图　　B 遗传聚类聚类图

图 4-4　基于挥发油组分或遗传距离的苍术个体的聚类图

(二) 居群间遗传分化及个体间遗传关系

RAPD 共检测到 94 条谱带，其中 77 个位点为多态位点。苍术个体聚类分析聚类图(图 4-4B)显示，同一居群或亚居群的个体有优先聚类的倾向，如居群Ⅲ的全部 11 个个体聚为一类，亚居群 5 的 5 个个体聚类；但并非所有个体都如此，如居群Ⅰ内的部分个体首先聚为一类，然后与部分居群Ⅱ样品形成的类群聚类，再然后与居群Ⅱ和Ⅲ形成的类群聚类，最后与其他居群Ⅰ的样聚类。可见居群Ⅲ茅山个体间遗传距离较小，而居群Ⅰ湖北大别山地区个体间遗传距离较大。

利用 Nei's(1972)算各居群间遗传距离，后 UPGMA 聚类分析显示，同一居群内的亚居群首先聚类，证明聚类分析所反映的遗传关系与实际情况属实。然后居群Ⅱ和Ⅲ聚类，最后与居群Ⅰ聚类(图4-5B)，可见居群Ⅱ和Ⅲ的遗传距离较近，两者与居群Ⅰ的距离较远。

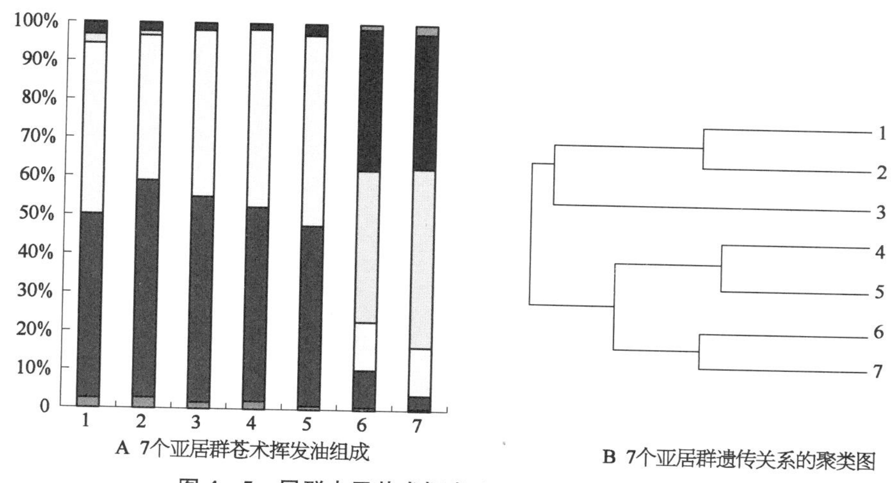

图4-5 居群水平苍术挥发油组分及遗传关系比较

三、讨论

(一) 苍术挥发油变异与遗传变异各有其规律性

不论在居群水平还是个体水平，苍术挥发油变异与遗传变异均呈现出特有的规律性，但两者并不一致。总体来看，居群Ⅲ的茅山苍术与居群Ⅰ和Ⅱ的湖北苍术挥发油成分有明显差异，两者不论在个体水平还是居群水平都表现为差异明显的两类。遗传分化分析显示，江苏茅山(居群Ⅲ)与湖北房县(居群Ⅱ)的苍术居群间的遗传聚类小于两者与湖北大别山(苍术居群Ⅰ)苍术居群的遗传距离。就空间距离而言，湖北大别山(苍术居群Ⅰ)位于江苏茅山(居群Ⅲ)与湖北房县(居群Ⅱ)的中间。可见，苍术的遗传分化并不是与空间距离相关。结合个体间遗传关系的聚类分析，发现茅山苍术个体间遗传距离较小，而产于湖北，特别是大别山地区的苍术的遗传距离较大。茅山苍术居群内遗传聚类较小，挥发油组成独特，均是其道地性的重要表现。

(二) 苍术道地性成因分析

首次采用同株样品同时监测苍术的表型变异(根茎挥发油)和遗传变异(叶片的DNA)的方法，观察苍术道地药材表型变异和遗传变异的相关性。根据聚类分析产生的树系图，可以直观地看到苍术挥发油聚类图中的个体与遗传距离聚类图中的同一个体间没有表现出任何对应关系。可见，在个体水平上无法真正观察到道地药材的表型及其与遗传的相关性。换言之，道地性的研究，不论在表型还是遗传背景分析中，都应在居群水平才有意义。

在居群水平上，作为苍术的道地药材，茅山苍术表型(挥发油)有明显分化，而与此同时，其遗传上的分化并不显著。可见，茅苍术较大的表型变异与较小的遗传变异间存在不一致现象，两者的相关性较差。这一切提示除了遗传因子外，还有其他的重要的因素，甚至是很关键因子在影响茅苍术道地药材的形成——这个因子即环境因子。日本学者对苍术的移栽实验也证实了这一点，他们发现非道地苍术移栽至南京植物研究所（属茅苍术道地产区）2～3 年后，其挥发油成分较移栽前更接近茅苍术。因此环境因子在茅苍术道地药材的形成中有重要意义。所以有必要对茅山地区的生态环境进行深入的调查研究，只有加强生态因子对茅苍术道地性形成机制的研究，全面保护茅山地区良好的生态环境，才能使茅苍术道地药材的保护落到实处。

第三节 土壤中无机元素对茅苍术道地性的影响

对野生苍术而言，除了受自身遗传因素的控制外，环境因素是引起其挥发油变异的主要原因，在研究环境因子影响苍术道地性形成的过程中，土壤因子尤其是土壤中无机元素是一个不可忽略的因子。通过对不同产地苍术根茎及生长地土壤中无机元素含量的测定、比较，找出茅苍术无机元素的特征，同时分析茅苍术与土壤中无机元素的相关性，进一步认识土壤对茅苍术道地性形成的影响。

一、材料与方法

（一）材料

2000 年 7～8 月在湖北、江苏 6 个采样点采集苍术（*Atractylodes lancea*）根茎。抖下根茎上所带泥土，混匀，作为土壤样品。将根茎洗净、粉碎、混匀，用作药材样品。样品具体编号如表 4－7。

表 4－7　苍术药材编号表

产　　地	药材编号	土壤编号	生　　境	海拔(m)
湖北罗田高效林场（栽培）	YLC	TLC	山脊及山坡灌丛	850～950
湖北罗田高效林场（野生）		TLY	山脊及山坡杂木林	850～950
湖北英山	YY	TY	山脊及山坡杂木林	650～750
湖北房县桥上乡	YQ	TQ	山脊及山坡杂木林	800～900
湖北房县土城		TT	山坡灌丛	700～800
江苏句容小九华山 *	YJ	TJ	山坡及平地灌丛	100～200
江苏句容瓦屋山 *	YW	TW	山坡及平地灌丛	100～200

注：* 道地产区。

(二) 方法

药材样品用玛瑙乳钵研成粉末状后置瓷坩埚内，加 HNO_3 ∶ $HClO_4$(5∶1)，在微波振荡器中消化。土壤用球磨机粉碎后，汞、砷、硒用王水微波消解，其他用 HNO_3 ∶ HCI ∶ $HClO_4$ ∶ HF(5∶3∶1∶5)消解。汞、砷、硒采用氢化物原子荧光测定，铜、铅、锌采用 ICP - MS测定，钾、磷、铬、镍、锶、铁、钙、钴、锰采用 ICP - AES 测定。

二、结果与分析

(一) 药材中无机元素的含量特征分析

1. 药材中无机元素含量　分析结果见表 4 - 8。均数分析显示道地产区茅苍术中镍的平均含量高于非道地苍术的 3 倍，其他元素与非道地苍术无明显差异。苍术药材中无机元素含量的平均变异系数为 0.5，其中磷为 1.4，远远高于其他元素，钾、钙、铬、铜、锌较小，均小于 0.3。

表 4 - 8　苍术药材无机元素分析报表

		Fe	Ca	K	Mn	P	Co	Cr	Cu	Ni	Pb	Sr	Zn	As	Se	Hg
药材	YLC	2.2	95	59	32	75	0.10	2.0	7.2	1.4	1.0	70	19	0.10	0.10	0.05
	YY	2.1	93	43	86	12	0.30	2.0	11	2.7	1.0	197	36	0.10	0.10	0.05
	YQ	2.1	138	64	62	7.9	0.10	2.0	7.9	1.0	1.0	16	30	0.10	0.30	0.05
	YJ	1.6	106	56	40	3.7	0.20	2.0	5.2	5.0	2.0	38	46	0.20	0.20	0.05
	YW	4.4	166	60	36	11	0.40	3.0	8.0	6.5	1.0	196	23	0.10	0.20	0.16
总计	算术平均数	2.5	120	56	51	22	0.22	2.2	7.9	3.3	1.2	103	31	0.12	0.18	0.07
	几何平均数	2.3	116	56	48	12	0.19	2.2	7.7	2.6	1.2	70	29	0.11	0.16	0.06
	中位数	2.1	106	59	40	11	0.20	2.0	7.9	2.7	1.0	70	30	0.10	0.20	0.05
	均值标准误	0.49	14	3.6	10	13	0.05	.20	0.98	1.1	0.20	39	4.8	0.02	0.04	0.02
	最小值	1.6	93	43	32	3.7	0.10	2.0	5.2	1.0	1.0	16	19	0.10	0.10	0.05
	最大值	4.4	166	64	86	75	0.40	3.0	11	6.5	2.0	197	46	0.20	0.30	0.16
	最大/最小	2.8	1.8	1.5	2.7	20	4.0	1.5	2.2	6.5	2.0	12	2.4	2.0	3.0	3.2
	范围	2.8	73	21	54	71	0.30	1.0	6.1	5.5	1.0	189	27	0.10	0.20	0.11
	标准离差	1.1	32	8.0	23	30	0.13	0.45	2.2	2.4	0.45	87	11	0.04	0.08	0.05
	方差	1.2	997	64	513	891	0.02	0.20	0.05	5.6	0.20	7 591	115	0.02	0.01	0.002
	变异系数	0.4	0.3	0.1	0.4	1.4	0.6	0.2	0.3	0.7	0.4	0.8	0.3	0.4	0.5	0.7

2. 药材中无机元素间的相关性　在对无机元素的研究中，不少学者发现样品所含无机元素可能无明显差异，但元素间相关分析却常呈现出某种特征，为此我们将苍术样品中的 15 种无机元素进行了相关分析，见表 4 - 9。结果显示苍术中铁和铬、铁和汞、汞和铬、砷和铅($p<0.01$)显著相关，钴和锶($p<0.05$)相关，表明苍术对铁和铬、铁和汞、汞和铬、砷和铅及钴和锶的吸收积累可能有很好的协同作用。

表 4-9 苍术无机元素间的相关性分析

		Fe	Ca	K	Mn	P	Co	Cr	Cu	Ni	Pb	Sr	Zn	As	Se	Hg
Fe	R	1.000														
	P															
Ca	R	0.800														
	P	0.104														
K	R	0.248	0.597													
	P	0.687	0.288													
Mn	R	−0.314	−0.282	−0.667												
	P	0.607	0.646	0.219												
P	R	−0.082	−0.413	0.138	−0.424											
	P	0.896	0.489	0.825	0.477											
Co	R	0.719	0.440	−0.392	0.108	−0.455										
	P	0.171	0.459	0.514	0.862	0.441										
Cr	R	0.977	0.821	0.251	−0.375	−0.205	0.772									
	P	0.004**	0.088	0.684	0.534	0.741	0.126									
Cu	R	0.152	−0.115	−0.651	0.805	−0.087	0.373	0.020								
	P	0.807	0.854	0.234	0.100	0.890	0.536	0.974								
Ni	R	0.604	0.488	−0.047	−0.359	−0.455	0.809	0.751	−0.239							
	P	0.280	0.405	0.941	0.553	0.441	0.097	0.143	0.698							
Pb	R	−0.448	−0.241	−0.028	−0.276	−0.341	−0.086	−0.250	−0.691	0.397						
	P	0.450	0.696	0.964	0.653	0.574	0.891	0.685	0.196	0.508						
Sr	R	0.633	0.174	−0.589	0.290	−0.127	0.880	0.594	0.688	0.478	−0.419					
	P	0.252	0.779	0.296	0.636	0.839	0.049*	0.290	0.199	0.415	0.483					
Zn	R	−0.568	−0.319	−0.409	0.358	−0.671	0.039	−0.407	−0.169	0.217	0.793	−0.203				
	P	0.318	0.601	0.494	0.554	0.215	0.950	0.496	0.786	0.726	0.109	0.743				
As	R	−0.448	−0.241	−0.028	−0.276	−0.341	−0.086	−0.250	−0.691	0.397	1.000	−0.419	0.793			
	P	0.450	0.696	0.964	0.653	0.574	0.891	0.685	0.196	0.508	0.000**	0.483	0.109			
Se	R	0.076	0.659	0.686	−0.063	−0.572	−0.183	0.134	−0.364	0.028	0.134	−0.505	0.162	0.134		
	P	0.903	0.227	0.201	0.919	0.313	0.768	0.830	0.547	0.965	0.830	0.386	0.795	0.830		
Hg	R	0.977	0.821	0.251	−0.375	−0.205	0.772	1.000	0.020	0.751	−0.250	0.594	−0.407	−0.250	0.134	−0.375
	P	0.004**	0.088	0.684	0.534	0.741	0.126	0.000**	0.974	0.143	0.685	0.290	0.496	0.685	0.830	

注：** 双侧 t 检验 $p<0.01$ 水平显著相关；* 双侧 t 检验 $p<0.05$ 水平相关。

(二)原产地土壤中无机元素含量的特征分析

土壤中无机元素含量分析报表见表 4-10。小九华山砷高于其他地区砷均值的 3.4 倍,钙低于其他地区的钙均值的 6.3 倍。瓦屋山土壤中汞的含量高于其他地区土壤中汞均值的 3.2 倍。道地产区茅苍术土壤中砷大于非道地产区苍术土壤的 3.0 倍,钙低于其他产区土壤的 3.8 倍,其他元素间差异不明显。苍术土壤无机元素含量变异系的均值为 0.7,其中铅、钙、锶的变异系数较高,分别为 1.3、1.1、1.0;铁、锰、锌的变异系数较小,均小于 0.3。

表 4-10　茅苍术土壤无机元素分析报表

		Fe	Ca	K	Mn	P	Co	Cr	Cu	Ni	Pb	Sr	Zn	As	Se	Hg
土壤样品	TLC	223	96	364	570	300	8.2	41	19	18	42	416	59	3.0	0.07	0.70
	TLY	201	103	360	615	314	6.8	32	16	12	46	495	54	3.7	0.06	2.6
	TY	280	60	30	582	2.0	8.8	9.0	119	6.2	298	31	86	4.4	0.80	0.06
	TQ	402	385	276	781	497	16	76	36	35	40	56	89	18	0.20	3.2
	TT	201	59	118	775	254	6.3	34	17	12	33	120	55	9.8	0.20	4.0
	TJ	312	20	159	244	396	20	61	42	25	37	80	89	31	0.60	1.3
	TW	335	54	133	763	163	24	76	34	36	41	92	61	16	0.20	6.3
总计	算术平均数	279	111	205	618	275	126	47	40	21	77	184	71	12	0.30	2.6
	几何平均数	270	75	160	583	147	11	39	32	18	53	118	69	8.9	0.21	1.4
	中位数	280	60	159	615	299	8.8	41	34	18	41	92	61	9.8	0.20	2.6
	均值标准误	28	46	48	71	60	2.7	9.5	14	4.4	37	71	6.3	3.9	0.11	0.81
	最小值	201	20	30	244	2.0	6.7	9.0	16	6.2	33	31	548	3.0	0.06	0.06
	最大值	402	385	364	780	497	24	76	119	36	298	495	89	31	0.80	6.3
	最大/最小	2.0	19	12	3.2	248	3.9	8.5	7.4	5.7	9.1	16	1.6	10	13	105
	范围	201	365	334	536	495	18	67	103	29	265	464	35	28	0.74	6.2
	标准离差	76	123	128	189	160	7	25	36	12	98	189	17	10	0.28	2.2
	方差	5 776	15 366	16 639	35 927	25 598	50	625	1 301	136	9 537	35 672	274	105	0.08	5
	变异系数	0.3	1.1	0.6	0.3	0.6	0.6	0.5	0.9	0.6	1.3	1.0	0.2	0.8	0.9	0.8

(三)药材与土壤间的相关性分析

1. 相关系数分析　表 4-11 可见,除罗田栽培苍术与罗田苍术栽培产地和野生地中无机元素相关外,其他地区苍术与土壤中无机元素的含量均未见明显相关。同时对土壤和药材中元素的变异系数进行相关分析,两者的相关系数为 0.000。说明苍术对无机元素的吸收可能主要是选择性吸收,即通过主动吸收调控药材中无机元素的含量。

2. 富集系数分析　将每个苍术药材中无机元素含量除以其土壤中无机元素含量,得到苍术药材的富集系数。分析显示苍术对钙有富集作用,其平均富集系数为非道地苍术平均富集系数的 4.3 倍,见表 4-12。

表 4-11　苍术药材和土壤的相关性分析

		TLC	TLY	YLC	TY	YY	TQ	TT	TJ	TW	YQ	YJ	YW
TLC	R	1											
	P	0											
TLY	R	0.998	1										
	P	0.000**	0										
YLC	R	0.793	0.799	1									
	P	0.000**	0.000**	0									
TY	R	0.625	0.605	0.135	1								
	P	0.013*	0.017*	0.631	0								
YY	R	0.769	0.801	0.702	0.285	1							
	P	0.001**	0.000**	0.004**	0.303	0							
TQ	R	0.834	0.800	0.564	0.717	0.301	1						
	P	0.000**	0.000**	0.029*	0.003**	0.275	0						
TT	R	0.878	0.853	0.489	0.817	0.432	0.962	1					
	P	0.000**	0.000**	0.064	0.000**	0.108	0.000**	0					
TJ	R	0.727	0.697	0.794	0.368	0.262	0.853	0.704	1				
	P	0.002**	0.004**	0.000**	0.177	0.345	0.000**	0.003**	0				
TW	R	0.835	0.809	0.386	0.853	0.404	0.929	0.99	0.619	1			
	P	0.000**	0.000**	0.155	0.000**	0.135	0.000**	0.000**	0.014*	0			
YQ	R	0.602	0.594	0.541	0.448	0.602	0.489	0.525	0.457	0.512	1		
	P	0.018*	0.019*	0.037*	0.094	0.018*	0.064	0.044*	0.087	0.051	0		
YJ	R	0.687	0.691	0.530	0.499	0.757	0.470	0.568	0.354	0.568	0.954	1	
	P	0.005**	0.004**	0.042*	0.058	0.001**	0.077	0.027*	0.196	0.027*	0.000**	0	
YW	R	0.628	0.670	0.683	0.074	0.969	0.102	0.216	0.155	0.18	0.474	0.631	1
	P	0.012*	0.006**	0.005**	0.794	0.000**	0.718	0.44	0.581	0.522	0.074	0.012*	0

注：** 双侧 t 检验 $p<0.01$ 水平显著相关；* 双侧 t 检验 $p<0.05$ 水平相关。

表 4－12　苍术药材中无机元素的富集系数表

元素	YL	YY	YQ	YJ	YW	元素	YL	YY	YQ	YJ	YW
Fe	0.01	0.008	0.005	0.005	0.013	NI	0.076	0.435	0.028	0.2	0.183
Ca	0.99	1.55	0.358	5.3	3.074	Pb	0.024	0.003	0.025	0.054	0.025
K	0.162	1.433	0.232	0.352	0.451	Sr	0.167	6.314	0.289	0.474	2.14
Mn	0.056	0.148	0.026	0.164	0.047	Zn	0.32	0.419	0.336	0.516	0.377
P	0.05	6.000	0.016	0.009	0.067	As	0.033	0.023	0.005	0.006	0.006
Co	0.012	0.034	0.006	0.01	0.016	Se	1.429	0.125	1.50	0.333	1.00
Cr	0.049	0.222	0.026	0.033	0.039	Hg	0.071	0.833	0.016	0.038	0.025
Cu	0.372	0.095	0.22	0.124	0.237						

三、讨论

（一）对苍术中无机元素含量特征的认识

相关系数分析表明苍术及土壤中无机元素的含量不相关，表明苍术主要是通过主动吸收调控药材中无机元素的含量。

不同产地苍术根茎及生长地土壤中 15 种无机元素含量进行测定，发现道地产区茅苍术药材中镍的平均含量高于其他苍术的 3 倍以上。道地产区茅苍术除表现为镍的平均含量较高外，其他无机元素含量与非道地产地苍术未显示出更多明显差异来。许多学者都已注意到亲缘关系越近的植物间无机元素的含量也越接近，虽然道地产区茅苍术在功效和挥发油、水提成分上均显示出其他苍术所不具备的道地特性，但无机元素更多地表现出他们作为同种植物的一致性。同时发现苍术对铁和铬、铁和汞、汞和铬、砷和铅及钴和锶的吸收积累有很好的协同作用。

由于茅苍术产地土壤中钙明显低于其他产区土壤，故虽然道地产区茅苍术中钙的含量较其他苍术高的不明显，但分析显示其对钙有较强富集作用，可见钙在茅苍术无机元素含量中的地位应引起关注。现代研究证明钙在骨骼的形成发育中有重要作用，并参与体内诸多代谢，这与中医对苍术延年、轻身不老的认识相符合。

（二）对无机元素存在状态的认识

从分析结果看，道地产区茅苍术中汞、砷、铅、锶、锌、硒等有害元素的含量均稍高于非道地苍术，这与低毒高效的道地药材质量标准不相符。分析原因，植物中无机元素作为酶、蛋白、激素的辅助因子参与生命活动，其含量固然有着极其重要意义，但无机元素的形态（水溶液中的无机元素的价态、络合态、非离子态、胶态等）是影响其吸收、代谢、发挥疗效的最直接因素。同时，对苍术药材中无机元素的相关性分析显示，毒性元素汞、砷对必须元素铬、铁的吸收有直接或间接的协同作用，提示不能孤立地依据药材中某种无机元素含量的高低来看待它的质量，而应分析元素间的相互作用，更多的考察无机元素的形态问题而不仅仅局限于其含量的多少。

第四节　苍术道地产区气候特征

近年来不少学者发现苍术挥发油变异与地理环境变异有关。作者研究了不同地区苍术根际区土壤中无机元素及养分的变化规律,没有发现两者对苍术挥发油变异有直接明显的影响,提示气象因子可能是影响苍术挥发油组分含量的重要环境因子。为了寻找影响苍术挥发油成分的气候主导因子,及影响苍术成活及生长发育的生态限制因子,本文利用GIS比较茅山地区气象因子与苍术整个分布区气象因子的异同,提取苍术道地药材原产地气候生境特征。

一、材料与方法

(一) 数据来源及样地

日本学者武田修已在20世纪90年代历时多年对中国境内的野生苍术挥发油成分变异进行了系统研究,共分析了18个居群771株苍术个体,研究范围遍及苍术主要分布区,包括中国7个省,东西跨越14.4°(107.03°E～121.40°E),南北跨越4.5°(33.07°N～37.53°N)。其研究样地基本包括了中国境内苍术的所有化学型。本研究利用武田修已的挥发油分析数据,及挥发油分析样地的气象因子进行苍术道地药材的生境特征分析。具体样地见表4－13,图4－6。各居群苍术挥发油含量的均值见表4－13(其中一个地方有两个亚居群的其挥发油的含量取两个亚居群的均值)。

表4－13　研究样地及当地苍术挥发油含量

	地　　点	编号	榄香醇(%)	苍术酮(%)	茅术醇(%)	β-桉叶醇(%)	芹烷二烯酮(%)	苍术素(%)	总含量(%)
江苏	常州金坛区薛埠镇	Xu	0.01	0.08	0.11	0.29	0.12	0.43	1.80
	常州溧阳后周乡黄山	Li	0.03	0.51	0.32	0.50	0.08	0.35	1.79
	句容宝华山鸭子头	Ya	0.00	0.71	0.11	0.25	0.09	0.34	1.50
	南京汤山镇佛山	Fo	0.00	0.61	0.06	0.20	0.07	0.35	1.29
湖北	黄岗英山县桃花冲	Ta	0.02	0.00	5.35	0.30	0.00	0.01	5.63
	随州草店镇	Ca	0.09	0.00	3.50	2.47	0.00	0.14	6.20
	丹江口	Dn	0.17	0.00	2.83	2.68	0.00	0.07	5.75
安徽	黄山新华乡	Hu	0.13	0.03	2.04	3.17	0.00	0.34	5.71
陕西	汉中留霸县	Ba	0.22	0.00	1.29	1.78	0.00	0.22	3.50
	西安长安区王庄乡抱龙峪	An	0.30	0.00	2.09	2.12	0.00	0.16	4.65
	华阴	Hs	0.21	0.00	0.63	1.66	0.00	0.18	2.67
河南	三门峡卢氏县	Sh	0.39	0.00	0.21	1.65	0.00	0.21	2.45
	登封嵩山	So	0.04	0.10	0.05	0.29	0.00	0.67	1.15

（续表）

地　　点		编号	榄香醇(%)	苍术酮(%)	茅术醇(%)	β-桉叶醇(%)	芹烷二烯酮(%)	苍术素(%)	总含量(%)
河北	张家口崇礼区	Ch	0.09	0.09	0.45	0.94	0.02	0.56	2.13
	承德大朝镇大朝村	Da	0.07	0.37	0.26	0.83	0.04	0.47	2.03
	石家庄赞皇县嶂石岩乡	Za	0.02	0.03	0.06	0.30	0.01	0.23	0.65
山东	青岛崂山林场下宫林区	Lao	0.00	0.63	0.00	0.00	0.01	0.25	0.89
	泰安泰山区	Tt	0.00	0.46	0.01	0.11	0.03	0.35	0.96

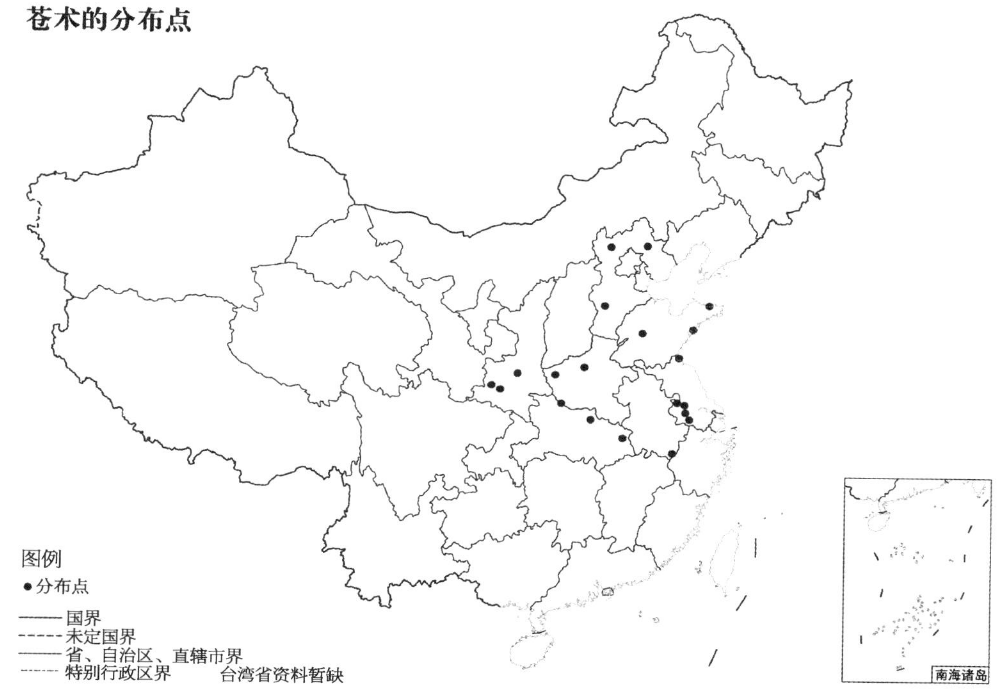

图 4-6　研究样地分布图

气候数据来源于距研究样地距离最近的当地气候站点1971—2000年30年间气候资料。用年均温、年降水、冷月低温、热月高温、极端低温、旱季共6项常用的并具有生长限制性作用的气象因子作为气候优选的指标，求出各指标30年的均值，见表4-14。

表 4-14　各研究样地各气象因子30年均值

编号	极端低温(℃)	冷月低温(℃)	热月高温(℃)	旱季(月)	年均温(℃)	年降水(mm)
Xu	−15.5	−1	32	1	15.4	1 075
Li	−15.7	−1	32	2	15.1	1 152
Ya	−16.7	−2	32	2	15.2	1 022
Fo	−17.4	−2	32	2	15.3	1 008

（续表）

编号	极端低温(℃)	冷月低温(℃)	热月高温(℃)	旱季(月)	年均温(℃)	年降水(mm)
Ta	−16.2	0	30	2	13.6	1 386
Ca	−17.9	−3	31	3	14.8	1 099
Dn	−14.2	−3	32	4	15.1	872
Hu	−13.1	−1	31	0	14.9	1 738
Ba	−18.8	−7	25	5	10.9	837
An	−16.0	−4	32	5	14.2	623
Hs	−19.0	−8	23	5	9.0	956
Sh	−20.0	−6	30	5	10.6	723
So	−19.4	−6	31	5	13.1	674
Ch	−33.5	−22	22	8	1.2	511
Da	−25.0	−15	30	7	8.8	612
Za	−22.6	−8	32	8	13.0	528
Lao	−24.3	−10	22	5	6.8	750
Tt	−15.2	−5	27	5	11.7	806

（二）方法

1. 影响苍术挥发油成分的生态主导因子及限制因子筛选 采用武田修己对苍术挥发油分析的结果，用苍术总挥发油及挥发油中含量最大疗效明确的 6 个组分（榄香醇、苍术酮茅术醇、苍术醇、β-桉叶醇、芹烷二烯酮、苍术素）作为应变量，以上述 6 个气象因子为自变量，利用逐步回归方法筛选影响苍术挥发油组分的生态主导因子。

通过实地调查、文献分析结合气候数据比较确定影响苍术挥发油的生态限制因子。

2. 苍术道地产区生境及其与其他产区生态环境的比较 选用 Kriging 进行空间内插，变异函数为线性模型。利用 10 km×10 km 高程栅格数据，以 IDIRISIW 软件为平台，分别对各要素 30 年的均值进行空间插值分析。得到每一网格点各区域各气象因子均值分布图。

以茅山地区作为苍术最佳产地，通过提取茅山地区生态主导因子和限制因子年均值的最大值及最小值获取当地气候特征参数。并以该参数为基础，使用 IDIRISIW 软件自带的叠加功能对整个区域进行叠加分析，寻找其他与茅山地区生态环境相一致的区域，从而最终实现苍术道地产区与其他非道地产区生态主导因子和限制因子的比较。

二、结果与分析

（一）影响苍术挥发油成分的生态主导因子的筛选

回归分析显示在所考察的 6 个气象因子中，挥发油总量和组分Ⅲ与年降水呈线性关系，组分Ⅴ与年降水及旱季呈线性关系。其回归方程分别为 $Y_{total} = -0.254 + 3.215 \times 10^{-3} X$（$X$ 为年降水）；$Y_{Ⅲ} = -1.193 + 2.395 \times 10^{-3} X$（$X$ 为年降水）；$Y_{Ⅴ} = 0.220 - 2.09 \times$

$10^{-2}X_1-1.18\times10^{-4}X_2$（$X_1$为旱季，$X_2$为年降水）。

（二）影响苍术挥发油成分的生态限制因子的筛选

研究发现苍术道地产区茅山4个与温度有关的气象因子的平均值都为整个分布区域该气象因子的最高值，见表4-15。通过图4-7可见，苍术道地药材分布局限于长江下游苏南一隅，处于其整个分布区的最南部边缘。资源调查的结果显示，苍术广泛分布于茅山以北的广大地区，商品药材主要是来源于内蒙古、河北、辽宁、黑龙江、山西、陕西、河南、湖北等地，长江中下游北亚热带地区湖北、安徽及江苏是苍术正常生长发育的最南边，再往南中亚热带地区，如浙江、江西和四川等地偶有零星苍术分布，并随温度的升高最终绝迹。栽培实践中发现，最高温度达到30℃时苍术就会出现死苗现象。由此可见，高温是影响苍术生长发育的生态限制因子之一。

表4-15　茅山地区及苍术全分布区气象因子均值范围

指　　标	茅山地区	全分布区
年平均温度	15℃～15.4℃	8.8℃～15.4℃
最冷月平均最低温度	−2℃～1℃	−15℃～1℃
最热月平均最高温度	32℃	27℃～32℃
年平均降水量	1 000～1 160 mm	530～1 740 mm
旱季(月降水量<40 mm的月数)	1～2	0～8
极端最低温度	−17.5℃～−15.5℃	−25℃～−13℃

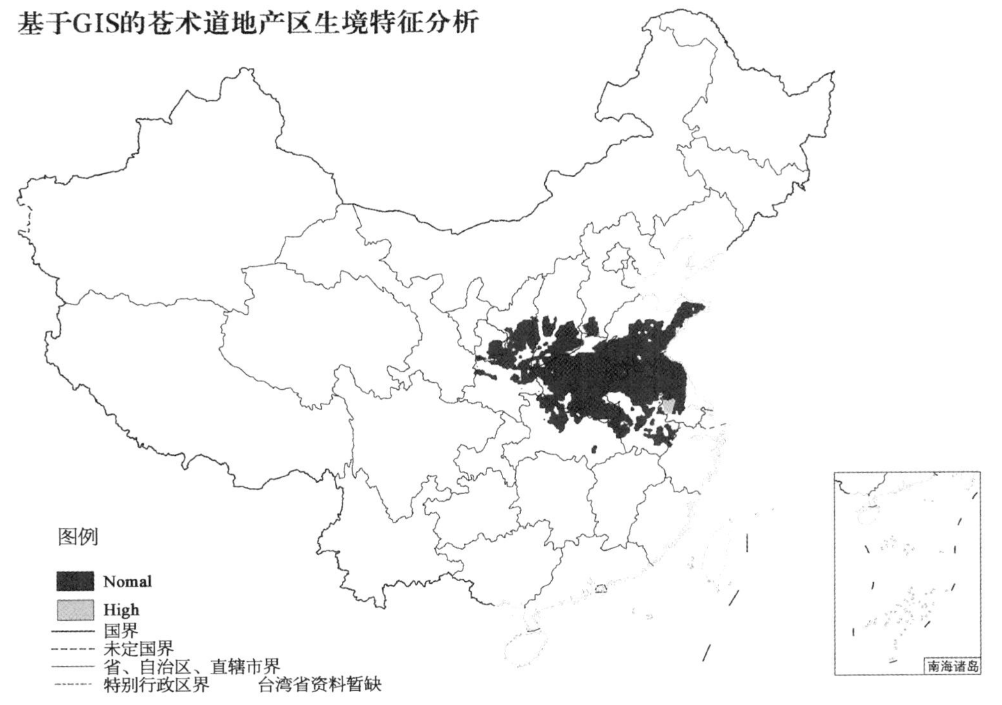

图4-7　基于GIS的苍术道地产区生境特征分析

(三) 苍术道地产区生境及其与其他产区生态环境的比较

用于进行气候插值运算的数字高程模型(DEM)在华阴,崇礼和崂山 3 个点都在 1 000 m以上,导致该点气温明显偏低。在没有采样点的确切地理数据的情况下,上述 3 点气候值未全部参与气候阈的生成。

叠加分析在苍术的整个研究区域中未找到与茅山地区生态环境相一致的区域,表明茅山地区作为苍术的道地产区气候上确有与众不同的独特之处,道地药材分布局限于长江下游苏南一隅,其挥发油的独特配比可能是当地独特的生境造成次生代谢特化的结果,见图 4－7。

三、讨论

(一) 影响苍术质量的气候主导因子

回归分析显示苍术挥发油总量及苍术醇、芹烷二烯酮含量与降水量呈线性关系,同时芹烷二烯酮与旱季也呈现线性关系,可见在所考察的 6 个气象因子中,降水量是影响苍术质量的生态主导因子之一。由回归方程可知,降雨量越大,总挥发油及苍术醇含量越高;而芹烷二烯酮的含量随旱季增长,降雨量增大降低,旱季增长与雨量增大通常是一对矛盾,因此旱季长短与雨量大小的动态平衡会使芹烷二烯酮的含量处于一个动态变化过程中。

苍术在漫长的进化历程中形成了与环境高度适应的自组织现象,其挥发油组分的特定组成及配比即是其适应不同生境的结果。本文只找到了影响总挥发油含量及苍术醇、芹烷二烯酮的气候主导因子,作者认为,随着研究的深入和资料的积累,通过研究各气象因子在年内的分布及其与挥发油组分的非线性关系,并考察气象因子间的交互作用,则可找到影响苍术挥发油中的其他组分含量的生态主导因子。

(二) 苍术道地药材气候生境特征

叠加分析未找到与茅山地区生态环境相一致的区域,表明茅山地区作为苍术的道地产区气候上确有与众不同的独特之处,其挥发油的独特配比可能是特定环境造成苍术代谢特化的结果。与苍术整个分布区气候相比,茅山地区气候具有高温、旱季短、雨量充足的特点。根据影响苍术质量的生态主导因子和限制因子,提取苍术道地药材原产地生境特征如下:年均温高于 15℃,冷月平均最低温度为－2℃～－1℃,热月平均最高温度平均在 32℃左右,极端低温－17℃～－15℃,旱季为 1～2 个月之间,年降水量为 1 000～1 160 mm。

(三) 苍术栽培基地选择

垂直分布的调查显示,苍术最适宜生长在海拔 800～1 200 m,年平均气温低,雨量充足的山坡上。苍术的主要分布区湖北与道地产区茅山降雨量相似,但湖北地区海拔高,山地较多,年均温、冷月平均最低温度、热月平均最高温度、极端低温等均较茅山地区低,因此湖北大部分地区较江苏茅山等地更适宜苍术生长发育。当前,苍术栽培基地主要位于湖北境内,正是由于在湖北栽种苍术成活率更高,长势更旺的原因。作者研究发现湖北所产苍术与江苏茅山苍术是属于完全不同的两个化学型,湖北苍术是以高含量的茅术醇和

β-桉叶醇为主组成，此两者占当地苍术挥发油归一化百分含量的 82.80%。因此，如果以提取挥发油中的单一成分如茅术醇或 β-桉叶醇为目的，则可选择在湖北种植苍术；如果所栽培的苍术是以中医临床为使用目的，则认为栽培产地应仍以江苏茅山地区为好。

（四）苍术道地药材形成的逆境效应

中药药效成分通常是植物次生代谢产物，有学者认为次生代谢产物的产生多是植物对抗逆境的结果。萜类是一类研究较多的次生代谢产物，不少学者发现其含量随逆境强度增加而增加。挥发油是苍术主要的次生代谢产物，多为倍半萜类化合物。可见药用动植物的环境最适宜性概念与普通生物对环境的最适宜概念并不完全相同。因为药用动植物的活性成分有些是正常发育条件下产生的，有些也可能是在胁迫（逆境）条件下产生和积累的。换言之，植物积累次生代谢产物所需的生境与其生长发育的适宜条件可能并不一致，甚至相反。有学者指出道地药材的产生与特定生境密切相关，该生境通常会表现出某种逆境特征，如干旱、炎热、寒冷、气候变化剧烈等，并且其中某些逆境因子可能是该药材生长成活的限制因子。本研究发现，高温是苍术生长发育的限制因子，而茅山地区几个与温度有关的气象因子均为其整个分布区的最高值；同时，茅山在物理空间上处于苍术整个分布区的东南边缘，故认为苍术道地药材的形成体现出明显的逆境效应。

第五节　影响苍术挥发油组分的气候主导因子筛选

不少学者发现苍术挥发油变异与地理环境变异有关，表明除了受自身遗传因素的控制外，自然环境对苍术挥发油组分形成具有重要影响。气候因子作为不可控生态因子，对药材品质和产量影响极大，特别是气候因子在年内分布的不均匀性对植物生长发育具有重要影响。可见，实现质量与气候条件的合理匹配是生产优质苍术的重要前提。

一、材料与方法

（一）数据获得及预处理

1. *样地及挥发油数据*　采用日本学者武田修己（以下简称武田）的数据，该数据是作者在 20 世纪 90 年代历时多年对中国境内的野生苍术挥发油的分析结果。由于武田的研究样地包括 18 个地区 26 个居群 771 株苍术个体，遍及苍术主要分布区，包括中国 7 个省份，东西跨越 14.4°（107.03°E～121.40°E），南北跨越 4.5°（33.07°N～37.53°N）。另外，武田修己研究样地基本包括了中国境内苍术的所有化学型，并且其对所研究样品来源交代明确，样品代表性好，所分析的挥发油中的 6 个组分（榄香醇、苍术酮、茅术醇、β-桉叶醇、芹烷二烯酮、苍术素）在苍术挥发油中含量大，药理药效明确，加上武田修己等的实验数据量大，可用于统计分析，同时不论是采集时间还是实验的平行性都较好，结果有可比性，因此本研究所用挥发油数据及研究样地都以武田修己等的文献为基础。

2. 气候数据　来源于距研究样地距离最近的当地气象站点，包括1971—2000年30年间(1～12月)的气候资料，含温度、降水、日照、相对湿度及风速5个指标。利用Surfer7.0软件，选用克立格法(Kriging)插值方法，对全国境内影响苍术的气候主导因子在1971—2000年间30年的均值进行空间插值分析，插值精度为4 km×4 km，得到各气候主导因子全国的空间分布图。插值前预留出1/5的数据，对插值结果的准确性进行验证。

3. 其他数据　辅助数据包括：地形数据(DEM)、行政区划数据等。数据处理包括：对1∶25万地形数据进行投影类型定义与转换，对地形数据中的等高线进行空间插值处理，生成4 km×4 km的DEM数据。对插值结果数据、辅助数据等进行空间配准、投影转换等一系列处理，使它们具有相同的投影参数，转换到同一坐标系统中，能够相互进行各种像元间的运算。

(二) 苍术挥发油组分与气候生态因子的相关模型的建立

求出各样地温度、降水、日照、相对湿度及风速5个指标30年的年均值，及萌芽月份(2月)、生长季(7～10月)的月均值。考虑到气象因子对作物生长的非线性作用，及气象因子间交互作用对苍术挥发油组分的影响，引入了日本学者有关降雨系数的概念，降水系数R=降雨量/温度，并计算了各月温度与降水的交互作用(I=温度×降雨量)及温度的二次项(平方)的平均值。

将武田修己测得的苍术挥发油成分中6个组分的含量作为一组变量，以上述8个气候因子作为另一组变量，利用典型相关确定影响苍术挥发油的生态因子。然后以典型相关筛选得到气候因子为自变量，分别以挥发油中6个组分的含量为应变量，利用逐步回归方法建立苍术各组分与相应气候因子的回归模型，并确定影响苍术挥发油组分的气候主导因子。

二、结果与分析

(一) 气候生态因子与苍术挥发油组分的回归模型

典型相关分析得到影响苍术挥发油各组分的气象因子，见表4-16。

表4-16　苍术挥发油组分与气象因子的典型相关分析($p<0.05$)

项目	榄香醇	苍术酮	茅术醇	β-桉叶醇	芹烷二烯酮	苍术素
均温	9、10月、年均	9月、年均	—	—	9、10月、年均	—
降水	—	—	8、10月	—	2、8月、年均	2月、年均
均温平方	2、9、10月	2、9、10月	—	—	2、9、10月	—
I	—	2、9、10月、年均	—	—	2、9、10月、年均	2、9、10月、年均
R	2、9、10月	2、9、10月	—	—	2、9、10月	—

（续表）

项目	榄香醇	苍术酮	茅术醇	β-桉叶醇	芹烷二烯酮	苍术素
日照	2、8、9、10 月	2、8、9、10 月	—	2、8、9 月	—	—
湿度	10 月、年均	—	—	—	10 月、年均	—
风速	7、8、9 月	7、8、9、10 月、年均	—	7、8、9 月	—	9、10 月、年均

注：I 为温度与降水交互作用；R 为降雨系数。

通过逐步回归的方法建立了苍术挥发油中 6 个组分含量与气候主导因子的相关模型，结果如下：

$$Y_1 = 1.164 - 0.002\,74X_1 - 0.001\,38X_2^2 - 0.023\,7X_3/X_4 - 0.000\,954X_5$$

其中 Y_1=榄香醇，X_1=10 月日照时数，X_2=10 月均温，X_3=9 月降雨，X_4=9 月均温，X_5=9 月日照时数。

$$Y_2 = -0.73 - 0.004\,23X_1 + 0.007\,222X_2^2 - 0.044\,7X_3^2 + 0.000\,469\,9X_4X_5$$

其中 Y_2=苍术酮，X_1=10 月日照时数，X_2=10 月均温，X_3=2 月均温，X_4=年均温，X_5=年降水。

$$Y_3 = -0.592 + 0.027\,5X$$

其中 Y_3=茅术醇，X=10 月降水。

$$Y_4 = 5.393 - 0.019\,8X$$

其中 Y_4=β-桉叶醇，X=8 月日照时数。

$$Y_5 = -0.151 + 0.000\,319\,1X_1X_2 - 0.002\,32X_1^2 + 0.232X_3$$

其中 Y_5=芹烷二烯酮，X_1=2 月均温，X_2=2 月降水，X_3=年均相对湿度。

$$Y_6 = 0.495 - 0.000\,717X_1X_2 + 0.000\,438X_3X_4$$

其中 Y_6=苍术素，X_1=10 月均温，X_2=10 月降水，X_3=年均温，X_3=年降水。

标准化后为：

$$Y_1 = -0.926X_1 - 0.991X_2^2 - 0.482X_3/X_4 - 0.3X_5$$

$$Y_2 = -0.65X_1 + 2.354X_2^2 - 3.236X_3^2 + 0.783X_4X_5$$

$$Y_3 = 0.471X;$$

$$Y_4 = -0.503X$$

$$Y_5 = 1.146X_1X_2 - 1.368X_1^2 + 0.653X_3$$

$$Y_6 = -1.508X_1X_2 + 1.107X_3X_4$$

(二) 10 月份的气象条件对苍术挥发油组分的影响最大

典型相关分析(canonical correlation analysis) 研究的是两组变量之间的相关性,既可以降低研究的复杂度,又反映了中药各组分间的综合作用。故本研究用典型相关分析得到影响苍术挥发油各组分的气象因子。结果发现,表 4 - 16 同一行内不同列间气象因子非常一致,如筛选到的均温平方、温度与降水交互作用、降雨系数、相对湿度 4 个气象因子在不同组分间一旦起效,则作用时间完全相同,其余各气象因子对所影响组分的作用时间也多数相同,提示这些组分的形成和转化关键酶及基因可能相同,表明气象因子在年内不同时间对苍术挥发油组分影响的贡献率不同。

进一步的逐步回归所筛选到的主要气象因子中,10 月均温、降水、日照时数共出现 7 次,年均温、降雨,及相对湿度共出现 5 次,2 月均温、降水共出现 4 次;9 月均温、降水及日照时数共出现 3 次,8 月日照时数出现 1 次。可见,10 月份的气象条件对苍术挥发油组分的影响最大,年平均及 2、9 月份气象条件对苍术挥发油组分的影响较大,而其他月份气象条件对苍术挥发油组分影响较小。根据植物生活史特征,根茎类药材的营养积累主要是在秋冬季节完成,因此,多数根茎类药材的采收加工均在秋末冬初或次年春天采收。本研究发现 10 月的气象条件对苍术挥发油组分影响最大,其中所蕴含的植物的生态策略,有待进一步研究。

(三) 温度及其与降雨的交互作用对苍术挥发油组分有重要影响

逐步回归得到的回归模型中,共筛选出影响苍术挥发油中 6 个组分的气象因子 20 个次,温度有 9 个次,降水 6 个次(其中含温度与降水交互作用的 5 个),日照 4 个次,相对湿度 1 个次。可见,温度及其与降雨的交互作用是影响苍术挥发油组分的主要气候因子。日照对部分挥发油组分含量也有影响,但相对湿度、辐射及风速等对苍术挥发油组分的影响极小甚至没有。

小 结

遗传变异和环境因素是影响道地性药材形成的重要原因。作为具有极大多态性的物种,遗传多样性分析显示苍术种内及居群内的遗传变异都很大。茅苍术在长期适应环境的过程中,已经发生遗传上的分化。茅山苍术具有居群多样性较低,居群内个体间遗传变异较小的特点,表明茅苍术遗传上有较高的一致性。但同一样品的挥发油成分分析显示,苍术较大的表型变异与较小的遗传变异间存在不一致现象。作为遗传与环境交互作用的产物,这一切提示除了遗传因子外,还有其他的重要的因素,甚至是很关键因子在影响茅苍术道地药材的形成。

茅山地区气候具有高温、旱季短、雨量充足的特点。茅苍术挥发油的独特配比可能是特定环境造成苍术代谢特化的结果,当地生境特征如下:年均温高于 15℃,冷月平均最低温度为−2℃～−1℃,热月平均最高温度平均在 32℃左右,极端低温−17℃～−15℃,旱季约为 1～2 个月之间,年降水量为 1 000～1 160 mm。

温度和降雨及其交互作用是影响茅苍术挥发油含量的主要外在生态因子，其中10月份的气象条件对苍术挥发油组分的影响最大，年平均及2、9月份气象条件对苍术挥发油组分的影响较大。高温是苍术生长发育的限制因子，而茅山地区几个与温度有关的气象因子均为其整个分布区的最高值，茅苍术道地药材的形成具有明显的逆境效应。

第五章

环境胁迫与苍术道地药材的形成

第一节　干旱胁迫下苍术幼苗生理特性变化研究

苍术喜温凉气候，具有较强的耐旱性，而干旱胁迫下苍术的生理适应性研究薄弱。本实验首次选用茅苍术幼苗为研究对象，采用聚乙二醇(PEG-6000)模拟不同程度水分胁迫处理，旨在摸清水分胁迫下苍术幼苗体内脂质过氧化作用及保护酶活性的变化规律，探讨苍术对水分的生理适应性反应，为苍术的资源保护、抗旱品种选育及大面积推广种植提供基础资料。

一、材料与方法

(一) 材料

苍术种子采自湖北英山，为菊科多年生草本植物苍术(*Atractylodes lancea*)种子。

(二) 方法

1. 植株栽培培养　选取饱满、大小一致的苍术种子，用0.1% HgCl 消毒15 min，以自来水、去离子水清洗数次后播种在装有珍珠岩的塑料盆中，避光发芽，出苗后用1/2 Hoaglangd 营养液浇灌培养。

该实验于2006—2007年在中国中医科学院中药研究所人工气候室(AGC-11人工气候室)中进行，培养条件：25℃/20℃(昼/夜)，每日14 h光/10 h暗，光强为260～350 μmol/(m^2·s)，相对湿度为65%～70%。

2. PEG胁迫处理　选长势良好、一致的苍术幼苗(约240日苗龄，株高25～30 cm)，移栽于水溶液培养罐中，用Hoaglangd全营养液培养，每3日换1次营养液，预培养2周后，用PEG-6000进行渗透胁迫处理，PEG的浓度分别为15%、25%(用Hoaglangd营养液配制)，与之相对应的溶液水势依次为－0.40 MPa、－0.86 MPa。对照(CK)组用不含PEG-6000的Hoaglangd全营养液进行培养。在胁迫后的1、3、5、7、9日，分别取第1片完全展开叶下数的第3～8片叶，在液氮中迅速冷冻，置于－70℃冰箱保存待测。每个测定指标取6个重复，测定3次，求均值。

3. 可溶性蛋白含量测定　可溶性蛋白含量采用紫外吸收法测定。

(1) 蛋白质提取：准确称取0.5 g苍术叶片，放入研钵中，加10 ml预冷的磷酸缓冲液(pH 7.0)，在冰浴上研磨成浆，将匀浆全部转入离心管中，4℃、4 000 r/mim下离心15 min，将上清液转入25 ml容量瓶中。用5 ml磷酸缓冲液悬浮沉淀，同上述操作，再提取2次，上清液并入容量瓶中，用磷酸缓冲液定容至刻度。

(2) 样品测定：吸取待测样品液置于1 cm石英比色杯中，于波长280 nm和260 nm处，分别读取OD_{280}和OD_{260}，用缓冲液作为空白对照。根据下述公式计算样品中的蛋白质含量：

$$蛋白质含量(mg/ml)=1.55OD_{280}-0.76OD_{260}$$

4. 丙二醛(MDA)含量测定　丙二醛(MDA)含量采用硫代巴比妥酸显色法测定。

准确称取 0.5 g 苍术叶片，加 5% TCA(5%三氯乙酸)5 ml，研磨后所得匀浆在 3 000 r/min 下离心 10 min。取上清液 2 ml，加 0.67%TBA 2 ml，混合后在 100℃水浴上煮沸30 min，冷却后再离心 1 次。分别测定上清液在 450 nm、532 nm、600 nm 处的吸光度值，按公式 $C(\mu mol/L)=6.45(A_{532}-A_{600})-0.56A_{450}$ 算出 MDA 浓度。

5. 超氧化物歧化酶(SOD)活性测定　超氧化物歧化酶(SOD)活性采用核黄素-NBT 法测定。以每毫克蛋白质每分钟抑制光化还原 50%的氯化硝基氮蓝四唑(NBT)为一个酶活性单位(U)，酶活性以 U/mg protein 表示。

(1) 酶液的提取：精确称取 0.5 g 苍术叶片，加 1 ml 预冷的磷酸缓冲液，在冰浴上研磨成浆，置于 EP 管中，4℃、4 000 r/mim 下离心 15 min，上清液即为 SOD 粗提液。4℃保存备用。

(2) 显色反应：取 4 支 EP 管，加入酶液及反应液。比色时反应液终浓度为 13 mmol/L 的 Met 溶液、75 μmol/L 的 NBT、10 μmol/L 的 EDTA - Na_2、2 μmol/L 的核黄素和 50 mmol/L、pH 7.0 的磷酸缓冲液，总体积 1 ml，酶液 0.01 ml。混匀后将 1 支对照管置暗处，其他管于 25℃、4 000 lx 日光下反应 20 min。

(3) SOD 活性测定：至反应结束后，以不照光的对照管做空白，分别测定其他管的吸光度。以抑制 NBT 光化还原 50%的酶液量为 1 个酶活性单位。按下式计算：

$$SOD酶活性(U/g)=[(A_{ck}-A_e)\times V]/(1/2\times A_{ck}\times W\times V_t)$$

其中不照光的对照管做空白，分别测定其 A_{ck} 对照吸光度，A_e 吸样品管吸光度，V_s 样品液总体积，V_t 测定时样品用量，W 蛋白含量。

6. 过氧化物酶(POD)活性测定　过氧化物酶(POD)活性采用愈创木酚比色法测定。以每毫克蛋白质每分钟 A_{470} 变化 0.01 为 1 个过氧化氢酶活性单位(U)，酶活性以 U/mg protein 表示。

(1) 酶液的提取：准确称取 0.5 g 的苍术叶片，加 1 ml 预冷的磷酸缓冲液在冰浴上研磨成浆，置于 EP 管中，4℃、4 000 r/mim 下离心 15 min，上清液即为 POD 粗提液。4℃保存备用。

(2) 活性测定：反应体系包括 2.8 ml pH 6.8 的磷酸缓冲液，1 ml 0.1%邻甲氧基苯酚，0.01 ml 酶液和 0.20 ml 0.3% H_2O_2 溶液(对照用无菌水处理)，于 60 s 时在 470 nm 下测 OD 值。以每分钟 OD_{470} 变化 0.01 为 1 个酶活性单位。按下式计算：

$$POD[酶活性\ U/(g\cdot min)]=(\Delta A470\times V_t)/(W\times V_s\times 0.01\times t)$$

其中 ΔA_{470} 为反应时间内吸光度的变化，W 为蛋白含量；t 为反应时间，V_t 为提取酶液总体积，V_s 为测定时取用酶液体积。

7. 过氧化氢酶(CAT)活性的测定　过氧化氢酶(CAT)活性采用紫外分光光度法测定。以每毫克蛋白每分钟 A_{240} 减少 0.01 的酶量为一个酶活单位(U)表示,酶活性以 U/mg protein 表示。

(1) 酶液的提取:准确称取 0.5 g 苍术叶片,加 1 ml 预冷的磷酸缓冲液在冰浴上研磨成浆,置于 EP 管中,4℃、4 000 r/mim 下离心 15 min,上清液即为过氧化氢酶粗提液。4℃保存备用。反应液中加入 3 ml 50 mmol/L 磷酸缓冲液,1 ml 0.3% H_2O_2 和 0.1 ml 酶液,在 240 nm 下测定其吸光度值。以每分钟吸光度值的降低表示活性。

(2) 活性测定:CAT 酶活性以每分钟每 mg 蛋白分解 H_2O_2 的 μmol 数表示。按下式计算:

$$\text{CAT 酶活性}[\text{U}/(\text{g}\cdot\text{min})]=(\Delta A_{240}\times V_t)/(0.1\times V_s\times t\times W)$$

其中 ΔA_{240} 为反应时间内吸光度的变化;W 为蛋白含量,t 为反应时间,V_t 为提取酶液总体积,V_s 为测定时取用酶液体积。

8. 抗坏血酸过氧化物酶(APX)活性测定　抗坏血酸过氧化物酶(APX)活性采用紫外分光光度法测定。以每毫克蛋白每分钟 A_{290} 减少 0.01 的酶量为一个酶活单位(U)表示,酶活性以 U/mg protein 表示。

(1) 酶液的提取:称取一定质量(约 0.5 g)的苍术叶片,加 1 ml 预冷的磷酸缓冲液在冰浴上研磨成浆,置于 EP 管中,4℃,4 000 r/mim 下离心 15 min,上清液即为抗坏血酸过氧化物酶粗提液。4℃保存备用。

(2) 活性测定:取 EP 管 2 支,加入 1 ml 反应液,包括 50 mmol/L 磷酸缓冲液,0.3 mmol/L AsA,0.06 mmol/L H_2O_2,每管加 0.01 ml 酶液,每加完一管立即计时,2 min 内连续记录在 290 nm 下 *OD* 值变化。按下式计算:

$$\text{APX 酶活性}[\text{U}/(\text{g}\cdot\text{min})]=(\Delta A_{290}\times V_t)/(W\times V_s\times 0.01\times t)$$

其中 ΔA_{290} 为反应时间内吸光度的变化,W 为蛋白含量,t 为反应时间,V_t 为提取酶液总体积,V_s 为测定时取用酶液体积。

二、结果与分析

(一) 干旱胁迫对苍术幼苗叶片中 MDA 含量的影响

MDA 是植物脂质过氧化的产物,是检测植物细胞膜受伤害的一个重要指标,其含量的高低可以表示质膜过氧化的程度。结果如图 5-1 所示。

图 5-1 结果显示,15%PEG 渗透胁迫后 1、3、5、7、9 d MDA 含量显著提高($p<0.05$),较对照分别提高了 16.96%,39.76%,79.92%,149.48%,192.40%;25%PEG 渗透胁迫后 1 d 较对照下降了 8.25%($p<0.05$),3、5、7、9 d 显著提高($p<0.05$),较对照分别提高 117.97%,157.79%,253.92%,379.52%。总的来看,干旱胁迫显著提高了苍术幼苗叶片中 MDA 含量,并且随着胁迫时间的延长和强度的增大 MDA 含量明显增加。

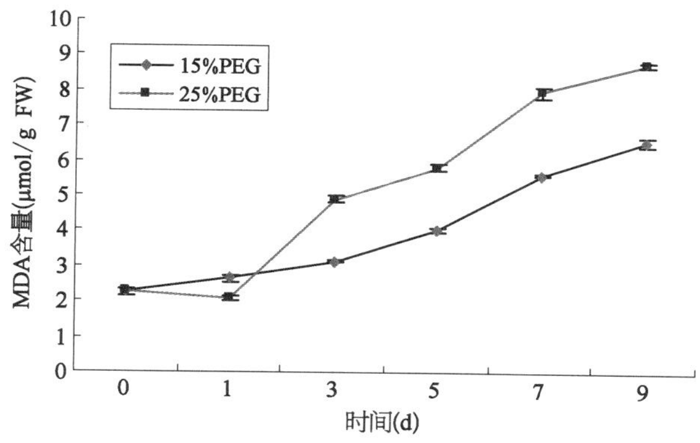

图 5-1　PEG 渗透胁迫对丙二醛含量的影响

(二) 干旱胁迫对苍术幼苗叶片中可溶性蛋白含量的影响

可溶性蛋白是植物体内一种重要的渗透调节物质。植物在干旱胁迫下可以通过提高可溶性蛋白含量以增加组织渗透势，达到提高抗旱能力的目的。干旱胁迫后，苍术幼苗叶片中可溶性蛋白质含量的变化情况如图 5-2 所示。

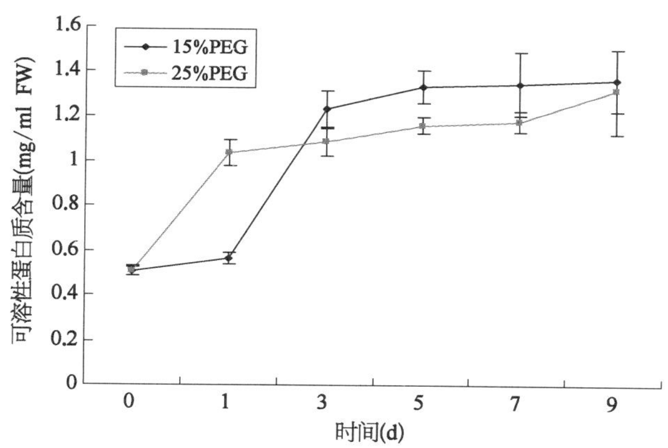

图 5-2　PEG 渗透胁迫对苍术植株可溶性蛋白含量的影响

图 5-2 结果显示，15%PEG 胁迫后 3 d 可溶性蛋白含量大幅度提高($p<0.05$)，较对照提高 143.00%，5、7、9 d 则变化不显著($p>0.05$)，分别较对照提高 163.20%、165.73%、169.18%。25%PEG 胁迫后 1 d，其含量大幅度提高($p<0.05$)，较对照提高 104.54%，3、5、7、9 d 则增加较为缓慢，分别较对照提高 114.91%，129.44%，134.50%，160.00%。不同程度干旱胁迫下可溶性蛋白质含量均呈现出明显的升高趋势，且高浓度胁迫下出现显著性升高的时间提早于低浓度胁迫，随着胁迫时间的延长两者增长速率明显减小。

(三) 干旱胁迫对苍术幼苗叶片中抗氧化物酶活性的影响

植物在代谢过程中通过多种途径产生超氧阴离子(·O_2)、羟自由基(·OH)、过氧化氢(H_2O_2)和单线态氧($^1O_2$)等，统称为活性氧。细胞内具有防御活性氧毒害的保护机构，即被称为保护酶系统的超氧化物歧化酶(SOD)、过氧化物酶(POD)、过氧化氢酶(CAT)、抗坏血酸过氧化物酶(APX)和非酶系统 VitE、GSH、AsA 等。这些抗氧化酶系的表达量与植物对逆境胁迫的抗性具有一定的相关性，最终体现为植物对水分胁迫的适应或产生抗性。

1. SOD 活性的变化　SOD 处于抵御活性氧伤害的“第一道防线”，主要作用是歧化・O_2为 H_2O_2和水，是清除・O_2的关键酶。干旱胁迫后茅苍术幼苗体内 SOD 活性变化如图 5－3 所示。

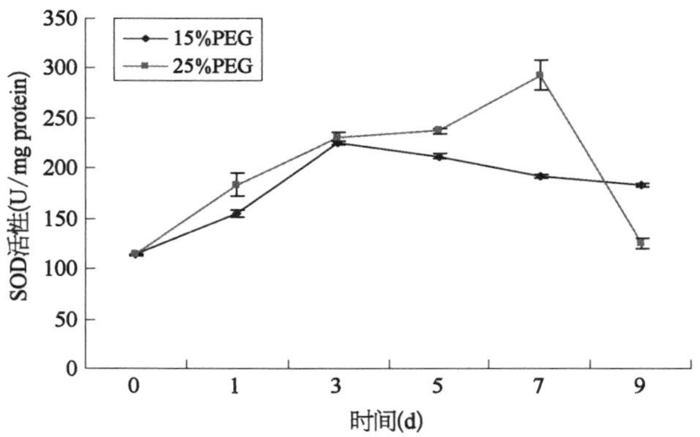

图 5－3　PEG 渗透胁迫对苍术植株 SOD 活性的影响

图 5－3 结果显示，不同程度的干旱胁迫下，苍术幼苗体内 SOD 活性均呈现出先上升后降低的趋势。15%PEG 渗透胁迫后 3 d，SOD 活性呈现显著的上升趋势（$p<0.05$），且于第 3 d 达到峰值，较对照提高 98.05%，胁迫后 3 至 9 d 内呈缓慢的下降趋势（$p>0.05$），但均高于对照。25%PEG 渗透胁迫后 7 d，SOD 活性上升到峰值（$p<0.05$），较对照提高 157.94%，而后下降，胁迫后 9 d 较对照仅提高 9.94%（$p<0.05$）。SOD 活性随胁迫强度的增加而提高，且均高于对照。高浓度胁迫下出现活性高峰期的时间晚于低浓度胁迫，但活性下降的速率大于低浓度胁迫。短时间胁迫内，苍术幼苗体内 SOD 活性增强可以有效地消除自由基，但随着胁迫时间的延长和胁迫程度的增加，酶活性下降。

2. POD 活性的变化　过氧化物酶(POD)是植物体内普遍存在的、活性较高的一个重要酶，主要起到清除 SOD 歧化产物的作用。干旱胁迫后苍术幼苗体内 POD 活性变化如图 5－4 所示。

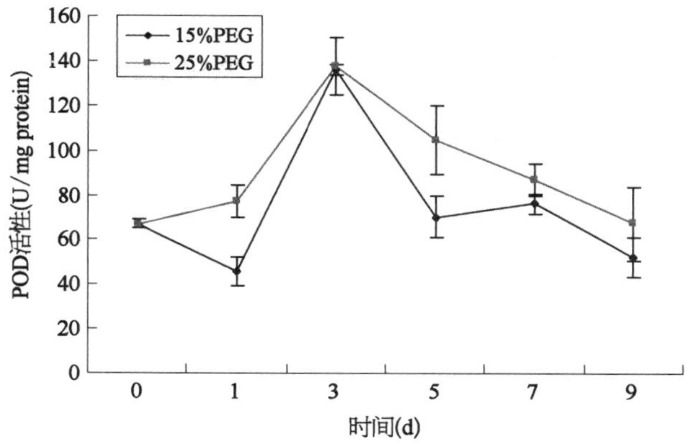

图 5－4　PEG 渗透胁迫对苍术植株 POD 活性的影响

图 5-4 结果显示，15%PEG 和 25%PEG 两种浓度胁迫下苍术幼苗体内 POD 活性表现出相似的变化动态，即胁迫后 1 d 活性降低而后升高，胁迫后 3 d 达到峰值，分别高于对照 1.03 倍($p<0.05$)和 1.05 倍($p<0.05$)，而后呈下降趋势。15%PEG 胁迫 5、7、9 d 分别是对照的 1.05 倍、1.13 倍、0.78 倍，25%PEG 胁迫变化较为缓和，分别是对照的 1.56 倍、1.29 倍、1.02 倍。

3. CAT 活性的变化　CAT 既可清除体内过量的 H_2O_2，又是脂肪酸 β-氧化的参与酶。干旱胁迫后苍术幼苗体内 CAT 活性变化如图 5-5 所示。

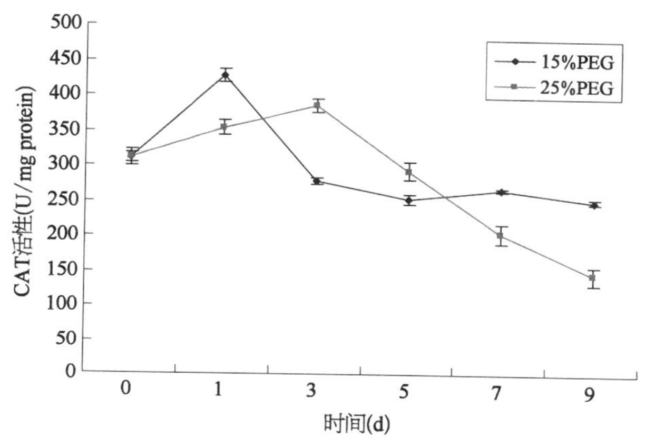

图 5-5　PEG 渗透胁迫对苍术植株 CAT 活性的影响

图 5-5 结果显示，15%PEG 胁迫 1 d 即出现活性高峰，高出对照 37.35%($p<0.05$)，胁迫后 3 d 显著下降，低于对照 10.39%($p<0.05$)，而后呈缓慢下降趋势($p>0.05$)。25%PEG 渗透胁迫后 3 d 达到活性高峰，高出对照 23.87%($p<0.05$)，胁迫后 5、7、9 d 显著降低($p<0.05$)，分别低于对照 5.71%、34.19%、53.15%。由图 5-5 可知，茅苍术幼苗体内 CAT 活性高峰期较 SOD 、POD 稍早，且随着胁迫时间的延长活性低于对照。

4. APX 活性的变化　APX 是酶促抗氧化系统的主要成员之一。干旱胁迫后苍术幼苗体内 APX 活性变化如图 5-6 所示。

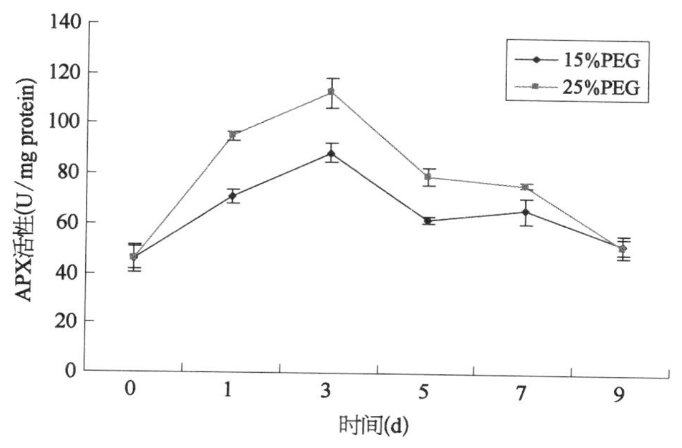

图 5-6　PEG 渗透胁迫对苍术植株 APX 活性的影响

图5-6结果显示，15%PEG和25%PEG渗透胁迫下，APX活性随胁迫时间的延长分别较对照提高53.86%、91.96%、35.08%、43.07%、13.83%和106.70%、144.43%、72.44%、65.04%、11.30%，均于胁迫后3 d达到峰值，表现出相似的变化动态，且APX活性随着胁迫强度的增加而提高。

三、讨论

(一) PEG渗透胁迫与MDA含量和可溶性蛋白质含量

水分胁迫会导致植物体内活性氧的产生和清除失去平衡，引起活性氧的积累，作为膜脂过氧化产物的MDA能使膜中的酶蛋白发生交联并失活，进一步损伤细胞膜的结构和功能，因此MDA含量可以作为判断细胞受逆境伤害的一个重要指标。本实验研究表明，苍术幼苗体内MDA含量随胁迫时间的延长呈上升趋势，低浓度PEG渗透胁迫下MDA含量呈现匀速上升趋势，而高浓度PEG处理时，MDA含量出现“跳跃”式增长，胁迫后3 d和7 d均出现大幅度提高现象；高浓度PEG渗透胁迫下苍术幼苗体内MDA含量明显高于低浓度PEG胁迫处理，说明重度干旱条件下苍术幼苗膜脂的过氧化作用加剧，从而引起膜的不可逆的损伤。重度干旱胁迫后1 d MDA含量出现显著下降的现象，这可能是植物在长期进化过程中形成的一种避旱反应。

渗透调节是植物适应干旱胁迫的一种重要的生理机制，植物在遭受干旱胁迫时可通过积累溶质以降低渗透势，维持一定的膨压，从而维持细胞生理过程的正常进行。可溶性蛋白被认为是一种有效的渗透调节物质，有助于增强植物细胞或组织的持水能力以增强植物抗旱性。本实验中，苍术幼苗体内可溶性蛋白含量随胁迫时间的延长而持续增高，暗示苍术可以通过渗透物质的调节来阻止或缓解水分胁迫的伤害，提高保水力，增强抗旱能力，支持了可溶性蛋白质含量与植物调节细胞渗透势相关的观点。轻度干旱和重度干旱胁迫下可溶性蛋白含量分别于胁迫后3 d和1 d出现显著增长，而后随胁迫时间的延长而增长缓慢。轻度干旱胁迫后3 d到9 d可溶性蛋白含量显著($p<0.05$)高于重度干旱胁迫，暗示苍术幼苗在轻度干旱胁迫下通过渗透调节来适应干旱胁迫是一项非常重要的生理机制。从植物体本身的生理生化反应来看，胁迫初期可溶性蛋白质含量增加，是因为可溶性蛋白与植物细胞的渗透调节有关，而随着胁迫程度的加重，水分亏缺严重到影响植物蛋白合成代谢时，可溶性蛋白含量增加缓慢，总体来看，可溶性蛋白含量均高于对照，说明苍术对干旱胁迫具有一定的适应性。

(二) PEG渗透胁迫与苍术幼苗保护酶系统

活性氧代谢在植物逆境适应机制中占据重要地位，是植物应对逆境胁迫的原初反应。大量研究指出，当植物处于逆境条件(如高光强、干旱、盐渍、高温、冷冻、营养元素缺乏)及衰老等都会导致植物细胞内自由基产生和消除的平衡受到破坏而出现过量积累，引发或加剧细胞的膜脂过氧化。植物细胞中活性氧的清除主要是通过保护酶系统和抗氧化物质担负。在保护酶系中SOD能将·O_2清除而形成H_2O_2，而POD、CAT可把H_2O_2变为H_2O，它们协调一致的作用可使活性氧维持在一个较低水平。

本实验中，胁迫处理期内苍术幼苗体内各种保护酶活性出现先上升后降低的总体趋势，说明苍术幼苗体内具有防御活性氧的抗氧化系统，它们在清除自由基等方面起着重要作用。轻度干旱条件下 SOD、POD、APX 在胁迫后 3 日达到活性高峰，CAT 于胁迫后 1 日即达到活性高峰。这可能是轻度干旱条件下一定量的·O_2积累诱导苍术植株叶片中 SOD 酶活性提高，·O_2被迅速歧化，使其破坏作用减小，因而 MDA 增加速度减小，以适应干旱的影响。随着干旱程度的加剧，SOD 活性可能被抑制，MDA 产生速率增加，苍术叶片中 POD 和 APX 表现出相似的趋势，可能与它们是协同保护酶有关。CAT 活性高峰出现较早，而且轻度干旱(重度干旱)胁迫后 3 日（1 日）活性明显低于对照，暗示 CAT 对干旱胁迫较为敏感，而且调节范围有限。重度干旱胁迫下 SOD、POD、APX 活性变化幅度明显高于轻度干旱胁迫，CAT 于胁迫后 3 日达到活性高峰，SOD 在胁迫后 7 日又出现活性高峰。在某种意义上，PEG 处理对植株来说，起到的是一种水分胁迫的作用，如果这种胁迫是在植物体耐受范围之内，就会激活体内包括抗氧化酶在内的一系列保护机制的启动。一旦这种胁迫超出了植物的耐受能力，各种保护酶系统的活力和平衡就会遭到破坏。

自由基清除能力是决定细胞对胁迫抗性的关键因素，整个保护酶系统的防御能力取决于各种保护酶彼此协调的综合结果。各种酶活性高峰期变化幅度不一，POD 和 APX 均于胁迫后 3 日升到最大值，而且变化幅度较大；CAT 和 SOD 依据干旱强度不同而于不同时间出现活性峰值，暗示了苍术幼苗在干旱条件时，可能是通过协调各种保护酶的活性来保持一个相对稳定的状态。

第二节　不同温、湿度对苍术生长发育及挥发油组分的影响

前期现有研究表明苍术道地产区茅山地区在气候上有其独特之处，与苍术整个分布区气候相比，茅山地区气候具有高温、旱季短、雨量充足等特点。结合实地调查与文献分析，发现高温是影响苍术生长发育的生态限制因子之一，温度及其与降雨的交互作用对苍术挥发油组分有重要影响。本文以不同温湿度下生长的苍术为材料，考察苍术生长发育、挥发油积累、酶及根际微生物等方面的变化，探究高温、高湿对苍术生长发育及挥发油组分的影响。

一、材料与方法

(一) 材料

土壤样品的准备：用野外土壤、草木灰、鸡粪，按 6∶3∶1 的比例混匀，过 20 目筛，作为栽培用土，按每盆 1.5 kg 装土。苍术(*Atractylodes lancea*)种子采自江苏茅山。取苍术种子适量，置于 25℃培养箱中催芽，把发芽好的转移置平面培养板中种植一段时间，挑取长势好且比较一致的苍术苗移栽于塑料花盆(直径 15cm左右)中，每盆种 2～3 棵，分别放

于10号棚(16℃,湿度35%,设定为T_1组)、11号棚(26℃,湿度40%,设定为T_2组)、12号棚(35℃,湿度70%,设定为T_3组)。各设15个重复,共45个样品,生长6个月收苗。

(二) 方法

1. 挥发油组分分析 按《中国药典》(2005版)附录XD挥发油测定法甲法进行苍术总挥发油提取。根茎挥发油含量的测定及GC-MS分析3个处理分别命名为:T_1组、T_2组和T_3组,每个处理3个重复。

2. 酶活性测定

(1) SOD活性测定:

1) 酶液的提取:取0.1 g叶片材料,先研磨成液氮粉,然后加提取液在4℃或冰浴上研磨成匀浆。将匀浆于4℃,12 000 r/min离心15 min。上清液为SOD粗提液。分装后在液氮中迅速冷冻,转至-20℃或者-80℃保存。测定时取出冰浴解冻。

2) 酶活性的测定:1 ml反应体系中加入10~100 μl SOD粗提液(约为20 μg蛋白),并以不加酶液的作为对照,在光强约为20 μmol/(m^2 · s)的荧光灯下反应10~15 min后用分光光度计于560 nm处比色。

3) SOD活性计算:SOD活性以每mg蛋白抑制NBT光化还原的50%为一个酶活性单位。用氮蓝四唑(NBT)光还原法。测定反应体系含13 mmol/L的Met、75 μmol/L的NBT、10 μmol/L的EDTA-Na_2、2 μmol/L的核黄素和50 μmmol/L pH 7.0的磷酸缓冲液,25℃,4 000 μmol/(m^2 · s)的光照20 min后测定560 nm处的吸光值(A)。用缓冲液代替酶液的处理作空白对照,以抑制NBT光化还原50%的酶液量为一个酶活性单位。

(2) CAT活性测定:

1) 酶液的提取:取0.1 g叶片材料,先研磨成液氮粉,然后加提取液在4℃或冰浴上研磨成匀浆。将匀浆在4℃,12 000 r/min离心15 min。

2) 酶活性的测定:1 ml反应体系中加入适量的酶提取液,混匀后,在240 nm下测定*OD*值的变化。

3) CAT活性以每分钟每毫克蛋白分解H_2O_2的μmol数表示。用分光光度法进行。反应液中加入3 ml 50 mmol/L磷酸缓冲液,1 ml 0.3% H_2O_2和0.1 ml酶液,在240 nm下测定其吸光度值。以每分钟吸光度值的降低表示活性。

(3) POX活性测定:

1) 酶液的提取:取0.1 g叶片材料,先研磨成液氮粉,然后加提取液在4℃或冰浴上研磨成匀浆。将匀浆在4℃,12 000 r/min离心15 min。

2) 酶活性的测定:1 ml反应体系中加入适量的酶提取液,混匀后,在470 nm下测定吸光度值。

3) 以每分钟A_{470}变化0.01为一个过氧化物酶活性单位。用愈伤木酚法。以愈伤木酚为反应底物,反应体系包括2.8 ml pH 6.8的磷酸缓冲液,1 ml 0.1%邻甲氧基苯酚,0.01 ml酶液和0.20 ml 0.3% H_2O_2溶液(对照用无菌水处理),于60 min时在470 nm下测*OD*值,以每分钟OD_{470}变化0.01为1个酶活性单位。

（4）APX 活性测定：

1）酶液的提取：取 0.1 g 叶片材料，先研磨成液氮粉，然后加提取液在 4℃或冰浴上研磨成匀浆。将匀浆在 4℃，12 000 r/min 离心 15 min。

2）酶活性的测定：1 ml 反应体系中加入适量的酶提取液，充分混匀，在 290 nm 下测定 *OD* 值的变化。

3）APX 酶活性以 μmol AsA/(mg proteim · min)表示。用分光光度法进行。反应液中加入 50 mmol/L 磷酸缓冲液，0.3 mmol/L AsA，0.06 mmol/L H_2O_2和 0.1 ml 酶液，在240 nm下测定其吸光度值。以每分钟吸光度值的降低表示活性。

（三）数据分析

使用 SPSS10.0 软件，利用单因子方差分析结合多重比较分析种子发芽率、胚根长及胚芽长的差异。Jaccard 公式比较相似度。*t* 检验比较生物量。主成分分析苍术根茎挥发油组分变异。酶的测定如下：

$$\text{SOD 酶活性(U/g)}=\frac{(A_{ck}-A_{e})\times V}{\frac{1}{2}\times A_{ck}\times W\times V_{t}}$$

其中 A_{ck}为对照吸光度；A_e为样品管吸光度；V 为样品液总体积；V_t为测定时样品用量；W 为蛋白浓度。

$$\text{CAT 酶活性[U/(g · min)]}=\frac{\Delta A_{240}\times V_{t}}{0.1\times V_{s}\times t\times W}$$

其中 ΔA_{240}为反应时间内吸光度的变化；V_t为提取酶液总体积；V_s为测定时取用酶液体积；W 为蛋白含量；t 为反应时间。

$$\text{POD 酶活性[U/(g · min)]}=\frac{\Delta A_{470}\times V_{t}}{W\times V_{s}\times 0.01\times t}$$

其中 ΔA_{470}为反应时间内吸光度的变化；W 为蛋白含量；t 为反应时间；V_t为提取酶液总体积；V_s为测定时取用酶液体积。

$$\text{ApX 酶活性[U/(g · min)]}=\frac{\Delta A_{290}\times V_{t}}{W\times V_{s}\times 0.01\times t}$$

其中 ΔA_{290}为反应时间内吸光度的变化，W 为蛋白含量，t 为反应时间，V_t 为提取酶液总体积，V_s 为测定时取用酶液体积。

二、结果与分析

（一）不同温、湿度对苍术生长发育的影响

单因素方差分析表明：三组不同温湿度条件下生长的苍术株高、叶片数、总生物量、单株须根数都有显著性差异($p<0.05$)，可以认为温湿度差异所导致的生物量差异显著，其中 T_2处理的苍术生长情况最好，见表 5－1。

表 5-1 不同温、湿度条件对苍术植株生长发育的影响 ($n=6$)

处理	株高(cm)	叶片数	平均单株根长(cm)	平均单株总生物量(g)	平均单株须根数
T_1	6.14a	3.25a	13.65a	0.460 0a	13.65a
T_2	9.94b	5.50b	16.83b	1.197 8b	16.83b
T_3	7.41c	3.12c	16.62c	0.925 5c	16.62b

注：同一列标有不同字母表示处理间差异显著($p<0.05$)。

(二) 不同温、湿度对苍术挥发油组分的影响

经计算，不同处理下苍术挥发油总含量(mg/L)：T_1(23.059 7)<T_2(24.749 1)<T_3(26.191 7)，GC 结果算出 β-桉叶醇含量(mg/g)：T_1(0.254 0)<T_3(0.541 0)<T_2(0.694 3)，如图 5-7 所示。

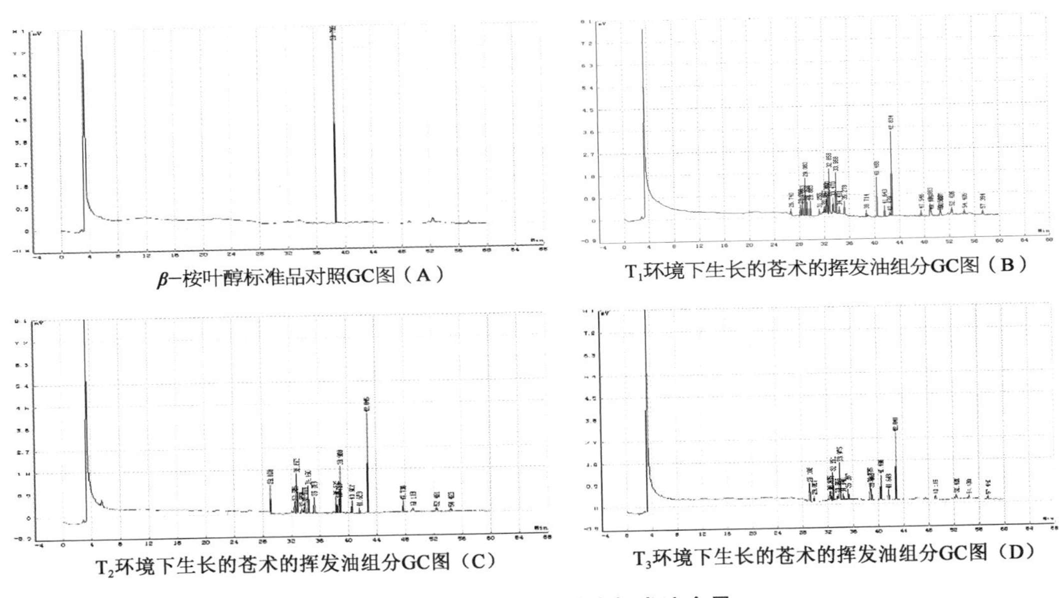

β-桉叶醇标准品对照GC图（A）

T_1环境下生长的苍术的挥发油组分GC图（B）

T_2环境下生长的苍术的挥发油组分GC图（C）

T_3环境下生长的苍术的挥发油组分GC图（D）

图 5-7 不同处理下苍术挥发油含量

对苍术地下部分挥发油进行 GC-MS 分析如图 5-8，共鉴定出 36 个化合物(见表 5-2)，其中 T_1处理鉴定出 17 个化合物，T_2处理鉴定出 21 个化合物，T_3处理鉴定出 21 个组分；相似度比较为：T_1与 T_2：39.29%；T_1与 T_3：36.00%；T_2与 T_3：47.37%。T_1、T_2、T_3三者共有组分有 7 个：τ-elemene、3-(1, 5-dimethyl-4-hexenyl)-6-methyl-cyclohexene、eudesm-4(14)-en-11-ol、3, 5, 6, 7, 8, 8a-hexahydro-4, 8a-dimethyl-6-(1-methylethenyl) 2 (1H) naphthalenone、hexadecaneni trile、tetradecanamide、(Z)-9-octadecenamide，不同温湿度条件下的三组苍术根茎挥发油中归一化百分含量相对较大的主要组分变异较大，如表 5-3 和图 5-9 所示，共有化合物含量柱状图如图 5-10 中所示。

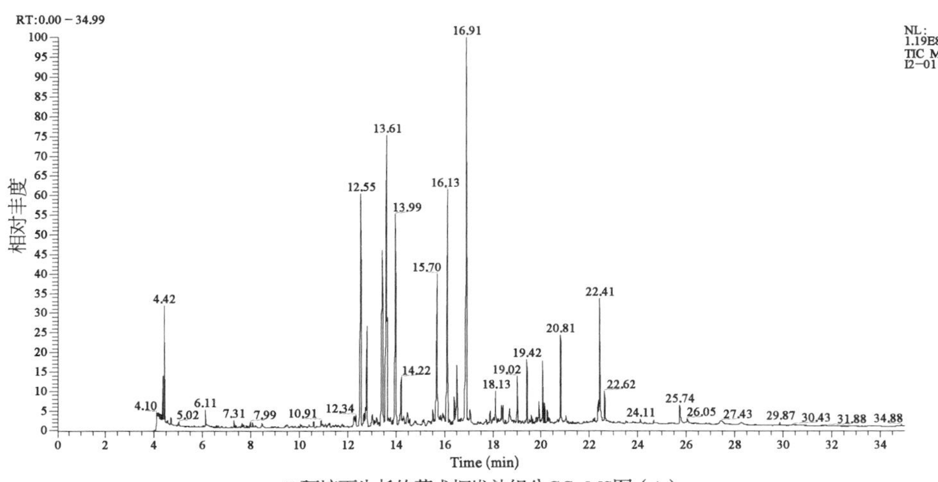

T1环境下生长的苍术挥发油组分GC－MS图（A）

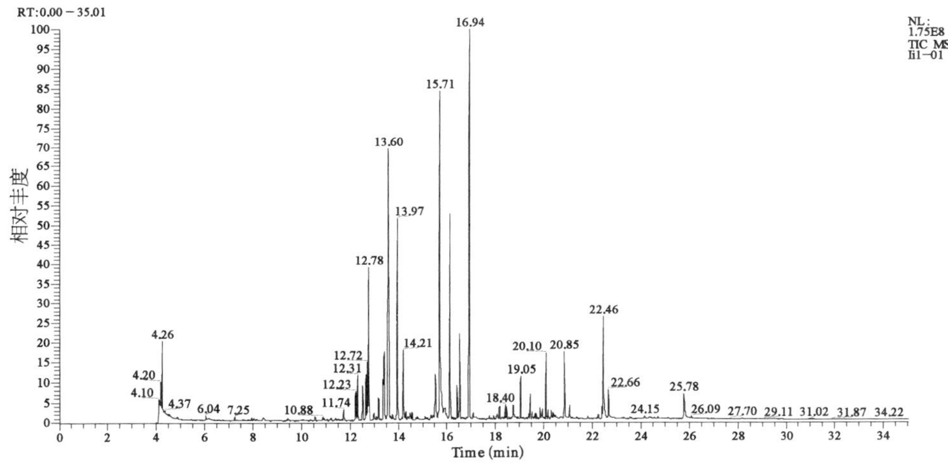

T2环境下生长的苍术挥发油组分GC－MS图（B）

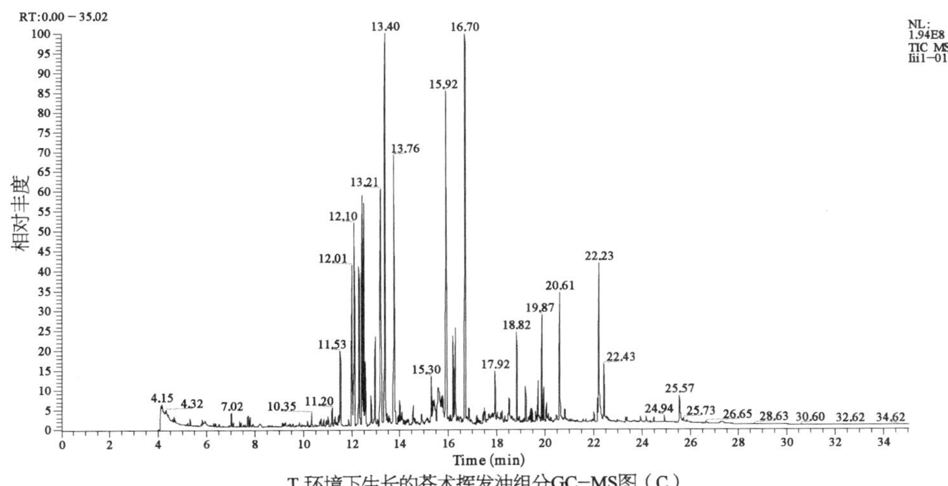

T3环境下生长的苍术挥发油组分GC－MS图（C）

图 5－8　苍术地下部分挥发油 GC－MS 分析

表 5-2　不同温、湿度条件下生长的苍术挥发油组分 GC-MS 分析鉴定出的化合物

处理	编号	含量(%)	化合物名称
T_1	1	2.09	1aβ, 2, 3, 4, 4aα, 5, 6, 7bβ-octahydro-1, 1, 4β, 7-tetramethyl-1*H*-cycloprop[e]azulene
	2	2.40	2-(3-isopropylmethyl-4-methyl-pent-3-en-1-yl)-2-methyl-cyclobutanone
	3	6.29	13-thujopsene
	4	7.17	2, 6, 6, 9-tetramethyl-tricyclo [5.4.0.02, 8]undec-9-ene
	5	2.78	τ-elemene
	6	4.24	cedr-8(15)-ene
	7	5.53	1-(1, 5-dimethyl-4-hexenyl)-4-methyl-benzene
	8	8.83	cedrene
	9	5.44	3-(1, 5-dimethyl-4-hexenyl-)-6-methyl-cyclohexene
	10	1.20	1aβ, 2, 3, 4, 4aα, 5, 6, 7bβ-octahydro-1, 1, 4β, 7-tetramethyl-1*H*-cycloprop[e]azulene
	11	5.20	(5*R**, 6*R**)-3, 6-dimethyl-5-(prop-1-en-2-yl)-6-vinyl-4, 5, 6, 7-tetrahydrobenzofuran
	12	0.45	eudesm-4(14)-en-11-ol
	13	6.31	4-styrylpyridazine
	14	1.28	3, 5, 6, 7, 8, 8a-hexahydro-4, 8a-dimethyl-6-(1-methylethenyl)-2(1*H*)naphthalenone
	15	1.16	hexadecanenitrile
	16	2.23	tetradecanamide
	17	2.71	(*Z*)-9-octadecenamide
T_2	1	0.32	1-ethenyl-1-methyl-2, 4-bis(1-methylethenyl)cyclohexane
	2	1.23	2-(3-isopropyl-4-methyl-pent-3-en-1-yn-1-yl)-2-methyl-cyclobtanone
	3	4.18	(-)-1, 4α, 9, 9-tetramethyl-3*H*-3αβ, 7-methanoazulene, 2, 4, 5, 6, 7α, 8-hexahydro
	4	5.15	eremophila-1(10), 11-diene
	5	0.01	caryophyllene
	6	5.09	τ-elemene
	7	1.01	(*Z*)-β-farnesene
	8	5.88	2, 4aα, 5, 6, 7, 8, 9, 9a-octahydro-3, 5, 5-trimethyl-9-methylene-1*H*-benzocycloheptene
	9	0.37	1-methyl-4-5-me-cyclohexene
	10	13.60	cedrene
	11	5.81	3-(1, 5-dimethyl-4-hexenyl)-6-methylene-[s-(*R**, s*)]-cyclohexene
	12	3.59	1aβ, 2, 3, 4, 4aα, 5, 6, 7bβ-octahydro-1, 1, 4β, 7-tetramethyl-1*H*-cycloprop[e]azulene
	13	0.30	4-methyl-1, 1′-biphenyl
	14	3.31	hinesol
	15	12.20	(5*R**, 6*R**)-3, 6-dimethyl-5-(prop-1-en-2-yl)-6-vinyl-4, 5, 6, 7-tetrahydrobenzofuran
	16	5.73	eudesm-4(14)-en-11-ol

（续表）

处理	编号	含量(%)	化合物名称
T_2	17	1.74	3，5，6，7，8，8a-hexahydro-4，8a-dimethyl-6-(1-methylethenyl)-2(1*H*)essentialoillenone
	18	0.67	dehydroxy-isocalamendiol
	19	0.12	hexadecanenitrile
	20	1.52	tetradecanamide
	21	2.27	(*Z*)-9-octadecenamide
T_3	1	1.13	[1*S*-(12，3，4，5，6，7，8-octa)]-1，2，3，4，5，6，7，8-octahydro-1，4-dimethyl-7-(1-methylethenyl)-azulene
	2	2.10	1aβ，2，3，4，4aα，5，6，7bβ-octahydro-1，1，4β，7-tetramethyl-1*H*-cycloprop[e]azulene
	3	2.65	caryophyllene
	4	2.83	(-)-1，4α，9，9-tetramethyl-3*H*-3αβ，7-methanoazulene，2，4，5，6，7α，8-hexahydro
	5	6.90	(V4)-longifolene
	6	0.01	caryophyllene
	7	0.01	τ-elemene
	8	0.69	β-farnesene
	9	0.63	(*Z*)-7，11-dimethyl-3-methylene-1，6，10-dodecatriene
	10	1.45	α-caryophyllene
	11	5.35	1-(1，5-dimethyl-4-hexenyl)-benzene
	12	5.44	3-(1，5-dimethyl-4-hexenyl)-6-methylene，[s-(*R**，*S**)]-cyclohexene
	13	1.00	hinesol
	14	1.18	α-longipinene
	15	3.38	eudesm-4(14)-en-11-ol
	16	16.19	[1，1′-biphenyl]-4-carboxaldehyde
	17	2.05	3，5，6，7，8，8a-hexahydro-4，8a-dimethyl-6-(1-methylethenyl)-2(1*H*)naphthalenone
	18	1.43	hexadecanenitrile
	19	1.03	*n*-hexadecanoic acid
	20	1.765	tetradecanamide
	21	3.62	(*Z*)-9-octadecenamide

注：*表示化合物的相对构型

表 5-3　不同温、湿度条件归一化百分含量大于 0.01%组分统计表

处　理	样本量	最小值	最大值	平均值	标准差	变异系数
T_1	17	0.00	8.82	3.626 1	2.563 2	6.570
T_2	21	0.01	12.20	3.113 9	3.149 0	9.916
T_3	21	0.01	12.20	2.706 7	2.844 6	8.091
有效样本量	7					

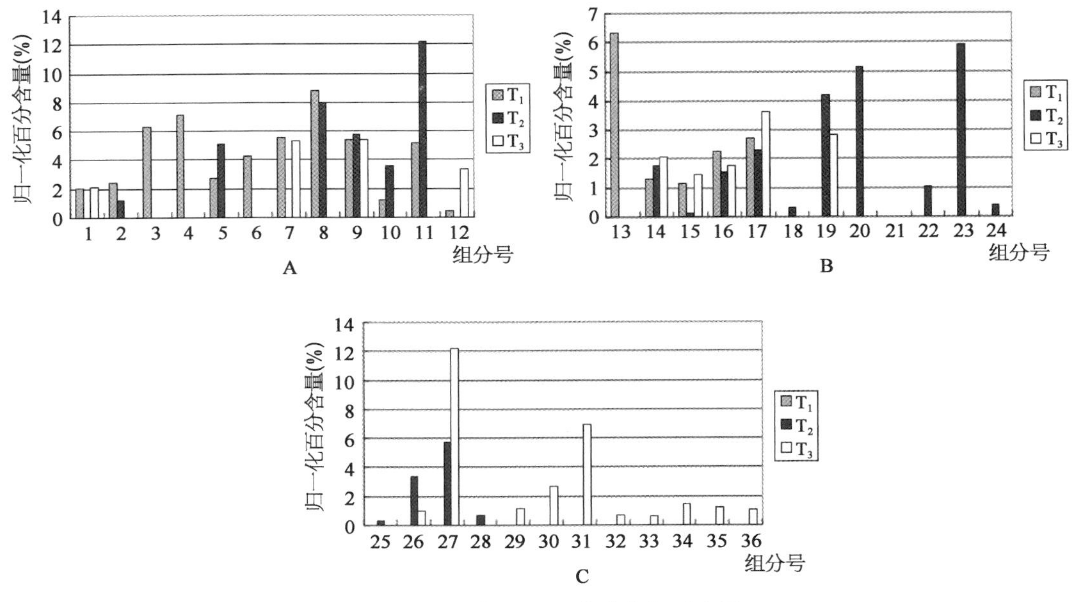

图 5-9　三种温、湿区化合物相对含量

（A 为 1～12 号组分，B 为 13～24 号组分，C 为 25～36 号组分）

归一化百分含量(%)

	5	9	12	14	15	16	17
T_1	2.775	5.435	0.45	1.28	1.16	2.23	2.705
T_2	5.09	5.81	0.01	1.735	0.12	1.52	2.27
T_3	0.01	5.44	3.38	2.05	1.43	1.765	3.62

共有化合物及含量

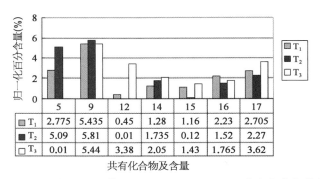

图 5-10　三种温、湿区第 5、9、12、14、15、16、17 号共有化合物的含量

对共有化合物进行主成分分析，提取出两个主成分，如表 5-4 所示。其中第一号(τ-elemene)与第七号[(Z)-9-octadecenamide]共有组分对第 1 组主成分贡献率最大，第四号[4,8a-dimethyl-6-(1-methylethenyl)-2(1H)essential oillenone-3，5，6，7，8，8a-hexahydro]与第六号(hexadecanenitrile)组分对第 2 号组分贡献率最大。

表 5-4　苍术挥发油主成分分析

成分	初始特征值		累积(%)	提取载荷平方和		
	总计	方差百分比(%)		总计	方差百分比(%)	累积(%)
1	4.72	67.48	67.48	4.72	67.48	67.48
2	2.28	32.53	100.00	2.28	32.53	100.00
3	2.45×10^{-16}	3.50×10^{-15}	100.00			

（续表）

成分	初始特征值		累积(%)	提取载荷平方和		
	总计	方差百分比(%)		总计	方差百分比(%)	累积(%)
4	1.63×10^{-16}	2.33×10^{-15}	100.00			
5	3.40×10^{-18}	4.86×10^{-17}	100.00			
6	-5.03×10^{-17}	-7.19×10^{-16}	100.00			
7	-3.22×10^{-16}	-4.60×10^{-15}	100.00			

（三）温、湿度胁迫对苍术叶片酶活性的影响

表 5－5　不同温、湿度对苍术叶片各种酶的影响

酶	T_1	T_2	T_3
SOD(U/g)	108.07	46.55	113.70
CAT(U/g・min)	140.82	235.27	243.20
POX(U/g・min)	1 505.28	251.52	608.48
APX(U/g・min)	155.08	178.34	313.48

从表 5－5 中可知：T_1和 T_3均使 SOD 升高，且差异显著($p<0.05$)；T_1使 APX 降低，T_3使 APX 升高，两者差异显著($p<0.05$)；T_1使 CAT 降低，POX 升高；T_3使得 POX 升高，CAT 则变化不大。

三、讨论

（一）不同温、湿度条件对苍术生长及挥发油组分的影响

本研究中发现，T_1和 T_3条件下生长的苍术其株高、叶片数、总生物量、单株须根数都明显低于($p<0.05$)T_2环境下的苍术，可以认为不同温湿度下苍术生物量差异显著。苍术地下部分挥发油 GC－MS 分析显示，不同温湿度的三组苍术根茎挥发油中归一化百分含量大于 0.01% 组分相变异较大，挥发油总含量 T_3 最高，挥发油总含量(mg/g)：T_1(23.059 7)＜T_2(24.749 1)＜T_3(26.191 7)。

（二）不同温、湿度条件对苍术叶片酶活性的影响

在正常情况下，植物细胞内自由基的产生和清除处于动态平衡，自由基水平很低，不会伤害细胞。可是当植物受到胁迫(高温、低温、盐渍、干旱)时，这个平衡就被打破。自由基积累过多，就会伤害细胞。自由基伤害细胞的主要途径可能是逆境加速膜脂过氧化链式反应，自由基增多，而 SOD 等保护酶系统又被破坏，于是积累许多有害的过氧化产物，破坏膜结构，损伤大分子生命物质，引起一系列生理生化紊乱，导致植物死亡。

T_1和 T_3有使得苍术叶片中的 SOD 的升高，以免减少植物遭受活性氧(超氧阴离子自由基、羟自由基、过氧化氢、单线态氧)对其生物功能分子的破坏作用，减少膜的过氧化作用，减少对植物细胞的毒害，利于植物生长。T_1使得 CAT 降低，说明 T_1不利于 CAT 的产

生，而CAT有分解过氧化氢的作用，从而不利于植物的生长。T_1和T_3均使POX升高，有利于过氧化氢的分解，利于植物生长。由此可见：T_3可视为一种胁迫，高温胁迫使植物的SOD、CAT、APX保护酶活性增强，这是植物抵抗逆境的反应，利于植物生长。

有学者认为次生代谢产物的产生多是植物对抗逆境的结果，不少学者发现其含量随逆境强度增加而增加，由该试验分析发现，T_3环境所生长出的苍术其挥发油含量是最高的，而苍术在T_2环境中的生长发育是最好的，由此可见，苍术挥发油含量的积累所需的生境与其生长发育的适宜条件可能并不一致，高温、高湿是苍术生长发育的限制因子，高温高湿有利于苍术有效成分挥发油的积累，从而认为苍术的形成体现出明显的逆境效应。

第三节　低钾胁迫对苍术生长发育及挥发油的影响

在对茅山地区土壤无机元素分析时发现，道地产区茅山苍术受到严重的缺钾胁迫。钾是植物生长发育必需的三大营养元素之一，也是公认的植物药材品质元素。缺钾能否导致茅苍术次生代谢产物的合成与积累发生变化，进而影响药材质量尚不清楚。为此，本实验以茅苍术幼苗作为研究对象，设置不同钾浓度的受控实验，测定其挥发性成分的变化，旨在揭示茅苍术药材道地性形成的环境效应，探讨低钾胁迫与苍术药材道地性形成的关系。

一、材料与方法

（一）茅苍术幼苗培养

试验于2006—2007年在中国中医科学院中药研究所人工气候室（AGC－11人工气候室）中进行。

选取饱满、大小一致茅苍术种子，用0.1% HgCl消毒15 min，自来水、去离子水清洗数次后播种在装有珍珠岩的塑料盆中，于20℃/15℃（昼/夜）避光条件下发芽，出苗后用1/2 Hoagland营养液浇灌培养，幼苗培养条件为：25℃/20℃（昼/夜），每天14 h光/10 h暗，光强为260～350 μmol/(m^2·s)，相对湿度为65%～70%。

（二）低钾胁迫处理

精选长势良好一致的苍术幼苗（约240日苗龄，株高5～6 cm）移栽于水溶液培养罐中，用Hoagland全营养液培养，每3日换1次营养液，预培养2周后进行低钾处理。设正常组CK（K 1.3 mmol/L）、缺钾组K_1（K 0.9 mmol/L）、缺钾组K_2（K 0.5 mmol/L）、无钾组K_0（K 0）4个处理，每个处理6次重复，采用Hoagland完全和不完全营养液（低钾）培养。营养液配方见表5－6。

表 5-6　营养液配方

处理组	KNO_3	$MgSO_4 \cdot 7H_2O$	KH_2PO_4	$Ca(NO_3)_2$	NH_4NO_3	Na_2HPO_4	微量元素混合液
CK	1.0	0.4	0.3	1	0	0	同 Hoaglangd 营养液
K_1	0.6	0.4	0.3	1	0.2	0	同 Hoaglangd 营养液
K_2	0.2	0.4	0.3	1	0.4	0	同 Hoaglangd 营养液
K_0	0	0.4	0	1	0.5	0.3	同 Hoaglangd 营养液

表 5-6 中数据为制备 1 L 营养液母液所需盐类量(单位：mol)。其中微量元素混合液的配方为：Fe-EDTA 21 g/L，$ZnSO_4 \cdot 5H_2O$ 0.29 g/L，$CuSO_4 \cdot 5H_2O$ 0.25 g/L，$MnSO_4 \cdot H_2O$ 0.845 g/L，H_3BO_3 0.62 g/L，$Na_2MoO_4 \cdot H_2O$ 0.12 g/L，NaCl 5.85 g/L，$CoSO_4 \cdot 7H_2O$ 0.056 2 g/L。母液稀释 1 000 倍。配好后用 0.1 mol/L H_2SO_4 或 NaOH 将 pH 调至 6。处理期间每 3 日换 1 次营养液，处理 120 日后，将植株分不同部位取样，称重、测量。洗净后于 105℃烘箱中杀青 30 min，在 60℃下烘干至恒重，称重，计算干物质积累量。

(三) 成分测定分析

1. 植株全钾含量　样品用小型植物粉碎机粉碎，过筛，以 1 mol/L 的 HCl 浸提，用 HG-3 型火焰分光光度计测定。

2. 可溶性蛋白含量　采用紫外分光光度法测定。

3. 挥发油提取及总含量测定　将样品粉碎、过 40 目筛，称定重量，置烧瓶中加 8 倍量水浸泡 1 h。按《中国药典》(2005 版)挥发油含量测定甲法分单株提取，加热至沸并保持微沸 2.5 h，至提取器中油量不再增加后停止加热，静置 1 h，用移液枪移取挥发油并定量。

4. 气相 GC-MS 分析　GC-MS 条件：EI 源，源温 200℃，接口温度 250℃；DB-5 石英毛细管柱 0.25 mm×30 m×0.25 μm，进样温度 240℃，检测温度 250℃，程序升温从 60℃到 240℃，4℃/min，分流比 50∶1，进样量 0.2 μl，35～395 amu 全扫描。仪器：Finnigan TRACE MS。

二、结果与分析

(一) 不同供钾水平对苍术植株生长发育的影响

不同的供钾水平下，苍术的生长发育表现出明显差异，结果见表 5-7、图 5-11。

表 5-7　不同供钾水平下苍术植株生长发育情况

编号	CK	K_1	K_2	K_0
株高(cm)	30.83±7.17a	21.90±6.07b	19.33±4.13b	10.14±3.24c
根长(cm)	22.07±4.26a	20.88±3.24a	22.07±4.26a	14.76±2.34b
根茎粗(cm)	3.67±0.88a	2.48±0.35b	2.23±0.75b	1.40±0.38c
叶片数	129.67±81.61a	32.50±3.42b	38.60±18.90b	13.80±8.07c
分枝数	12.33±6.77a	3.50±0.93b	4.67±0.39b	0.00c

（续表）

编号	CK	K_1	K_2	K_0
须根数	99.67±46.18a	42.25±4.23b	50.67±12.85b	23.60±6.78c
地上鲜重（g/株）	33.93±15.82a	9.31±10.02c	13.91±7.38b	4.03±2.93b
地上干重（g/株）	8.45±3.93a	2.81±3.06b	4.27±3.78b	0.90±0.45b
地下鲜重（g/株）	69.56±40.07a	24.28±18.47b	28.35±7.96b	13.21±8.51b
地下干重（g/株）	16.10±10.44a	3.91±2.44b	4.67±0.99b	2.15±1.36b

注：同一列标有不同字母表示处理间差异显著（$p<0.05$）。

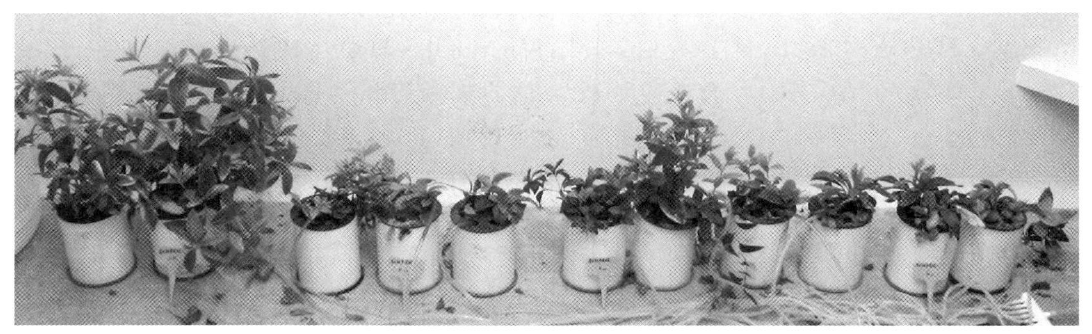

图 5－11　不同低钾胁迫处理茅苍术植株

表 5－7 结果显示，与正常组相比，低钾胁迫后苍术植株生长速度减慢，发育迟缓，叶色变暗绿，在低钾胁迫 40 日后植株下部老叶边缘出现轻微的焦枯症状，而叶基部仍保持暗绿。除根长外，低钾组的株高、根长、根茎粗、叶片数、分枝数、须根数、地上鲜重、地上干重、地下鲜重以及地下干重等指标均显著降低（$p<0.05$）；除地上鲜重外，不同低钾浓度处理间各项指标差异均不显著（$p>0.05$），K_1 组地上鲜重显著低于 K_2 组（$p<0.05$），这可能是由株间差异较大导致的；无钾（K_0）组各项指标均显著低于对照组（$p<0.05$）。

（二）不同供钾水平对苍术植株的钾和可溶性蛋白质含量的影响

结果见表 5－8。

表 5－8　不同供钾水平下苍术植株钾与可溶性蛋白质含量

编　号	植株全钾（%）	可溶性蛋白（mg/ml）
CK	3.05±0.562a	1.59±0.358a
K_1	2.24±0.510b	1.33±0.557a
K_2	1.95±0.552b	1.18±0.243a
K_0	1.30±0.133c	0.95±0.953c

注：同一列标有不同字母表示处理间差异显著（$p<0.05$）。

表 5－8 结果说明，培养液供钾水平高低与苍术植株全钾与可溶性蛋白质含量之间具有密切的关系，显示出供钾水平越高全钾与可溶性蛋白质含量越高的趋势。K_1、K_2、K_0 组全钾含量分别是正常组的 73.40%、63.95%、42.60%。可溶性蛋白质含量，CK 组、K_1 组、

K_2组分别较K_0组提高了67.37%、40.00%、24.21%。

（三）不同供钾水平对苍术挥发油含量的影响

1. 苍术挥发油总含量分析　根据单株样品总挥发油含量测定结果，求各处理组挥发油含量的均值。CK、K_1、K_2、K_0组挥发油含量分别为0.85 ml/100 g、0.79 ml/100 g、0.76 ml/100 g、0.80 ml/100 g。统计结果显示，各处理组之间无显著性差异（$p>0.05$）。

2. 挥发油成分分析　对单株样品挥发油进行GC-MS分离检测，得到归一化百分含量。对归一化百分含量较大的组分个数记数并求其均值，可得CK、K_1、K_2和K_0组挥发油归一化百分含量较大的组分数目，结果为14.2、22.4、20.3和15.2。K_1和K_2组显著高于CK和K_0组（$p<0.05$），CK和K_0、K_1和K_2之间均无显著性差异（$p>0.05$），结果见表5-9。

表5-9　不同钾水平对苍术幼苗挥发油含量的影响

编号	挥发油组分	CK	K_1	K_2	K_0
1	α-蒎烯	0.29±0.032a	0.15±0.027a	0.17±0.089a	1.057±0.47b
2	δ-水芹烯	0.00a	0.36±0.072b	0.30±0.013b	0.75±0.48c
3	β-芹子烯	0.28±0.019a	0.32±0.082a	0.53±0.013b	1.38±0.291c
4	α-姜毕烯	0.00a	0.20±0.014b	0.27±0.036c	0.00d
5	β-葎草烯	0.28±0.10a	0.42±0.16a	0.58±0.11ab	1.40±0.26c
6	丁香烯	1.27±0.18ab	0.48±0.041a	0.8±0.16ab	1.95±0.20c
7	石竹烯	0.26±0.059a	0.29±0.031ab	0.38±0.078b	0.68±0.13c
8	4(14),11-桉叶二烯	0.00a	0.18±0.036b	0.11±0.005c	0.00a
9	2, 4a, 5, 6, 7, 8-hexahydro-3, 5, 5, 9-tetramethyl-1*H*-benzocycloheptene	0.14±0.014a	0.34±0.050b	0.19±0.023c	0.00d
10	1-(1,5-二甲基-4-己烯基)-4-甲基苯	0.00a	0.32±0.014b	0.31±0.059b	0.00a
11	1a(1, 5-exahydro-3, 5,八氢-1,1,44,7-四甲基-1H-环丙基亚甲基甘葡环烃)	0.00a	0.83±0.336b	0.35±0.027c	0.00a
12	5-(1,5-二甲基-4-己烯基)-2-甲基-1,3-环己二烯	2.09±1.106a	7.28±0.620b	4.42±1.51ab	11.51±1.25c
13	β-倍半水芹烯	0.97±0.511a	3.55±1.870b	1.38±0.120a	1.60±0.966a
14	hedycaryol	1.03±0.204a	0.87±0.014ab	0.80±0.063ab	1.16±0.112a
15	ζ-榄香烯	0.47±0.036a	2.38±0.154b	0.30±0.034ac	0.39±0.081ac
16	cubenol	0.00a	0.20±0.072b	0.28±0.029c	0.33±0.045c
17	沉香螺萜醇	3.75±0.572a	1.47±0.288b	2.41±0.684c	2.22±0.067c
18	茅术醇	45.13±16.501a	12.27±3.109b	27.54±7.190c	20.64±1.647bc

(续表)

编号	挥发油组分	CK	K_1	K_2	K_0
19	β-桉叶醇	35.58±2.514a	22.50±0.408b	29.38±3.405c	26.65±2.615c
20	6-乙基-4,5,6,7-四氢-3,6-二甲基-5-异丙基-香豆酮	0.00a	19.84±1.285b	0.00a	0.00a
21	4-乙基-α,α,4-,三甲基-3-(1-甲基乙烯基)-环己基甲醇	3.45±0.086a	2.83±0.421b	2.96±0.413b	1.52±0.223c
22	4-联苯基乙醛	0.00a	1.96±0.149b	0.00a	0.00a

注：同一列标有不同字母表示处理间差异显著($p<0.05$)。

不同供钾水平处理挥发油组分变化很大。从共有组分来看，低钾(K_1、K_2)组比正常(CK)组有5种组分升高，6种组分降低，3种组分无显著性差异；K_2组比K_1组有9种组分升高，6种组分下降，2种组分消失，5种无显著性差异；K_0组比CK组有7种组分升高，5种组分降低，1种无显著性差异。不同处理挥发油组分相对百分含量呈现如下规律：① 低钾和无钾组挥发油组分数目显著增多。低钾组K_1比CK组新增8个组分，低钾组K_2比CK组新增6个组分，无钾组比CK组新增2个组分，但减少1个原组分，各处理组挥发油组分数目为$K_1>K_2>K_0>CK$。② 低钾处理造成挥发油各组分含量趋于均衡。用SPSS分析软件对各处理组挥发油22个组分含量进行方差分析，结果显示各处理组挥发油组分均值无显著性差异($p>0.05$)，但各处理组方差差异较大，$CK>K_2>K_0>K_1$，可见不同处理组挥发油各组分含量差异表现为$CK>K_2>K_0>K_1$。③ 低钾处理使得挥发油中2个含量最大的组分茅术醇、β-桉叶醇含量显著下降($p<0.05$)。茅术醇和β-桉叶醇含量均表现为$CK>K_2>K_0>K_1$(K_2和K_0未达到显著性差异)。研究结果的柱状图直观显示了挥发油各组分相对含量的变化情况，见图5-12。

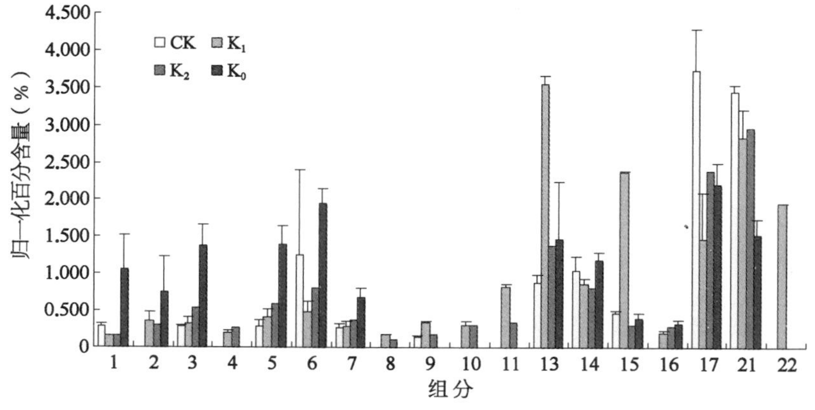

图5-12 不同供钾水平苍术挥发油中各组分归一化百分含量相对比较

注：系列1～22为挥发油组分，同表5-9编号。由于组分12、18、19、20含量较大，与其他组分相差至少一个数量级，为突显其他组分的配比及变化情况，组分12、18、19、20未在折线图中显示。

三、讨论

(一) 低钾胁迫导致苍术生长发育迟缓

钾以 K^+ 形式被根系吸收，主要集中在生命活动最旺盛的幼叶、幼芽和根尖中。钾流动性强，缺乏时下部老叶先出现症状，而且在生长早期不易觉察，仅表现为生长缓慢、矮化，只有在生长中、后期才有明显缺钾症状出现。不同供钾水平下苍术的生长情况不同，低钾使植株株高、根长、分枝数、须根数、根茎粗、鲜重、干重以及全钾含量等都产生不同程度的抑制效应，无钾组各项指标均显著低于对照组，可见低钾胁迫培养使苍术植株的生长发育受到了抑制。

(二) 低钾胁迫导致苍术植株可溶性蛋白含量降低

钾是所有活的有机体必需的唯一的一价阳离子，在细胞内是 60 多种酶的活化剂，在碳水化合物、蛋白质的代谢中起着非常重要的作用。本文结果表明，低钾胁迫导致了苍术体内可溶性蛋白含量的下降，无钾组达到了显著性差异，说明缺钾影响了苍术植株体内蛋白质的正常代谢。

(三) 低钾胁迫导致苍术植株挥发油含量与组分发生变化

钾是公认的品质元素，施用钾肥不仅能提高作物的产量而且能提高品质。苍术挥发油总量、归一化百分含量较大的组分数目及各组分相对含量分析结果显示：不同供钾处理苍术挥发油总量无显著性差异；低钾胁迫组挥发油归一化百分含量较大的组分数目明显多于对照，且轻度低钾胁迫组中组分数目较多，无钾组较对照组增加了 2 个新成分，同时减少 1 个组分；挥发油中 2 个主要成分茅术醇、β-桉叶醇的含量，在低钾和无钾组中显著降低。低钾胁迫导致挥发油组分变化暗示着土壤环境中钾的含量会对苍术药材质量产生影响。

(四) 低钾胁迫后植株的适应机制及道地药材的“逆境效应”

影响植物养分吸收的主要因素一是培养基质中养分的生物有效性，二是植物根系的吸收能力。低钾胁迫时植株地上部分光合受阻，低钾信号会通过 IAA 极性运输由地上部分传导到地下，从而诱导根系生长提高钾的吸收。本研究中两个低钾胁迫组植株根长较对照组无显著性差异，说明苍术通过根系扩大来促进钾吸收，以适应低钾胁迫。

近年来，环境胁迫对植物次生代谢的影响备受国内外学者关注。郭兰萍等人研究发现，道地产区茅苍术挥发油成分与非道地产区相比差异很大，其中主要成分茅术醇、β-桉叶醇含量低及挥发油中归一化百分含量较大的组分数目多是其显著特点，同时发现茅山地区的茅苍术在生长发育过程中受到严重的低钾胁迫。本文通过受控实验，对苍术进行了不同程度的低钾胁迫处理，发现适度低钾胁迫导致苍术挥发油主要成分茅术醇、β-桉叶醇含量显著降低，挥发油含量较大的组分数目增多，这与郭兰萍等报道的道地药材茅苍术的挥发油特征相符。逆境能促进道地药材的形成，低钾胁迫应是茅苍术道地性形成的重要逆境因子之一。

第四节　砷和磷胁迫对苍术生长发育及挥发油组分的影响

本课题组前期研究发现，茅山苍术在生长发育过程中不仅受到严重的缺钾胁迫，同时还发现茅山地区土壤中砷的含量高于其他地区。由于砷酸盐和磷酸盐为相似体，两者在根的吸收中竞争根细胞膜的同一吸收位点，磷可以升高或降低不同形态砷的吸收，但砷、磷的胁迫是否对苍术药材品质影响的报道甚少。因此，本实验通过受控实验，研究砷、磷元素胁迫对苍术挥发油成分的影响，旨在揭示茅苍术药材道地性形成的环境效应，探讨砷和磷胁迫与苍术药材道地性形成的关系。

一、材料与方法

(一) 材料

1. *溶液培养方法*　苍术 *Atractylodes lancea* (Thunb.) DC. 的种子适量，10% H_2O_2 消毒 10 min 后，用去离子水洗涤干净。于石英砂中播种育苗。其间，每周浇一次全营养液，全营养液以 Hoagland 研究的营养液配方为基础，稍加调整。2 个月后，待幼苗长到一定高度，选取生长一致的苍术苗移栽到含 1 000 ml 全培养液 PVC 管中(直径 11 cm，高 15 cm)，用 1% KOH 或 HCl 将培养液 pH 调至 5.5。其间每周换培养液两次。培养 30 日后，将一半的小苗水洗 3 遍后移栽到含 1 000 ml 的(－P)培养液中，另一半仍用原培养液(＋P)培养。培养 60 日后，将(＋P)和(－P)培养液中的小苗分为 2 组，用含或不含 1 mg/L砷的培养液培养。四个处理分别为：缺磷不加砷(－P－As)、缺磷加砷(－P＋As)、加砷(＋P＋As)和不加砷(＋P－As)。培养 30 日后收苗处理。每个处理 4 个重复。整个过程在 AGC－11 型人工气候室内进行。

2. *营养液配方*　0.05 mol/L Fe－EDTA，0.000 5 mol/L $ZnSO_4 \cdot 5H_2O$，0.000 5 mol/L $CuSO_4 \cdot 5H_2O$，0.002 5 mol/L $MnSO_4 \cdot H_2O$，0.02 mol/L H_3BO_3，0.000 25 mol/L $Na_2MoO_4 \cdot H_2O$，0.000 1 mol/L $CoSO_4 \cdot 7H_2O$，4/3 mol/L KNO_3，8/15 mol/L $MgSO_4 \cdot 7H_2O$，0.4 mol/L KH_2PO_4，4/3 mol/L $Ca(NO_3)_2$。砷浓度：1 mg/L。

3. *苍术生长条件*　试验在人工气候室(AGC－11 人工气候室，杭州求是环境科技有限公司)中进行，25℃ 14 h 光照和 20℃ 10 h 黑暗，光照强度为 260～350 $\mu mol/(m^2 \cdot s)$，相对湿度为 60%～70%。

(二) 方法

1. *苍术生物量统计*　培养期间观察记录苍术生物性状。长势(株高、叶片数、叶片大小，叶片颜色、根的数量和长度)，收苗后将植株放入－20℃冷冻干燥 34 h。称重后将样品置于塑料瓶中。测定苍术不同部分生物量。

2. 苍术挥发油成分分析

(1) 挥发油的提取：取在4个不同处理的苍术药材根及根茎作样本，水提法提取苍术挥发油，提取完毕后，用乙酸乙酯定容至10 ml，再做GC分析含量。

(2) 根茎挥发油含量GC分析：以β-桉叶醇(3.0 mg/ml)为标准品，每次进样0.5 μl，进行GC测定。每个处理3个重复。

1) 实验条件：TRACE-GC气相色谱仪，氢火焰离子检测器，C-EIB数据处理器。β-桉叶醇对照品为本所制备(纯度99.8%)。色谱柱HP-5，30 m×0.32 mm×25 μm，载气Chromosorb WAW，FID检测器，程序升温从60℃到220℃，3℃/min，进样温度220℃，检测温度250℃。载气1.0 ml/min氮气。

2) 标准曲线测定：精密称取对照品β-桉叶醇6.0 mg于2 ml容量瓶中，加乙酸乙酯定容。精密吸取对照品溶液1 μl、2 μl、3 μl、4 μl、5 μl、6 μl；4 μl、10 μl、14 μl、20 μl、24 μl、28 μl；测定，以进样量为横坐标，峰面积为纵坐标作图，$r=0.999\ 9$。

3) 重现性试验：对同一批样品进行测定，$RSD=2.0\%$ $(n=3)$。

(3) 根茎挥发油含量GC-MS分析：苍术根及根茎粉碎，过40目筛，挥发油提取器提取挥发油后，进行GC-MS分离鉴定。实验条件：Thermo FinniganTRACE GC-TRACEMS气质联用仪器。石英毛细管色谱柱：DB-5 MS 30 m，0.25 mm ID，0.25 μm df，程序升温从60℃到240℃，4℃/min，进样温度240℃，检测温度250℃。载气：氦气，进样量0.5 μl，分流比20∶1，载气流速20 ml/min。质谱电离方式：EI，电子能量70 eV，离子源温度200℃，全扫描，扫描范围35～455 amu(M/Z)。NIST谱图库检索。

3. ICP-OES测定苍术元素的含量　苍术样品消煮：称取干燥剪碎好的样品，放入消煮管中，放入Foss消煮管中，加入5 ml优级纯的浓硝酸后放置过夜，空白和标准样品(GBW07605国际标准物质研究中心)同时做，以确保消煮及以后测定的准确度。然后在Foss消煮炉上加热(2040 Digestion System of FOSS TECATOR)，80℃加热1 h后升温至120℃(为了避免高温时砷的挥发)继续恒温加热48 h，消煮后，用超纯水(Easy-pure，Dubuque，IA，USA)稀释至25 ml，然后过滤到经酸泡过的干净的PE塑料瓶中。用As溶液和Ca溶液做两个单一标准曲线，及K、P、Mn溶液做混合标准曲线，用ICP-OES(Optima 2000 DV，PerkinElmer，USA)测定K、P、Mn、As、Ca元素。

4. 数据分析　使用SPSS10.0软件，单因素方差分析单因子方差分析结合多重比较分析根长、根数、地上和地下部分干重的差异。Jaccard公式比较相似度 $x\%=b/(a+b+c)$，其中a、c分别为两种物质的独有成分，b为两者共有成分。t 检验比较生物量；主成分分析苍术根茎挥发油组分变异。

二、结果与分析

(一) 苍术砷、磷胁迫症状及砷、磷对苍术生长发育的影响

由表5-10中可见，Ⅲ处理的苍术其平均地上部分干重、平均地下部分干重、平均单株根长、平均单株须根数、平均单株总生物量都是最大的，Ⅰ和Ⅳ处理的苍术生长发育的各项指

标较差，Ⅱ处理的苍术其平均地下部分干重、平均单株根长、平均单株须根数、平均单株总生物量都是最最小的。Ⅲ处理叶片绿色，而Ⅰ、Ⅱ、Ⅳ三组处理的苍术叶片出现黄斑。

表 5－10　苍术砷、磷胁迫对苍术生长发育的影响($n=6$)

处 理	平均地上部分干重(g)	平均地下部分干重(g)	平均单株根长(cm)	平均单株须根数	平均单株总生物量(g)
Ⅰ	0.459 5	0.683 8	24.23	19.50	1.143 4
Ⅱ	0.128 6	0.594 0	21.83	16.00	0.722 7
Ⅲ	0.682 1	1.129 8	30.16	24.00	1.811 9
Ⅳ	0.123 1	1.010 6	28.75	19.25	1.133 7

注：Ⅰ为处理＋P＋As，Ⅱ为处理－P＋As，Ⅲ为处理＋P－As，Ⅳ为处理－P－As

（二）砷、磷对镁、钾、钙吸收的影响

对苍术地上部分与地下部分 ICP－OES 所测得的 K、P、Mn、Ca、As 元素做相关性分析（表 5－11）。从表 5－11 中可看出：苍术地下部分的 P 与地下部分的 Mn，地下部分的 Ca 与地下部分的 K，地下部分的 Mn 与地上部分的 P、As，地下部分的 As 与地上部分的 P，相关性显著（$p<0.05$）。

表 5－11　苍术地上部分与地下部分不同元素间相关性分析

			地下部分					地上部分				
			K	P	Mn	Ca	As	K	P	Mn	Ca	As
地下部分	K	R	1.000	0.561	0.349	0.593	0.030	0.157	0.251	0.276	0.366	−0.484
		p	—	0.058	0.266	0.042	0.926	0.627	0.431	0.384	0.242	0.111
	P	R	0.561	1.000	0.844	0.188	−0.414	0.022	0.848	0.767	0.468	−0.553
		p	0.058	—	0.001	0.558	0.181	0.947	0.000	0.004	0.125	0.062
	Mn	R	0.349	0.844	1.000	0.133	−0.555	−0.169	0.741	0.712	0.324	−0.617
		p	0.266	0.001	—	0.680	0.061	0.599	0.006	0.009	0.305	0.033
	Ca	R	0.593	0.188	0.133	1.000	−0.083	−0.253	0.081	0.232	0.655	0.225
		p	0.042	0.558	0.680	—	0.797	0.427	0.803	0.468	0.021	0.482
	As	R	0.030	−0.414	−0.555	−0.083	1.000	0.259	−0.675	−0.719	−0.366	0.216
		p	0.926	0.181	0.061	0.797	—	0.417	0.016	0.008	0.241	0.500
地上部分	K	R	0.157	0.022	−0.169	−0.253	0.259	1.000	0.030	−0.295	−0.470	−0.288
		p	0.627	0.947	0.599	0.427	0.417	—	0.926	0.353	0.123	0.365
	P	R	0.251	0.848	0.741	0.081	−0.675	0.030	1.000	0.911	0.515	−0.376
		p	0.431	0.000	0.006	0.803	0.016	0.926	—	0.000	0.087	0.228
	Mn	R	0.276	0.767	0.712	0.232	−0.719	−0.295	0.911	1.000	0.740	−0.278
		p	0.384	0.004	0.009	0.468	0.008	0.353	0.000	—	0.006	0.382
	Ca	R	0.366	0.468	0.324	0.655	−0.366	−0.470	0.515	0.740	1.000	0.226
		p	0.242	0.125	0.305	0.021	0.241	0.123	0.087	0.006	—	0.480
	As	R	−0.484	−0.553	−0.617	0.225	0.216	−0.288	−0.376	−0.278	0.226	1.000
		p	0.111	0.062	0.033	0.482	0.500	0.365	0.228	0.382	0.480	—

t 检验显示，四种不同处理 As 的含量差异不显著（$p>0.05$），可能是施加 As 的浓度不够所致。

（三）砷和磷对苍术挥发油含量的影响

挥发油总含量（mg/g）：+P+As：0.269 6，−P+As：1.623 6，+P−As：3.735 7，−P−As：0.936 2。GC 结果算出 β-桉叶醇含量（mg/g）：+P+As：0.054 9，−P+As：0.282 6，+P−As：0.932 4，−P−As：0.298 0。

苍术的 4 个处理分别从其挥发油成分中鉴定出 17、9、23、14 个成分，如图 5-13、表 5-12所示。

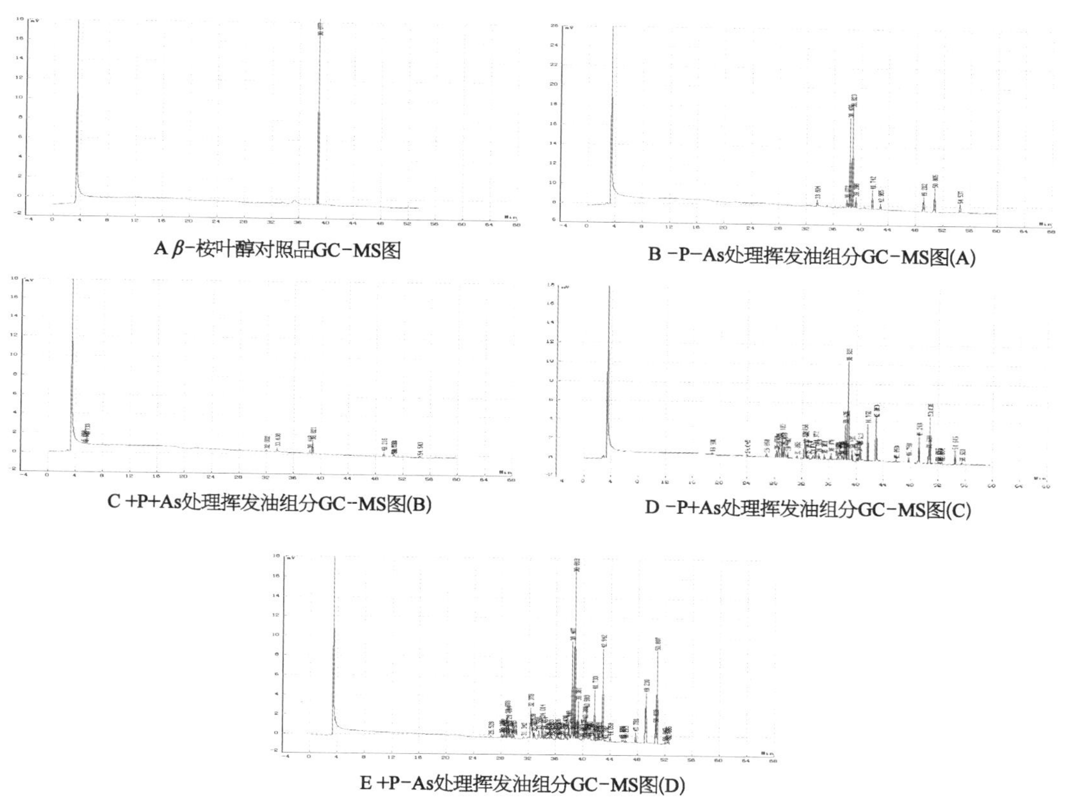

A β-桉叶醇对照品GC-MS图

B −P−As处理挥发油组分GC-MS图(A)

C +P+As处理挥发油组分GC-MS图(B)

D −P+As处理挥发油组分GC-MS图(C)

E +P−As处理挥发油组分GC-MS图(D)

图 5-13　苍术 4 种处理方式的挥发油组分

表 5-12　元素胁迫下所鉴定出的苍术挥发油中的组分

处理	编号	归一化百分含量(%)	组　　分
Ⅰ	1	0.98	cineole
	2	0.58	2, 4, 5, 6, 7, 8-hexahydro-1, 4, 9, 9-tetramethyl-[3a*R*-(3aα, 4β, 7α)]-3*H*-3a, 7-methanoazulene
	3	0.15	2-isopropenyl-4a, 8-dimethyl-1, 2, 3, 4, 4a, 5, 6, 7-octahydronaphthalene

（续表）

处理	编号	归一化百分含量(%)	组分
I	4	1.18	1 -(1，5 - dimethyl - 4 - hexenyl)- 4 - methyl - benzene
	5	0.19	eudesma - 4(14)，11 - diene
	6	1.78	(-)- zingiberene
	7	0.67	3 -(1，5 - dimethyl - 4 - hexenyl)- 6 - methyl - [s -(*R**，*S**)]- cyclohexadiene
	8	0.12	[*S* -(*Z*)]- 3，7，11 - trimethyl - 1，6，10 - dodecatrien - 3 - ol
	9	2.88	agarospirol
	10	32.42	hinesol
	11	41.36	eudesm - 4(14)- en - 11 - ol
	12	4.97	4 - styrylpyridazine
	13	0.53	dibutyl phthalate
	14	0.72	*n* - hexadecanoic acid
	15	0.25	(*Z*，*Z*)- 9 - 12 - octadecadienoic acid
	16	0.09	9 - 12 - octadecadienoic acid，ethyl ester
	17	0.51	*N* - phenyl - 2 - essential oillenamine
II	1	3.07	1 -(1，5 - dimethyl - 4 - hexenyl)- 4 - methyl - benzene
	2	1.86	eudesma - 4(14)，11 - diene
	3	5.10	[s -(*R**，S*)]- 5 -(1，5 - dimethyl - 4 - hexenyl)- 2 - methyl - 1，3 - cyclohexadiene
	4	8.40	*β* - sesquiphellandrene
	5	5.12	hinesol
	6	11.07	eudesm - 4(14)- en - 11 - ol
	7	3.39	*α*，*α*，4，8 - tetramethyl - 3，7 - cyclodecadiene - 1 - methanol
	8	3.91	4 - styrylpyridazine
	9	2.74	dibutyl phthalate
III	1	0.88	(±)2，6，6 - trimethyl - bicyclo[3.1.1]hept - 2 - ene
	2	2.85	cineole
	3	1.04	(V4)- longifolene
	4	1.77	1，4a - dimethyl - 7 -(1 - methylethyl)- essential oillene - 2，3，4，4a，5，6 - hexahydro
	5	2.31	1，2，3，6 - tetramethyl - bicyclo[2.2.2]octa - 2，5 - diene
	6	2.28	2 - isopropenyl - 4a，8 - dimethyl - 1，2，3，4，4a，5，6，8a - octahydroessential oillene
	7	2.69	2 - methylene - 4，8，8 - trimethyl - 4 - vinyl - bicyclo[5.2.0]nonane
	8	1.00	*cis* - 1，1，4，8 - tetramethyl - 4，7，10 - cycloundecatriene
	9	2.76	1 -(1，5 - dimethyl - 4 - hexenyl)- 4 - methyl - benzene
	10	1.21	eucalyptol
	11	4.52	(-)- zingiberene
	12	1.07	[s -(*R**，*S**)]- 3 -(1，5 - dimethyl - 4 - hexenyl)- 6 - methylene - cyclohexene
	13	2.25	4*βH*，5α - eremophila - 1(10)，11 - diene
	14	1.80	(*S*，3*E*，7*E*)- *α*，*α*，4，8 - tetramethyl - 3，7 - cyclodecadiene - 1 - methanol

（续表）

处理	编号	归一化百分含量(%)	组　　分
Ⅲ	15	6.60	τ - elemene
	16	2.60	guaiol
	17	10.55	agarospirol
	18	22.21	eudesm - 4(14)- en - 11 - ol
	19	2.49	(5R*，6R*)- 3，6 - dimethyl - 5 -(prop - 1 - en - 2 - yl)- 6 - vinyl - 4，5，6，7 - tetrahydrobenzofuran
	20	1.28	3，5，6，7，8，8a-hexahydro - 4，8a-dimethyl - 6 -(1 - methylethenyl)- 2(1H) essential oillenone
	21	4.44	4 - sthrylpyridazine
	22	1.08	velleral
	23	0.59	dibutyl phthalate
Ⅳ	1	0.90	(±) 2，6，6 - trimethyl - bicyclo[3.1.1]hept - 2 - ene
	2	7.55	cineole
	3	1.17	β - linalool
	4	0.79	(-)- alcanfor
	5	2.55	2，4，5，6，7，8 - hexahydro - 1，4，9，9 - tetramethyl - [3aR -(3aα，4β，7α)]- 3H - 3a，7 - methanoazulene
	6	3.61	1 -(1，5 - dimethyl - 4 - hexenyl)- 4 - methyl - benzene
	7	1.31	eudesm - 4(14)，11 - diene
	8	3.93	(-)- zingiberene
	9	6.93	β - sesquiphellandrene
	10	1.08	cubenol
	11	4.26	hinesol
	12	8.62	eudesm - 4(14)- en - 11 - ol
	13	17.22	4 - styrylpyridazine
	14	5.56	dibutyl phthalate

注：* 表示化合物相对构型。

各组分归一化百分含量如图 5 - 14 所示。

共有组分为第 4、5、6、11、12、13 号组分：1 -(1，5 - dimethyl - 4 - hexenyl)- 4 - methyl-benzene、eudesma - 4(14)，11 - diene、(-)- zingiberene、eudesm - 4(14)- en - 11 - ol、4 - styrylpyridazine、dibutyl phthalate。

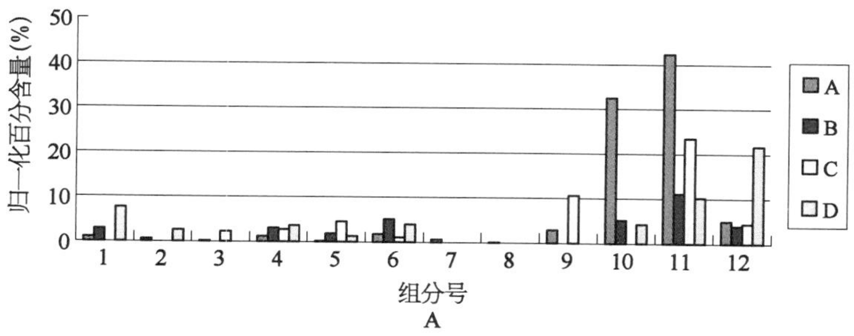

A

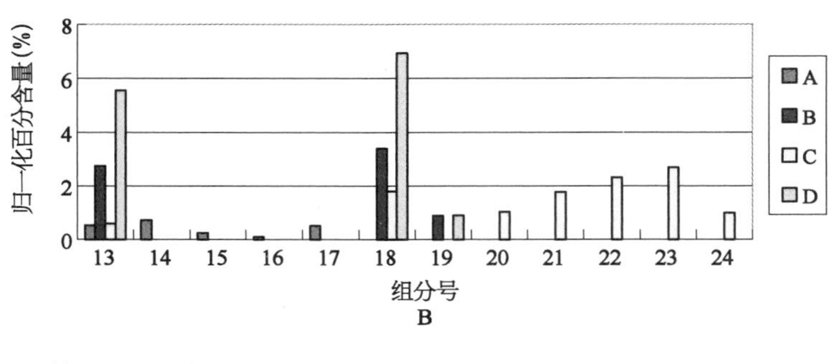

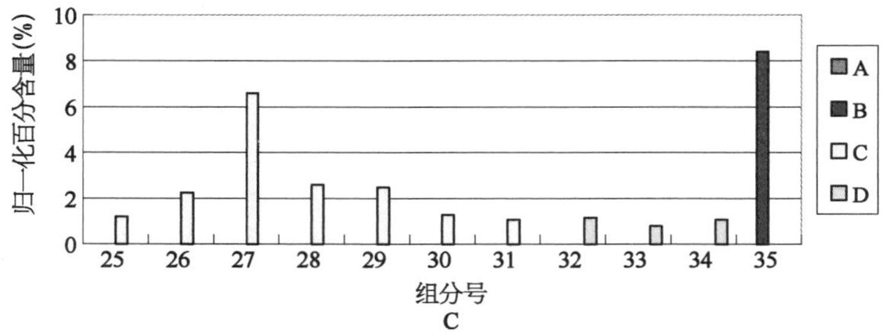

图 5-14　不同处理挥发油组分含量

（A 为 1～12 号组分相对含量，B 为 13～24 号组分相对含量，C 为 25～35 号组分相对含量）

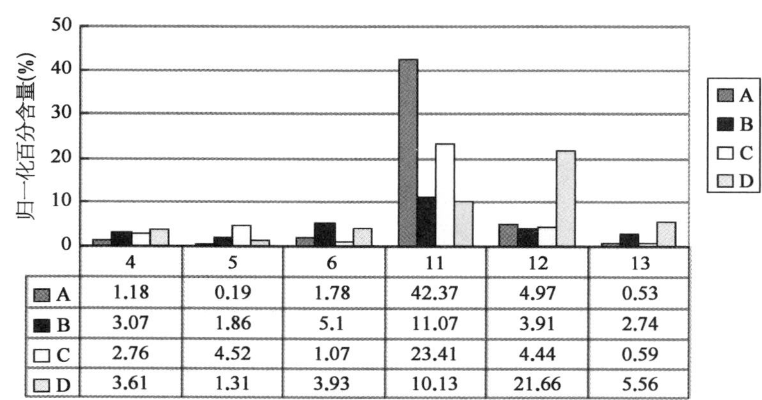

	4	5	6	11	12	13
A	1.18	0.19	1.78	42.37	4.97	0.53
B	3.07	1.86	5.1	11.07	3.91	2.74
C	2.76	4.52	1.07	23.41	4.44	0.59
D	3.61	1.31	3.93	10.13	21.66	5.56

图 5-15　共有组分相对含量

表 5-13　各组分统计描述

组　分	平均值	样本量	标准差	最小值	最大值
Ⅰ	14.26	6	18.24	1.18	42.37
Ⅱ	4.96	9	2.98	1.86	11.07
Ⅲ	3.54	23	4.87	1.59	23.41
Ⅳ	5.10	14	5.56	1.79	21.66
总计	5.45	52	7.93	1.59	42.37

对共有成分进行主成分分析，如图5－15，确定了两个主成分，第一和第二主成分的贡献率分别为62.309%、24.903%，累积贡献率达87.212%。第六号（dibutyl phthalate）共有组分对第一主成分贡献率最大，第二号[eudesma－4(14)，11－diene]共有组分对第二主成分贡献率最大。

表5－14　主成分分析

组分	初始特征值			提取载荷平方和		
	总　计	方差百分比(%)	累积(%)	总计	方差百分比(%)	累积(%)
1	3.74	62.31	62.31	3.74	62.31	62.31
2	1.49	24.90	87.21	1.50	24.90	87.21
3	0.77	12.79	100.00			
4	1.05×10^{-16}	1.742×10^{-15}	100.00			
5	-9.87×10^{-18}	-1.644×10^{-16}	100.00			
6	-2.77×10^{-16}	-4.615×10^{-15}	100.00			

三、讨论

由本文可知，不受元素胁迫（＋P－As）的苍术其地上部分平均干重、地下部分平均干重、平均单株根长、平均单株须根数、平均单株总生物量都是最大的，说明这一处理的苍术生长发育情况是最好的，受到磷或砷胁迫的苍术生长发育的各项指标较差，而受到磷、砷（－P＋As）双重胁迫的苍术其地下部分平均干重、平均单株根长、平均单株须根数、平均单株总生物量都是最小的，说明这一处理的苍术生长发育情况是最不好的，元素胁迫使得苍术叶片出现黄斑。

从中可看出：不同处理的苍术地下部分的磷与锰，地下部分的钙与钾，地下部分的锰与地上部分的磷、砷，地下部分的砷与地上部分的磷，相关性显著（$p<0.05$），1 mg/L的砷对4种处理溶液培养发现，苍术体内砷含量没有显著性差异（$p>0.05$）。

GC－MS分析发现，磷的缺乏和砷的加入都不利于苍术挥发油成分的积累，各处理之间苍术挥发油组分变异较大，有报道说苍术的道地产区茅山土壤中砷的含量较其他地方高，挥发油中主要组分呈现出的一种不同于其他苍术的特定比例关系，即苍术酮：茅术醇：β－桉叶醇：苍术素（0.70～2.00）：（0.04～0.35）：（0.09～0.40）：1，是否砷的多少对苍术有效成分挥发油组分形成特定的比例有重要的影响呢？由于我们所进行的受控试验研究受条件与时间的限制，苍术生长周期过短，在苍术挥发油的分析中苍术酮和苍术素均未发现，要明确这一问题，尚需开展相关试验研究。

小　　结

研究了干旱胁迫、温湿度胁迫、低钾胁迫、砷和磷胁迫等对苍术生长发育及挥发油组分的影响，发现环境胁迫会影响植物的生长发育，抑制生物量的积累，但是对于药用植物来讲却有利于次级代谢产物的积累。

高温是茅苍术在生长发育的重要限制因子。通过设置不同温度和湿度条件探究温湿对苍术生长发育和次级代谢产物的积累情况，发现 26℃（湿度 40%）环境下苍术生长发育最好，其株高、叶片数、总生物量、单株须根数都明显高于（$p<0.05$）16℃和 35℃环境下的苍术。但是，35℃高温条件下苍术的总挥发油含量达到最高。可见，苍术挥发油含量的积累所需的生境与其生长发育的适宜条件可能并不一致，高温、高湿是苍术生长发育的限制因子，高温高湿有利于苍术有效成分挥发油的积累。

前期研究表明，茅苍术在生产发育中受到低钾胁迫。本研究表明，低钾胁迫影响苍术体内蛋白质的正常代谢，导致可溶性蛋白降低，不利于苍术的生长发育。然而，低钾胁迫却改变了苍术挥发油的含量和组成，且轻度低钾胁迫组中组分数目较多，在低钾和无钾组中茅术醇、β-桉叶醇的含量显著降低，其挥发油组成与道地药材的配比更接近，证明低钾胁迫是茅苍术道地性形成的重要逆境因子之一。

研究表明，干旱胁迫下苍术幼苗可通过提高可溶性蛋白含量来降低水势以适应干旱胁迫，同是，增强抗氧化酶活性，使之相互协调以提高抗氧化能力从而减轻干旱胁迫伤害。同是发现，当苍术受到砷和磷的胁迫时，其生长发育受到抑制，而且不利于挥发油的积累，各处理之间苍术挥发油组分变异较大。但这两个实验时间较短，且在苍术的幼苗期进行，更长期的实验可能会发现更有趣的结果。

第六章 苍术生产技术研究

第一节　基于挥发油组分及含量的苍术适宜性区划

区划(regionalization)即区域的划分，是人们根据特定目的来提取空间特征信息，对地域进行分类合并，从而认识自然和社会环境的一种方法。中药资源生态适宜性区划是研究中药资源及其地域系统的空间分异规律，按照生态特征的相似性和差异性规律对中药资源进行区域划分。

在明确道地药材气候主导因子的基础上，将空间信息分析核心技术的地理信息系统(GIS)道地药材研究，利用现代统计学多元分析方法及GIS的空间分析和制图功能相结合，对苍术挥发油中多个组分形成和积累的气候适应性进行区划，不但可为苍术栽培气候适生地的选择提供依据，更可以将GIS引入中药区划研究中，为以中药药效成分为基础进行的适宜性区划摸索思路和方法。

一、材料与方法

(一) 基础数据获得

前期通过逐步回归的方法建立了苍术挥发油中6个组分含量与气候主导因子的相关模型，结果如下：

$$Y_1 = 1.164 - 0.002\,74X_1 - 0.001\,38X_2^2 - 0.023\,7X_3/X_4 - 0.000\,954X_5$$

(Y_1=榄香醇，X_1=10月日照时数，X_2=10月均温，X_3=9月降雨，X_4=9月均温，X_5=9月日照时数)

$$Y_2 = -0.73 - 0.004\,23X_1 + 0.007\,222X_2^2 - 0.044\,7X_3^2 + 0.000\,469\,9X_4X_5$$

(Y_2=苍术酮，X_1=10月日照时数，X_2=10月均温，X_3=2月均温，X_4=年均温，X_5=年降水)

$$Y_3 = -0.592 + 0.027\,5X$$

(Y_3=茅术醇，X=10月降水量)

$$Y_4 = 5.393 - 0.019\,8X$$

(Y_4=β-桉叶醇，X=8月日照时数)

$$Y_5 = -0.151 + 0.000\,319\,1X_1X_2 - 0.002\,32X_1^2 + 0.232X_3$$

(Y_5=芹烷二烯酮，X_1=2月均温，X_2=2月降水，X_3=年均相对湿度)

$$Y_6 = 0.495 - 0.000\,717X_1X_2 + 0.000\,438X_3X_4$$

(Y_6 = 苍术素, X_1 = 10 月均温, X_2 = 10 月降水, X_3 = 年均温, X_3 = 年降水)

标准化后为：$Y_1=-0.926X_1-0.991X_2^2-0.482X_3/X_4-0.3X_5$；$Y_2=-0.65X_1+2.354X_2^2-3.236X_3^2+0.783X_4X_5$；$Y_3=0.471X$；$Y_4=-0.503X$；$Y_5=1.146X_1X_2-1.368X_1^2+0.653X_3$；$Y_6=-1.508X_1X_2+1.107X_3X_4$。

（二）方法

1. *苍术挥发油空间模型建立*　根据 Surfer 形成的各气候主导因子空间分布图，及苍术各组分与相应气候因子的回归模型，利用 ARCGIS 9.0 软件的空间分析(Spacial Analysis)工具，分别建立 6 个组分的空间分布模型。并将 6 个组分的空间分析模型进行叠加分析(overlay)，得到一个苍术挥发油中 6 个组分的总的空间分布模型。该模型在任何一个经纬度点上，都表现为一个苍术挥发油数据，该数据来源于 6 个相关模型，是依据该点的气候主导因子得出的 6 个组分的和，隐含着 6 个组分的配比关系。

2. *空间模型修订*　研究发现，高温是苍术存活的生态限制因子之一。而干旱和极端环境(如高海拔造成的高寒缺氧环境)是多数植物存活的生态限制因子。因此，本研究根据苍术的实际分布区域，以高温、最小降水量及最高海拔三项对苍术挥发油空间分布模型的边界进行了限定。根据实地调查结果及苍术生态生物学特性，限定苍术分布区年均温小 16℃，年降水量大于 20 mm，海拔高度低于 3 000 m。

3. *气候适宜性区划图的输出*　利用 ARCGIS 制图输出功能，完成气候适宜性区划的地图显示及输出。

二、结果与分析

苍术挥发油组分形成的气候适宜区与生长发育的气候适宜区不同

区划结果见附录彩图 8。

本研究对苍术气候适宜性区划的研究表明，苍术挥发油组分形成的气候适宜性呈现纬度地带性变化，气候条件从苍术分布区的最南端向北逐步从最适宜、适宜、较适宜到不适宜过渡。这与苍术挥发油含量由南向北逐渐递减的结果一致，在一定程度上证明了本区划的合理性。

然而，苍术挥发油形成的最适宜区主要位于长江流域，该区域在苍术整个分布区中属于温度最高，湿度最大的地带。苍术道地产区江苏茅山就位于这个区域。而长期的生产实践和对苍术的生态生物学的研究表明，苍术喜温暖、通气、凉爽、较干燥气候，耐寒，怕高温高湿。由此可见，苍术挥发油组分积累的气候适宜区与其生长发育的气候适宜区并不一致，换言之，苍术生长发育的不适宜区恰恰是其挥发油组分积累的适宜区。不少研究发现，环境胁迫下植物次生代谢产物分泌增加。作者前期研究发现，茅山苍术在生长发育中受到缺钾和高温的胁迫，其道地药材的形成具有逆境效应，本研究证实了这一点。

第二节　基于道地产区生境特征提取的苍术生产适宜性区划

苍术的生长环境类型特别，生于丘陵岗地杂草丛或树林之中。主要分布于江苏茅山山脉，浙江、安徽、湖北、河南、四川等地的部分地区亦有分布。利用苍术生态环境类型的独特性，将气候适宜性区划与土壤、群落特征结合起来，分析苍术在气候适宜性和生态适宜性区划下的空间分布，将更为客观和准确的研究苍术的分布情况。

一、研究方法

（一）生境特征提取

1. *道地产区气候特征提取*　影响苍术生长、分布及质量的因素是多方面的，其中气候是最重要、最活跃的因子。气候特征的提取是进行苍术适宜性区划的关键步骤。根据距离茅山最近的气候站点 1971—2000 年 30 年间气候资料，结合实地调查，提取江苏茅山地区的年均温、年降水、年相对湿度和年日照数的值。

2. *群落特征提取*　植物生长的群落环境（包括群落组成和群落结构）是植物生长的关键因素，决定着物种的生存、多样性、演替、变异等方面。

特定的生态环境条件是道地药材形成的最重要的外在因素。特定的生态群落条件促进了苍术道地药材的形成与分布，在不同的生态群落中，苍术的分布区域和面积不同，这种得天独厚的自然条件和地理环境，往往有利于药用植物中某些活性成分和微量元素的形成和积累，从而直接影响到药材质量。因此，生态群落类型也是影响苍术生长的一个重要因素。本实验通过实地调查和经验确定苍术生长的群落类型。

3. *土壤类型提取*　土壤是影响植物生长和分布的生态因子之一。植被的分布与土壤有着密切的关系，通过实地调查研究，苍术分布的土壤类型主要是黄棕壤和棕壤，根据 1∶400 万中国土壤图（数据由北京师范大学提供），提取黄棕壤和棕壤。

（二）生产适宜性区划

1. *苍术气候区划*　气候数据来源于全国气候站点 1971—2000 年 30 年间气候资料。用年均温、年降水、年相对湿度，年均日照数共 4 项常用的并具有生长限制性作用的气候因子作为气候优选的指标，求出各指标 30 年的均值。

利用 Surfer7.0 软件，选用克立格法（Kriging）插值法，对全国境内影响苍术的气候主导因子在 30 年的均值进行空间插值分析，插值精度为 4 km×4 km，得到各气候主导因子全国的空间分布图。

以上文提取得到的道地产区气候特征为模板，进行适宜性区划。研究证明，苍术生长受温度和降水的影响较大，受日照和相对湿度的影响次于温度和降水。其中，挥发油组分形成与温度呈正相关，与降水呈正相关，与年相对湿度呈正相关，与日照数呈负相关。以温度为一级指标进行区划，将区域内温度介于13～16℃，年均日照数介于878～1 720 h，年相对湿度为72%～82%的划为最适宜区，将温度低于1℃和高于16℃的划为不适宜区；以降水量为二级指标进行区划，将区域内降水量介于911～1 002 mm的划为适宜区；其他的为较适宜区；气候适宜性区划标准见表6-1。

表6-1　茅山苍术气候适宜性区划标准

年均温(℃)	年均降水量(mm)	年均日照数(h)	年相对湿度(%)	适宜性等级
>16	>1 486	<878	>82	不适宜
13～16	1 002～1 486	878～1 720	72～82	最适宜
11.5～13	911～1 002	1 720～1 886	67～72	较适宜
1～11.5	276～911	1 886～3 048	32～67	适宜
<1	<276	>3 048	<32	不适宜

2. 苍术生态群落区划　利用2000年的1∶400万，分辨率为1 km的土地利用图。该资料来源于欧盟联合研究中心(Joint Research Centre，JRC)，由中国科学院遥感应用研究所编译。分类用的遥感数据为2000年的SPOT-VGT1km数据，共分了22类，由全国统计数据得到的总体验证精度为61.8%(数据由北京师范大学提供)。

3. 苍术生产适宜性区划　将苍术分布的土壤区域、气候适宜性区划和生态群落区划结果在arcgis中进行叠加分析，依据与道地产区的相似性，从高向低分为4个等级，最适宜，适宜，较适宜和不适宜区。

根据实地调查结果及苍术生态生物学特性，限定苍术分布区年均温小于16℃，年降水量大于20 mm，海拔高度低于3 000 m。所以根据苍术的实际分布区域，以高温、最小降水量及最高海拔3项对苍术挥发油空间分布模型的边界进行了限定。同时，依据国家测绘局给出的最新中国边境图，对建立的分布区进行修正。

二、结果与分析

(一) 苍术气候区划

影响苍术生长、分布及质量的因素是多方面的，其中气候是最重要、最活跃的因子。气候特征的提取是进行苍术适宜性区划的关键步骤。根据距离茅山最近的气候站点1971—2000年30年间气候资料，结合实地调查，提取江苏茅山地区的年均温、年降水、年相对湿度的数值。根据各项气候因子对苍术的影响不同，采取加权的方法，得到苍术生长的最适宜年均温为13℃～16℃；最适宜年降水为1 486～1 002 mm；最适宜年均日照数为878～1 720 h；最适宜年相对湿度为72%～82%。实验结果见附录彩图9。

实验结果显示了苍术的气候适宜性区划呈现纬度地带性变化，气候条件从苍术分布区的最南端向北逐步从最适宜、适宜、较适宜到不适宜过渡。

(二) 苍术生态群落区划

本课题组进行大量的野外实地调查,确定了苍术分布的生态群落和区域,确定了苍术分布的区域为常绿阔叶林,落叶阔叶林,密集灌丛,稀疏灌丛,高山亚高山牧场草地。从土地利用图中提取常绿阔叶林,落叶阔叶林,密集灌丛,稀疏灌丛和高山亚高山牧场草地,提取结果见图 6-4。

(三) 土壤类型提取

在 1∶400 万中国土壤图中提取黄棕壤和棕壤,结果见附录彩图 10。

(四) 苍术生产适宜性区划

对苍术进行生产适宜性区划,得到苍术在全国的区划图,见附录彩图 11。然后对其进行修正,得到结果见附录彩图 12。

从附录彩图 12 可以看出,我们已经将苍术分布的最适宜,适宜,较适宜的区域细化到只有苍术分布的区域,完全剔除了没有苍术分布的区域。附录彩图 10 的区划结果显示苍术在最适宜,适宜和非适宜区域的分布呈带状变化,经过剔除非苍术区后得到的附录彩图 12 可以看出,苍术实际分布的区域已很少,由于苍术赖以分布的生态区域常绿阔叶林,落叶阔叶林,密集灌丛,稀疏灌丛,高山亚高山牧场草地近年来不断缩小,导致苍术分布量大面积减少。

苍术的最适宜区分布于长江流域中下游各地的交界部分,主要集中于:与重庆接壤的四川、贵州、湖南、湖北和陕西的交界区及湖北、安徽、江苏和浙江四省的交界区。该区域属暖温带季风性湿润气候,雨热同期,降水多集中于 5、6 月份,气温年较差较小,年均温多在 0℃以上。地形特征较为复杂,具体为:长江上游地区多横断山脉,整个地形以山地为主;长江中游地区为第二阶梯向第一阶梯过渡地区,整个地形较为复杂,以低山地、丘陵、盆地为主;长江下游地区以平原为主,间或有山地和丘陵。长江沿线地区土壤多为富含 Fe、Al 的红壤或砖红壤,pH 较小,为酸性土壤。长江沿线地区的整个环境特征与苍术的生境特征有很大的相似性,这是该地区成为苍术分布区的重要原因。

适宜区分布于四川与云南交界的金沙江流域和陕西与湖北境内的汉江流域。该区域属于亚热带和暖温带气候交界区,气候温和,季节性温度变化大,全年太阳光热较多,气候类型多样,年温差小,日温差大,降水充沛,干湿分明,比较适合苍术的生长。

较适宜区分布于云南与黑龙江一线的狭长区域。该区域属中温带季风性湿润气候,降雨多集中在 7～9 月,且雨量比较集中,气温年较差较大,年均温多在 0℃以下。该区域地形崎岖,为山地地形,土壤多为富含腐殖质的森林土。该区域较适宜苍术的生长。

三、讨论

中药区划就是从气候、种群结构、土壤类型等角度,按照地域区间差异性和区内相似性,本着因地制宜、扬长避短地发展中药生产及合理开发利用与保护中药资源的原则进行分区划片,区划结果将为中药规范化种植基地的选择提供理论依据。

近年来，中药区划取得很大成就。但也存在一定问题，如：

1. 不重视主导因子筛选或各类因子不加权　道地药材的生长受多个生态因子的影响，环境中各生态因子是相互联系及制约的，并非孤立的。如温度的高低和地面相对湿度的高低受光照强度的影响，而光照强度又受大气湿度、云雾所左右。尽管组成环境的所有生态因子都是药用植物生长发育所必需的，缺一不可的，但对某一种药用植物，甚至药用植物的某一生长发育阶段的影响，常常有 1～2 个因子起决定性作用，这种起决定性作用的因子就是“主导因子”。而其他因子则是从属于主导因子起综合作用的。目前大多数的区划研究中，大多数没有重视主导因子的筛选，多数直接利用生态因子进行叠加分析，没有体现出生态环境中的某些重要因子对某一药物生长的主导作用，直接利用大量的因子进行叠加，掩盖了道地药材适宜性的生态主导因子，并且工作量大。因此，在进行中药适宜性区划时，如果进行主导因子筛选，可以明确影响药物的主要因素，也可以剔除一些影响较小的因子，减轻工作量。在计算影响区划的各个指标时，为了考虑到每个指标在总量中所具有的重要性不同可以给予不同的权数，这样进行因子加权以后能更加明确影响药物生长的生态因子和更加突出药物生长的生态环境特征。但是，目前大多数的区划没有进行加权的操作。

2. 模型不修正　目前很多的区划研究中，通过一种模型得到区划结果，并不对模型进行修正。实际操作中，往往需要对模型进行修正，这样才可以提高模型的预测能力，使研究结果更加接近实际情况。

3. 只考虑单一因素　目前对中药适宜性区划的研究，大多采用单一的土壤，气候等因素进行研究。例如通过分析不同土壤类型的土壤背景值和对应的三七皂苷含量，分析三七的适宜性生态环境。实际上，环境中各生态因子对药用植物的影响是综合的，也就是说药用植物是生活在综合的环境因子中，缺乏某一因子，或光、或水、或温度、或土壤，药用植物均不可能正常生长。因此，进行适宜性区划应考虑多个生态环境因子对药用植物的影响，这样得到的结果才会更加准确。

传统药材产地的苍术野生植物资源急剧减少，苍术植物资源和生态环境破坏严重，不同产地茅苍术与道地的相比差异明显，苍术的分布受环境因子的影响较大。本实验在进行中药生产适宜性区划过程中，充分考虑了气候，群落和土壤的综合影响，比以往的区划更客观真实地反映出苍术在全国的分布情况。区划过程中，对气候因子进行了加权，对模型进行了修正，因此，实验结果大大提高了区划的精确性。

第三节　不同小生境对苍术生长和挥发油的影响

目前野生苍术一般生于向阳或半阴半阳的山坡林下、林缘或荒坡草丛中，所以野生苍术的生长环境是弱光环境。但目前苍术的人工栽培多在山间梯田或缓坡地带，单一品种露地栽培，栽培地的朝向依据山的走势而定，在栽培过程中，苍术成活率和产量差异很大，排水不畅的梯田甚至出现全军覆没的情况，所以栽培立地环境的选择成了苍术栽培成败的关键因子，研究不同小生境对苍术产量、质量的影响，探索苍术的最适栽培立地环境，对苍术生态种植和规范化生产中的产地生态环境选择的顺利开展具有指导意义。

一、材料与方法

（一）材料

试验地选择在相同海拔高度（90 m）、类似土壤背景的安徽广德刘达林场，林下土壤的有机质比露地稍高，试验地的土壤营养状况见表 6－2。苍术（*Atractylodes lancea*）种苗采自安徽霍山的分根芽头苗。种苗按照相同的密度种植在不同的小生境里，采用常规栽培管理，所有测试指标和样品均在相同的时间测定和收集。

表 6－2　不同小生境土壤基本营养状况

小生境	有机质（%）	pH	全氮（%）	全磷（%）	全钾（%）	碱解氮（mg/100 g）	有效磷（mg/kg）	速效钾（mg/kg）	全 Fe（mg/kg）	全 Mn（mg/kg）	全 Cu（mg/kg）	全 Zn（mg/kg）
竹林下	3.06	3.88	0.19	0.10	0.19	13.03	205.64	7.89	1 742.9	374.76	10.55	80.33
东坡	2.80	3.94	0.12	0.07	0.19	8.75	208.99	6.10	1 933.7	487.49	11.90	50.30
南坡	0.80	3.88	0.10	0.05	0.19	6.50	206.56	5.68	1 687.2	387.28	12.37	56.64
西坡	1.59	3.44	0.09	0.06	0.20	5.06	204.09	4.96	1 876.8	441.07	13.53	67.03
北坡	2.41	3.39	0.08	0.05	0.20	5.78	205.69	5.21	1 342.1	457.28	11.97	47.65

（二）方法

1. 试验设计　鉴于生产中对苍术生产立地环境不清楚的现状，本试验共设计 5 个处理：处理 1（仿野生栽培在竹林下，缓平地，郁闭度＞90%）、处理 2（朝东，坡度大于 15°，露地）、处理 3（朝南，坡度大于 15°，露地）、处理 4（朝西，坡度大于 15°，露地）、处理 5（朝北，坡度大于 15°，露地）。

2. 测定项目和方法　根茎繁殖于 2011 年 11 月定植，2012 年 8 月调查成活率；2012 年 10 月和 2013 年 10 月调查生长指标，包括株高、分枝数、花枝数等，每个小生境调查 30 株；单株生物量在 2012 年 10 月调查，单株产量在 2013 年 10 月调查。

不同小生境的土壤样品在定植前取样，深度在 0～20 cm 的土层，土壤分析由北京林业大学生物中心分析室按《土壤农业化学常规分析方法》要求进行。有机质采用油浴加热 $K_2Cr_2O_7$ 滴定法，土壤全氮采用凯氏法，速效磷采用 0.5 mol/L $NaHCO_3$ 浸提——钼锑抗比色法，速效钾采用原子吸收分光光度法，pH 采用酸度计测定，水土比为 5∶1。土壤有效铁、锰、铜、锌采用原子吸收分光光度法。

苍术酮（atractylon）、茅术醇（hinesol）、β－桉叶醇（β－eudesmol）、苍术素

(atractylodin)4 种挥发油有效成分测定样品分别于 2012 年 10 月和 2013 年 10 月取样，晾干，样品采用常温、避光、防潮方式保存，次年 2 月将各样品粉碎，放置 30℃烘箱中 24 h 至恒重，取 500 mg 粉末置 50 ml 离心管内，加 25 ml 正己烷，先置摇床上(250 r/min，15 min)，然后离心(3 000 r/min，10 min)，取上清液待用，药渣继续加入 20 ml 正己烷，重复以上过程，在容量瓶内合并两次的上清液，加入 1.0 ml 的内标溶液，定容至 50 ml，然后取 1 ml 注入气质联用色谱仪内。采用 GC－MS 方法测定完成，色谱柱为安捷伦(Agilent)DB－5MS 系列，规格 0.25 mm $i.d.\times 30$ m，0.25 μm，载气为氦气(流量：1 ml/min)，注入模式为分流(比例 50∶1)，进样量 1 ml，进样口温度：240℃，柱温：前 2 分钟 120℃，然后以 5℃/min 程序升温至 240℃，之后 240℃维持 5 min。MSD 电离方式：EI(电离电压：70 eV，离子源 230℃，四极：150℃)；MSD 数据采集模式：扫描(40～500 amu)。

如图 6－1 所示，经方法学考察，本法准确、快速、重复性好。

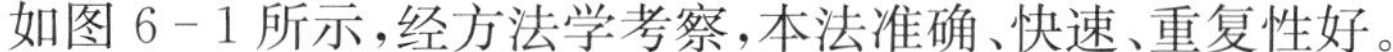

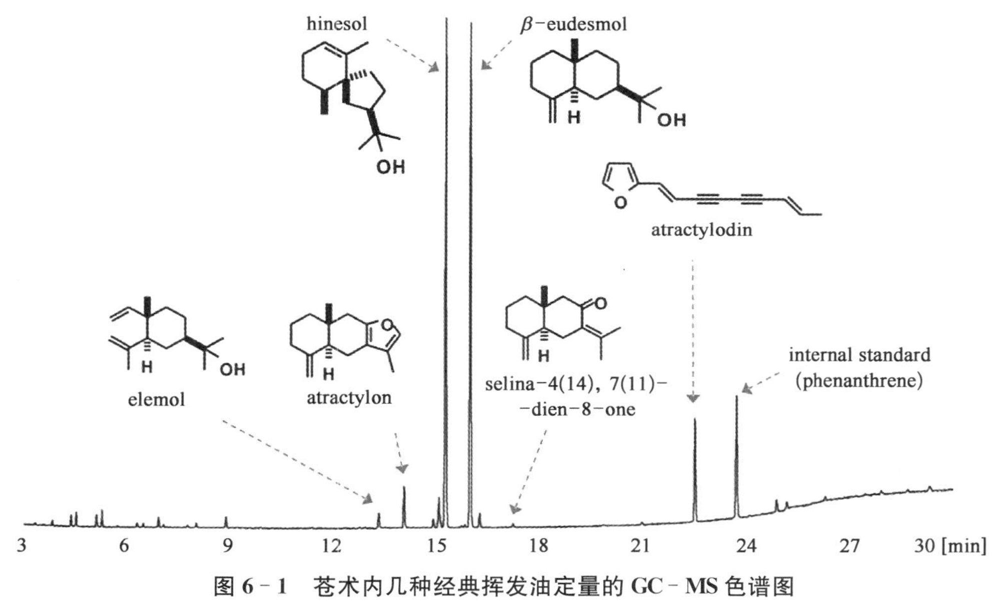

图 6－1　苍术内几种经典挥发油定量的 GC－MS 色谱图

二、结果与分析

(一) 不同小生境对苍术成活率、生长和生物量的影响

通过 2012 年霍山 5 个小生境的试验数据(见表 6－3)结合方差分析得出：对于一年生苍术，竹林下的苍术产量、成活率、株高都极显著高于其他处理($p<0.01$)。另外，朝东的坡上种植的苍术的产量、株高也显著高于其他处理($p<0.05$)。这两个处理的花枝数也高于其他处理，但未达到显著水平($p>0.05$)。

本试验于 2013 年 10 月对二年生的苍术进行了继续调查(见表 6－4)，发现在不同的小生境下，一年生苍术的株高(47 cm)和成活率(76%)均极显著高于露地种植的苍术；二年生苍术的株高、花枝数、芽头数、单株地下鲜重均达到极显著差异($p=0.000<0.01$),分枝数差异未达到显著水平($p=0.056>0.05$)。其中竹林下苍术株高(77 cm)极显著高于露地种植的苍术(平均 51 cm),但单株产量(41 g)却极显著低于露地的苍术(平均为 105 g),露地栽培苍术单株产量是林下苍术的 2.5 倍。对于东、南、西、北四个朝向上露地种植的苍术,东坡上种植的苍术产量最高(152 g),其次是南坡(121 g),都极显著高于北坡(88 g)和西坡(57 g)。

表 6-3 不同小生境处理对一年生苍术生长影响的调查表

测量指标	株高(cm)	分枝数(个)	花枝数(个)	8 月成活率(%)	单株药材鲜重(g)
林下	47±8.4Aa	2±1.6	4±3.9	76±15.1Aa	30.9±10.53ab
东坡	37±11.6Bb	2±1.3	4±2.5	30±4.3Cc	33.8±10.02a
南坡	28±8.9Cc	2±1.3	3±3.2	22±6.0Cc	26.9±10.30b
西坡	28±9.1Cc	2±1.0	3±2.6	51±3.3Bb	25.2±4.76b
北坡	30±10.4Cc	2±1.0	3±2.3	18±6.7Cc	26.3±7.38b
Sig.(P)	0.000**	0.357	0.319	0.000**	0.020*

注:A、B、C 表示处理间差异极显著($p<0.01$);a、b、c 表示处理间差异显著($p<0.05$)。

表 6-4 不同小生境处理对二年生苍术生长影响的调查表

测量指标	株高(cm)	分枝数(个)	花枝数(个)	芽头数(个)	单株药材鲜重(g)
林下	77±14.8Aa	2±1.1	3±2.3Cc	3±1.8Bc	41±22.3Cd
东坡	54±12.5Bb	3±2.4	12±12.9ABab	7±4.8Aa	152±123.1Aa
南坡	52±10.2Bb	3±1.8	16±15.3Aa	7±3.7Aab	121±97.8ABab
西坡	48±12.5Bb	3±2.2	9±6.8BCb	5±3.7ABb	57±42.6Ccd
北坡	50±10.5Bb	2±1.4	10±8.0ABCb	7±4.8Aab	88±67.7BCbc
Sig.(P)	0.000**	0.056	0.000**	0.000**	0.000**

注:A、B、C 表示处理间差异极显著($p<0.01$);a、b、c 表示处理间差异显著($p<0.05$)。

对于生长指标,通过相关分析得出:一年生苍术的株高与花枝数程显著正相关(相关系数 $r=0.986^*$)、花枝数与产量呈显著正相关(相关系数 $r=0.944^*$),一年生株高与二年生株高亦呈显著正相关(相关系数 $r=0.940^*$),二年生苍术的花枝数和芽头数呈显著正相关(相关系数 $r=0.884^*$)。其他生长指标之间未见显著相关。苍术的产量主要与分枝、芽头数有关,说明苍术的生长是通过地下根茎节的伸长和增殖完成的。

(二)不同小生境对苍术 4 种挥发油成分的影响

从图 6-2、图 6-3 可以看出,不论是一年生还是二年生的苍术,其挥发油含量均为:竹林下的苍术挥发油含量高于露地种植的苍术,可以看出遮阴对苍术挥发油积累具有促进作用。用 LSD 检验方法进行方差分析得出,对于一年生苍术,不同小生境下 4 种挥发油成分的差异显著性分别为：苍术酮($p=0.307$)、茅术醇($p=0.006<0.01$ 差异极显著)、β-桉叶醇($p=0.001<0.01$ 差异极显著)、苍术素($p=0.578$)；对于二年生苍术，不同小生境下 4 种挥发油成分的差异显著性分别为：苍术酮($p=0.226$)、茅术醇($p=0.222$)、β-桉叶醇($p=0.171$)、苍术素($p=0.098$)。

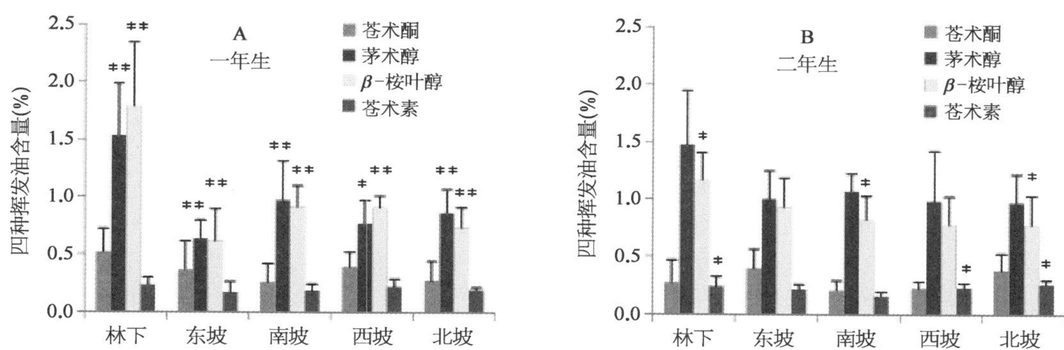

图 6-2　不同小生境对一年生和二年生苍术四种挥发油含量影响的研究

(A 对一年生苍术的影响；B 对二年生苍术的影响)

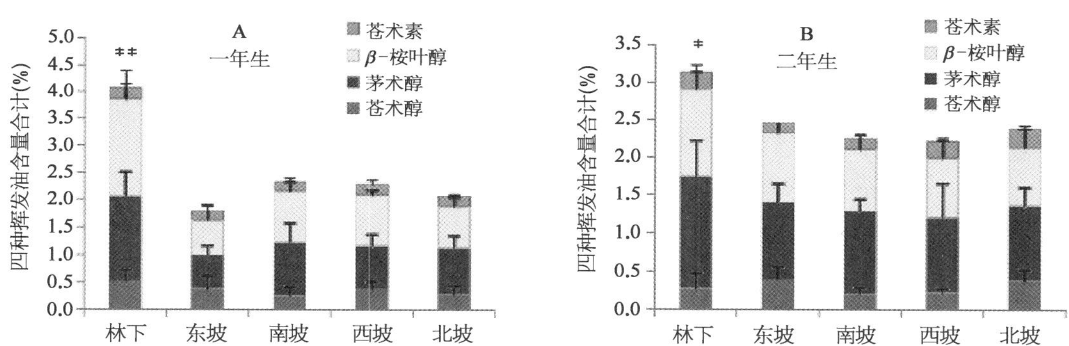

图 6-3　不同小生境对一年生和二年生苍术四种挥发油含量之和的影响

(A 对一年生苍术的影响；B 对二年生苍术的影响)

从图 6-2A、图 6-3A 可以看出，竹林下一年生苍术的 4 种挥发油含量为 4.09%，而露地栽培的平均为 2.12%；其主要贡献来源于竹林下苍术的茅术醇(1.53%)和 β-桉叶醇(1.79%)均极显著高于露地栽培的苍术(分别为 0.81%和 0.79%)。

对于 4 种挥发油成分，通过相关分析得出：一年生和二年生苍术的茅术醇与 β-桉叶醇均呈显著正相关(相关系数分别为 $r=0.965^{**}$，$r=0.926^{*}$)，同时，一年生苍术的 β-桉叶醇与二年生苍术的茅术醇成极显著正相关(相关系数 $r=0.966^{**}$)，一年生苍术的茅术醇与二年生苍术的茅术醇呈显著正相关(相关系数 $r=0.953^{*}$)。其他成分间未见显著相关性，由于苍术醇是 β-桉叶醇和茅术醇两种成分的混合物，两者的化学结构相似，说明两者的生物合成途径在苍术体内有很好的协同性。

另外，通过 4 种挥发油成分与生长指标的相关分析得出：苍术的挥发油成分与株高呈显著正相关，但与分枝数、芽头数和产量均呈负相关，所以判断苍术的挥发油与逆境胁迫有关。

三、讨论

由于坡向与光照、温度、水分和土壤等生态因子形成异质性的小生境，从而对植被生物多样性、植物生长发育、生产力以及生态系统功能等产生重要影响。本文拟从以下几个方面探讨环境因子对苍术生长和挥发油含量的影响，试图讨论苍术的最适生态环境，从而为苍术的栽培选地提供参考。

(一) 不同小生境下光照状况对苍术的影响

光照影响着植物的形态建成和次生代谢物质的积累，林下的光照低于露地，林下苍术株高发达，但地下部分生物量偏小，根所含挥发油却高于露地苍术，说明苍术挥发油与弱光胁迫具有一定联系。对于竹林下苍术产量低、挥发油含量高的解释，符合次生代谢产物随环境变化的三个假说。一是符合生长/分化平衡(growth/differentiation balance, GDB)假说，当林下光照不充足时，苍术光合作用能力弱，生长缓慢，苍术以分化为主，而挥发油是细胞分化过程中生理活动的产物；二是符合最佳防御(optimum defense, OD)假说，即林下光照胁迫下，苍术生长缓慢(露地栽培苍术单株鲜重是林下苍术的2.5倍)，产生次生代谢产物(挥发油)所获得的防御收益大于其生长所获得的收益，所以林下苍术挥发油含量高。三是符合资源获得(resource availability, RA)假说，即苍术潜在的生长速度降低时，其产生的用于防御的次生代谢产物的数量就会增加，所以林下苍术的挥发油含量高。

对于4个朝向的露地苍术，东坡上的苍术好于其他朝向，因为苍术喜干燥、忌潮湿(潮湿易发病虫害)，东坡早上蒸发量大、露水消失快，而在中午和下午又避开了暴晒，利于苍术的健康生长。

(二) 不同小生境下温度状况对苍术的影响

温度通过对酶促的影响来调节植物体内细胞的新陈代谢和生长繁殖，并且在小生境研究中，温度与光照存在相关性，苍术的适宜月平均最高温度为32℃，夏季露地的温度高达38℃，林下的温度适宜苍术生长，林下苍术的药材生物量低，林下挥发油含量高于露地，说明林下对极端高温的调控作用，有利于苍术的生长和挥发油的积累。

四、结论

由于苍术是一种喜适当遮阴的药用植物，竹林下苍术的成活率、株高和挥发油含量都显著高于露地苍术，但产量却极显著低于露地上种植的苍术。另外，东坡的光照比其他坡向适合，这为东坡产量高于其他朝向提供了佐证。

竹林下的土壤有机质和总体营养条件好于露地，但林下光照、温度等条件更接近野生苍术的生长环境，这也提示我们，如果采用林药间作等生态种植方式，苍术成活率高，发病率低，管理成本低，虽然产量不高，但其药效成分高，可以通过增施有机肥来提高其产量，是以后考虑发展的一种苍术生态种植模式。

第四节　苍术根茎及根际土水提物生物活性研究及化感物质的鉴定

化感作用是自然界普遍存在的一种现象。早在两千多年前人们就有了相生相克的思想,《物理论》有“芝麻之于草木,犹铅锡之于五金也,性可制耳”的记载,《齐民要术》主张把芝麻安排在“白地”,即休闲地或开荒地上,正是利用芝麻能够抑制杂草生长的特性。自20世纪70年代初期,化感作用研究逐渐兴起,Rice等人是这一领域的杰出代表。目前,植物间化感作用愈来愈受到国内外科研工作者的重视,而且在农业、林业、草原及水生生物生态系统等多个领域得到广泛的应用,成为生态学研究的持续热点。

为缓解苍术资源紧张态势,尤其是为了保护苍术道地药材,不少地方纷纷开始对苍术进行引种栽培。但苍术栽培种植中病虫害严重,并随栽培年限增加,其发病率和死亡率均升高,同时,生产中存在明显的连作障碍,这些都严重地影响了苍术的栽培种植。引起植物连作障碍的原因主要有土壤养分失衡、土壤微生物群落结构改变、植物毒素物质增加及土壤物理化学性质改变等。自毒现象(autotoxicity)是化感作用的重要形式之一,它是指植物根分泌和残茬降解所释放出的次生代谢物,对自身或种内其他植物产生危害的一种现象,它是植物适应种内竞争的结果,许多作物的连作障碍与此相关。因此,研究自毒作用对揭示植物连作障碍具有重要意义。

化感物质的提取分离和鉴定及其生物活性的检测是研究植物化感作用或自毒现象的基础,通常以待测样品的植物部分,或者是与它相关的环境土壤作为提取源进行提取分离。为了证实苍术的自毒作用,本研究取未种植过其他植物的土壤对苍术进行栽培,8个月后进行自毒作用分析。参考了刘秀芬和阎飞的方法,首先研究了苍术根茎及根际土提取液对苍术种子发芽及生长的影响。然后,采用GC－MS分析鉴定了苍术根茎和根际土水提液所含的化合物,并对其中可能的化感物质进行了生物学检测,从而为证明自毒作用是苍术连作障碍的原因之一提供了理论依据。

一、材料与方法

(一) 材料

2004年12月21日,开始对苍术进行盆栽实验。试验地点为中国科学院生态环境中心土壤室温室。土壤取自中国中医研究院附近拆迁旧房院内土,该土此前未种植过任何植物。将土壤进行翻晒后,按土壤与河沙3∶1混匀,加有机氮肥及KH_2PO_3适量。实验共设5个重复,每盆播种苍术种子7粒,出苗后定苗3株,常规管理。

2005年8月24日,采收苍术根茎,风干,粉碎研细,过40目筛,混匀备用,编号A。并采用抖落法收集苍术根际土,40目筛筛去根际土中残留的苍术须根等,混匀备用,编号S。

栽培实验与化感作用生物活性检测所用苍术种子，为同一批样品，均来源于江苏茅山。

(二) 方法

1. 自毒作用检测　取苍术根茎 40 g，加蒸馏水适量，25℃浸泡 24 h，减压抽滤，定容至 200 ml，得到相当于苍术根茎 200 mg/ml 的上清液，编号 A200。将 A200 分别稀释 4 倍和 20 倍，得到相当于苍术根茎 50 mg/ml、10 mg/ml 溶液，编号 A50 和 A10。取苍术根际土 200 g，加蒸馏水 400 ml，25℃浸泡 24 h，减压抽滤，得到相当于苍术根际土 500 mg/ml 上清液，编号 S500。将 S500 分别稀释 2.5 倍和 10 倍，得到相当于苍术根际土 200 mg/ml、50 mg/ml 的溶液，编号 S200 和 S50。用作苍术化感作用的生物学的研究。

设水(编号 CK)，A10、A50、A200、S50、S200 及 S 500 共 7 个处理，每个处理 3 个重复。每个重复选取 20 粒种子，0.1% HgCl 消毒 10 min，随机铺在垫有滤纸的直径为 15 cm的培养皿中，分别加入水、不同浓度根茎或根际土水提液各 5 ml，在 25℃恒温培养箱内培养。不断观察，第 5 d 测量发芽率、第 7 d 测量胚根长，第 14 d 测量胚芽长。

2. 根茎及根际土提取液中化感物质鉴定及相似度比较　取苍术根茎及根际土样品适量，蒸馏水浸泡 24 h，其间多次震摇。离心使苍术根茎及土壤沉淀，上清液抽滤。滤液加入等量乙醚萃取得到乙醚萃取液，剩余水提液再用等量乙酸乙酯萃取，得到乙酸乙酯萃取液。所得乙醚及乙酸乙酯萃取液分别用旋转蒸发仪在 4℃浓缩至干，再分别用乙醚或乙酸乙酯 1 ml 溶解，用于 GC－MS 分析。乙醚及乙酸乙酯均为分析纯。

气质联用仪器为 TRACE GC 2000，DB－5 MS 石英毛细管柱 0.25 mmID×30 m×0.25 μm，进样温度 250℃，程序升温从 60℃到 290℃，15℃/min，载气为 He。EI 源，70 ev，接口温度 250℃，源温 200℃，检测温度 200℃，进样量 1 μl，35～650 amu 全扫描。应用 MAINLIB 质谱数据库计算机检索系统分析质谱图，进行未知物的鉴定。

3. 化感物质的生物学鉴定　选取苍术根茎中含量较大的倍半萜类成分 β-桉叶醇，进行自毒作用的生物学鉴定。以苯甲醛为阳性对照。两者均设 50 mg/L、100 mg/L、250 mg/L三个水平。

4. 数据分析　通过 SPSS10.0 软件，利用单因子方差分析结合多重比较分析种子发芽率、胚根长及胚芽长的差异。

借鉴 Jaccard 相似系数公式，比较根茎与根际土中化合物的相似度，$J=c/(a+b+c)\times100\%$，其中 a 为根茎中特有组分数目，b 为根际土中特有组分数目，c 为根茎与根际土中共有组分的数目。(a，b 所代表组分归一化百分含量大于 1%，c 所代表两个共有组分中至少有一个的归一化百分含量大于 1%)。

二、结果与分析

(一) 自毒作用生物活性测定

在实验中，50 mg/ml 及 200 mg/ml 根际土提取液对苍术种子发芽率、胚根长及胚芽长均无影响。500 mg/ml 根际土提取液对苍术种子发芽率无影响，稍抑制了苍术胚根与胚芽的伸长，但差异不显著($p>0.05$，图 6－4)。

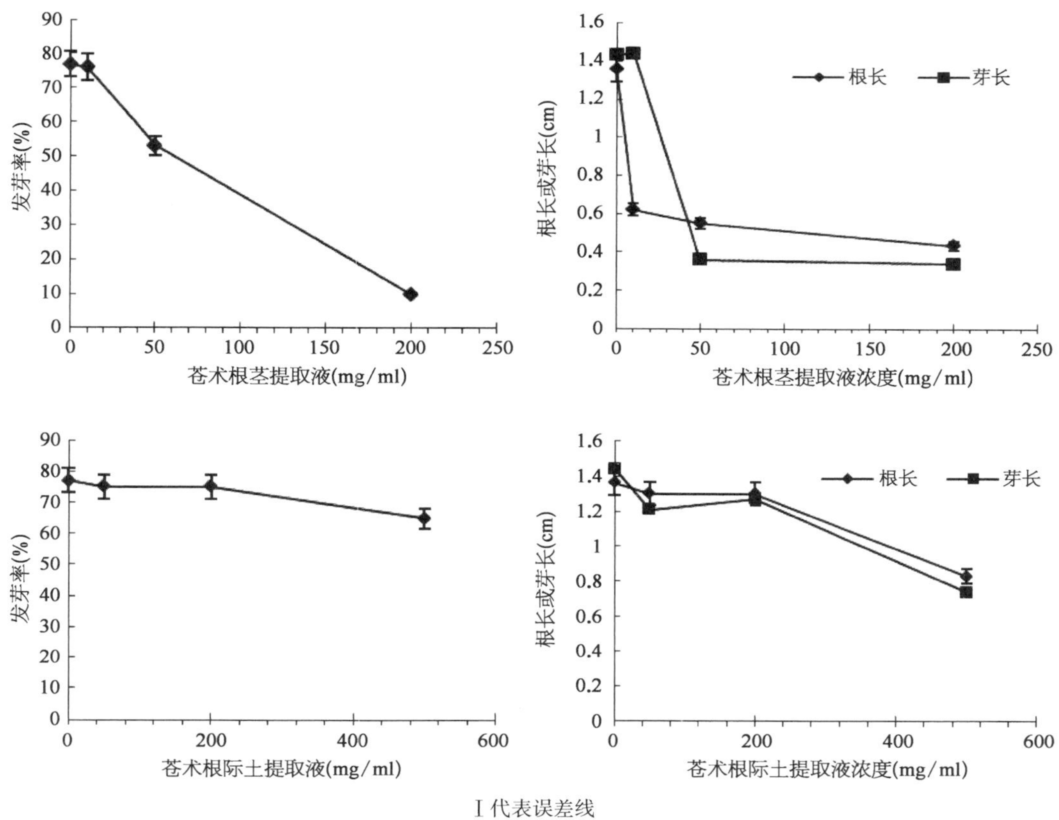

图 6-4　不同浓度苍术根茎及根际土提取液对苍术种子发芽率、胚根长及胚芽长的影响

单因子方差分析结合多重比较分析表明，随苍术根茎提取液浓度的增大，其对苍术种子发芽率、胚根和胚芽伸长的抑制作用显著增大。经 200 mg/ml 苍术根茎提取液处理的苍术种子发芽率、胚根长及胚芽长分别为对照的 13%、32%及 24%（$p<0.05$，图 6-9，表 6-5）。

表 6-5　不同浓度苍术根茎提取液处理对苍术种子发芽率、胚根长及胚芽长的影响

浓度(mg/ml)	发芽率(%)	胚根长(%)	胚芽长(%)
0	100a	100a	100a
10	99a	46bc	100a
50	69b	40bc	25b
200	13c	32c	24b

注：同一列标有不同字母表示处理间差异显著（$p<0.05$）。

（二）根茎及根际土中化合物 GC-MS 鉴定及相似度比较

利用 GC-MS 分析，从苍术根茎中共鉴定出 20 个化合物，根际土共鉴定出 27 个化合物（图 6-5、表 6-6），表 6-6 所列出的化合物均属 GC-MS 鉴定匹配度大于 75%的化合物。

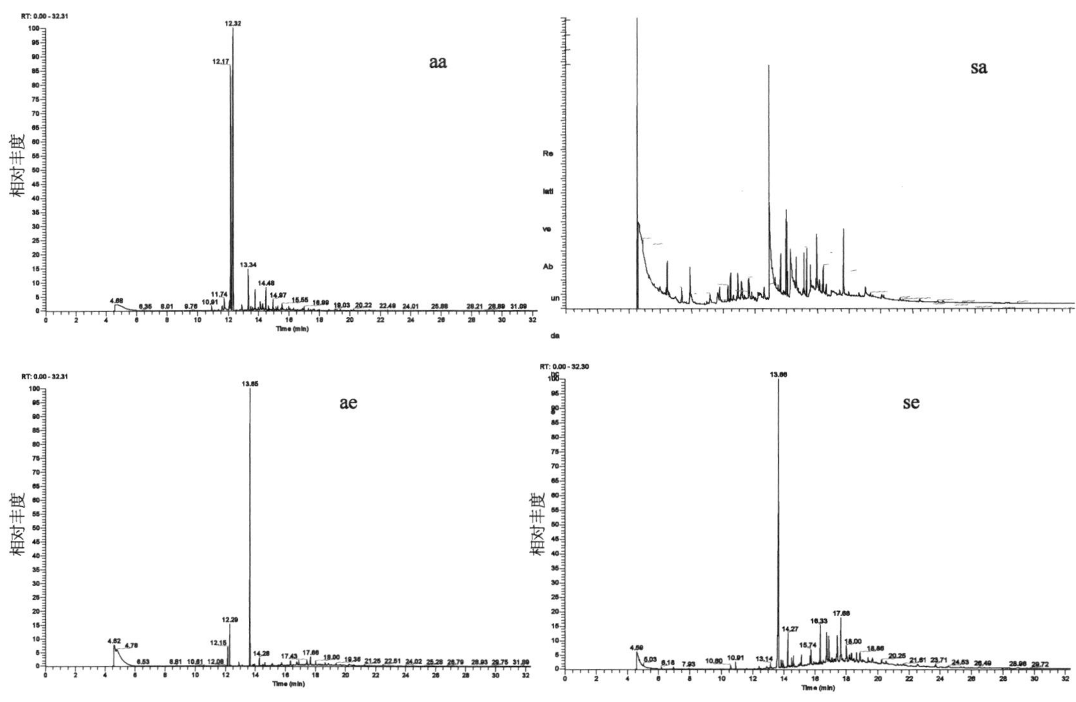

图 6－5　苍术根茎及根际土乙醚及乙酸乙酯萃取液 GC－MS 色谱图

注：aa 根茎乙醚萃取液，sa 根际土乙醚粗取液，ae 根茎乙酸乙酯萃取液，se 根际土乙酸乙酯萃取液。

表 6－6　苍术根茎及根际土提取物 GC－MS 鉴别到的有机化合物

样品	化合物英文名	中　文　名
aa	2,5－octadecadlynoic acid, methyl ester	2,5－二炔基十八酸
	β－eudesmol	B－桉叶醇
	butylated hydroxytoluene	2,6－二丁基对羟基甲苯
	hinesol	茅术醇
	n－hexadecanoic acid	十六酸
	pentadecanal	十五醛
	tetradecanoic acid	十四酸
	1－heptatriacotanol	三十七烷醇
ae	1－naphthalenol	a 萘酚
	2－methoxy－4－vinylphenol	2－甲氧基－4－乙烯基苯酚
	3－methyl－3－phenyl－2－propenal	3－甲基－3－苯基－2－丙烯醛
	butylated hydroxytoluene	2,6－二丁基对羟基甲苯
	D－limonene	柠檬烯
	9-ene－2－octadecanol	9－烯－2－十八烷氧醇
	ethyl iso-allocholate	乙基异别胆烷

（续表）

样品	化合物英文名	中　文　名
ae	hexadecanoic acid, 1-(hydroxymethyl)-1, 2-ethanediyl ester	2,3-十六二烷酸-1-羟基-丙酯
	n-hexadecanoic acid	十六酸
	octadecanoic acid	十八酸
	tetradecanoic acid	十四酸
	1,2-benzenedicarboxylic acid, bis(2-methylpropyl)ester	1,2-二苯甲酸异丁酯
sa	1,2-benzenedicarboxylic acid, butyl decyl ester	1,2-二苯甲酸-(1-丁基,2-葵基)酯
	1,2-benzisothiazole	1,2-苯并异噻唑
	(z)9-octadecenoic acid, methyl ester	(z)9-烯-十八酸酯
	1-methyl-4-(1-methylethyl)-cychohexanol	1-甲基-4-异丙基-1-羟基-环己烷
	mequinol	对甲氧基酚
	methyl 3-(3,5-di-tert-butyl-4-hydroxyphenyl) propionate	2,6-二叔丁基对羟基苯丙酸酯
	methyl tetradecanoate	十四酸甲酯
	octadecanal	十八醛
	octadecanoic acid, methyl ester	十八酸甲酯
	tetradecanoic acid	十四酸
se	1,2-benzenedicarboxylic acid, bis(2-methylpropyl)ester	1,2-二苯甲酸异丁酯
	1,2-benzisothiazole	1,2-苯并异噻唑
	3,7,11-trimethyl-1-dodecanol	3,7,11-三甲基十二烷醇
	4-methyl-1-(1-methylethyl)-3-cyclohexen-1-ol, acetate	乙酸-4-甲基-1-(1-甲基乙基)-3-环己烯酯
	9-hexadecenoic acid	9-十六烯酸
	azulene	甘菊环
	butylated hydroxytoluene	2,6-二丁基对羟基甲苯
	D-limonene	柠檬烯
	dodecane	十二烷
	ethyl iso-allocholate	乙基异别胆烷
	1,1-bis(dodecyloxy)-hexadecane	13-十五烷基-12,13-二十五醚
	isopropyl palmitate	十六酸异丙酯
	n-hexadecanoic acid	十六酸
	non-2-en-1-ol	2-九烯醇
	octadecanoic acid	十八酸
	tetradecanoic acid	十四酸
	tetradecanoic acid trimethylsilyl ester	十四酸三甲基硅酯

注：aa 根茎乙醚萃取液，sa 根际土乙醚粗取液，ae 根茎乙酸乙酯萃取液，se 根际土乙酸乙酯萃取液。

表 6-7　苍术根茎及根际土所含化合物的组分的相似度比较
(归一化百分含量大于 1%的组分)

样　品	组分数	独有组分数	共有组分数	组分总数	相似系数(%)
aa	10	7	8	24	33.33
sa	17	9	—	—	—
ae	9	0	18	20	90.00
se	20	2	—	—	—

注：aa 根茎乙醚萃取液，sa 根际土乙醚粗取液，ae 根茎乙酸乙酯萃取液，se 根际土乙酸乙酯萃取液。

计算根茎及根际土中归一化百分含量大于 1%的组分的相似系数，乙醚萃取液中两者的相似系数为 33.33%，乙酸乙酯萃取液中两者的相似系数为 90.00%(表 6-7)。可见，根茎与根际土乙醚萃取液中所含化合物差异较大，前者含量最大的组分为茅术醇及 β-桉叶醇(归一化百分含量分别为 18.26%及 38.66%)，后者含量最大的组分为十四酸(归一化百分含量分别为 32.69%)。根茎与根际土乙酸乙酯萃取液中所含化合物非常相似，两者含量最大的组分一致，均为邻苯二甲酸二异丁酯(归一化百分含量分别为 35.36%、35.37%)。

(三) 化感物质的生物学鉴定

β-桉叶醇是不少药用植物中都含有的倍半萜类成分，由于其在苍术根茎挥发油中含量较大，常与其他组分一起用来作苍术定性和定量的指标性成分。本实验在苍术根茎水提液的乙醚及乙酸乙酯萃取液中均鉴定到 β-桉叶醇，而且含量较大。考虑到倍半萜类成分是极其常见的化感物质，因此，对 β-桉叶醇进行化感作用的生物学鉴定。

结果表明，虽然所有处理浓度的 β-桉叶醇对苍术种子发芽率、胚根伸长均没有抑制作用(作为阳性对照的苯甲醛 250 mg/L 时能显著抑制苍术胚根的生长)，但 100 mg/L、250 mg/L 的 β-桉叶醇能强烈抑制苍术胚芽生长，而且 250 mg/L 的 β-桉叶醇对苍术胚芽伸长的抑制作用比同浓度的苯甲醛显著($p<0.05$，表 6-8)。

表 6-8　苯甲醛和 β-桉叶醇生物活性的比较

处　理	剂量(mg/L)	发芽率(%)	根长(cm)	芽长(cm)
蒸馏水	0	69a	1.83a	1.92a
苯甲醛	50	68a	1.54a	1.64a
	100	78a	1.68a	1.47b
	250	65a	1.50b	1.33b
β-桉叶醇	50	65a	1.56a	1.78a
	100	65a	1.73a	0.00c
	250	55a	1.68a	0.00c

注：同一列标有不同字母表示处理间差异显著($p<0.05$)。

三、讨论

(一) 苍术根茎及根际土中化感物质分析

以待测植物部分,或是与它相关的环境土壤作为样品进行相关研究,是植物化感作用研究最常用的方法。考虑到苍术在长期栽培种植中面临的最主要的问题是自毒现象,本实验用未种植过其他植物的土壤作基质,对苍术进行盆栽试验,然后进行了化感物质的提取鉴别及化感作用的生物学检验,很好地排除了其他植物产生的化感物质对试验结果的干扰。实验中,从苍术根茎中共鉴定出化合物 20 个次,根际土中共鉴定出化合物 27 个次,包括烷、醇、苯、萘、酸及酯等成分,尚不包括更多的含量低未被鉴定出的化合物。迄今为止所发现的化感物质几乎都是植物的次生代谢产物,一般分子量较小,结构较简单。包括水溶性有机酸、直链醇、脂肪族醛和酮、简单不饱和内酯、长链脂肪酸和多炔、内萜、氨基酸、生物碱、苯甲酸及其衍生物等。其中最常见的是低分子有机酸、酚类和内萜类化合物。本实验所分离鉴定到的化合物中不乏此类物质,证明苍术根茎及根际土中均含有抑制其自身生长的化感物质,即植物自毒素。为了更好地比较根茎及根际土中所含化合物的相似性,本研究采用 Jccard 相似系数公式计算相似度,发现苍术根茎及根际土中所含主要化合物(归一化百分含量大于 1%)相似度非常高,两者乙酸乙酯萃取液的相似系数达到 90.00%,乙醚萃取液的相似系数达到 33.33%,提示土壤中不少极性较大的组分可能是直接来源于苍术分泌物或植物残体代谢产物。

目前关于植物化感作用主要研究方面之一是化感物质的收集、分离鉴定及生物活性的测定。化感物质几乎存在于植物的所有器官中,通过淋溶、挥发、根分泌和残体分解等途径向环境释放。化感物质的收集方法对研究结果至关重要,但由于化感物质在土壤中含量极少,而且受到复杂的土壤环境影响,给收集工作带来很大困难。目前常见的收集方法有夹层法、常温吸附法、浸提法(常用此法,分有机和无机两类浸提液)、腐解法、疏水性根渗出液连续收集法(CRETS)等,对于一些行之有效的收集技术还处于探索阶段。微透析技术是将膜探针(由纤维素、聚丙烯腈和聚碳酸酯等膜制成)直接插到生物活体部位进行采样,不影响和损害生物的生长。如果能将该技术应用于根分泌化感物质的收集,这将是一个重大突破,也是根分泌物收集所需要的最理想的方法。此外,可以将微透析技术与色谱等仪器联用,从而实现化感物质的采集和分离鉴定一体化。

化感物质的分离鉴定以及生物活性测定是确定化感物质的重要步骤。目前广泛采用的分离鉴定方法包括萃取法、树脂法、层析法、分子膜及超滤技术、高效液相色谱、气相色谱/质谱联用技术及核磁共振等。化感物质的生物活性测定目的在于确定分离鉴定出的物质是否具有化感作用,包括发芽实验,幼苗生长发育测定,盆栽实验和大田实验等。

迄今,所发现的化感物质几乎都是植物次生代谢产物,Rice 把各种化感物质归纳为 14 类:水溶性有机酸,直链醇,脂肪族醛和酮;简单不饱和内脂;长链脂肪族和多炔;萘醌、蒽醌和复合醌;简单酚、苯甲酸及其衍生物;肉桂酸及其衍生物;香豆素类;类黄酮;单宁;类萜和甾类化合物;氨基酸和多肽;生物碱和氰醇;硫化物和芥子油苷;嘌呤和核苷。通常可分为酚类、萜类、炔类、生物碱和其他结构等五类。目前研究最多的是酚类和萜类化合物。

(二) 苍术根茎及根际土化感作用的生物学检测

实验中发现,苍术根茎水提液能显著抑制苍术种子发芽率及胚根和胚芽的伸长,但根际土水提液对苍术种子发芽率及胚根和胚芽的伸长的抑制作用不显著。由于 GC－MS 鉴别到根际土中含有不少有化感作用的物质,如水溶性有机酸、直链醇、酚酸、简单不饱和内酯等,因此,推测根际土对苍术种子自毒作用不显著与土壤中化感物质的积累量不够有关。大田栽培时,在生长的第 3 年,苍术发病率和死亡率显著提高,因此,农民通常将苍术只种两年就采挖,可能与此有关。

本研究证实根茎中含量较大的 β－桉叶醇对苍术胚芽的伸长有显著自毒作用,进一步为证实苍术的自毒作用提供了理论支持。研究发现,萜类物质是一类研究较多且活性较强的化感物质,其在环境胁迫下含量的变化是近年来研究的热点。孔垂华等在研究以萜类物质为主要次生代谢产物的胜红蓟化感作用中发现,在缺肥、缺水等逆境下,胜红蓟的化感作用明显增强。苍术根茎提取液中鉴定到的一些倍半萜成分,虽然在根际土提取液中尚未鉴定到,但其在根茎及根际土中的分布代谢,及其在苍术自毒现象中的作用的研究,有重要理论及实践意义。

目前有关化感作用的机制及其分子基础还不是很清晰。有研究表明,化感作用几乎影响到植物生理生化的每一个环节。细胞膜通常是化感作用的原初位点,大多数化感物质可以通过影响细胞膜电位、抑制膜 ATPase 活性和改变膜透性等来影响植物对离子的吸收。高浓度水杨酸(10 mmol/L)处理豌豆可以导致其膜功能丧失,K^+ 吸收量减少而外渗量增加。化感物质通过改变叶绿素合成来影响光合作用,如肉桂酸、苯甲酸等 10 种化感物质处理大豆 86 h,可使叶绿素含量显著下降。究竟是叶绿素解体还是叶绿素合成减少而导致叶绿素含量下降,目前尚不清楚,但推测叶绿素减少可能是紧随细胞膜受损后产生的二级反应。化感物质通过抑制线粒体电子传递和氧化磷酸化两种方式来影响植物的呼吸作用,如肉桂酸、α－蒎烯通过影响氧气消耗和抑制电子传递抑制受体的呼吸作用。化感物质还可能影响到植物激素代谢,目前大多数研究集中在酚酸类物质上。阿魏酸处理 8 h 后,番茄、黄瓜植株体内 ABA 的含量开始上升,且在处理后 24 h 达到最高含量。化感物质可以改变酶的活性,阿魏酸处理发芽的玉米种子 6 d 后,幼苗麦芽糖酶、水解酶、磷脂酶、蛋白酶活性均显著降低。化感物质影响植物蛋白质的合成具有双向性,当绿原酸、香草酸、香豆酸浓度为 0.1 μmol/L 时,可以促进天鹅绒细胞悬浮液蛋白质的合成,当浓度提高至 1 μmol/L 时,促进作用转变为抑制作用。化感物质对基因表达影响的研究起步较晚,研究结果较少。化感物质与受体 DNA 紧密结合在一起,改变 DNA 的裂解温度,阻止 DNA 翻译和转录,进而影响细胞的有丝分裂。研究表明,化感物质作用于植物的效应和机制较为复杂,且一种化感物质常常具有多种生理生化作用。

(三) 药用植物化感作用较为强烈的原因

目前,在栽培的中药材中 70%以上是根与根茎类药材,许多药用植物的根、根茎、块根、鳞茎等地下部分既是植物营养吸收和积累的部位又是药用部位，而且大多数中药材是多年生，生长周期多为几年甚至几十年。这与生长周期短的作物不同，不仅由于重茬导致连作障碍，而且随着栽培年限的增加，植物不断地向环境释放化感(自毒)物质，当土壤中有毒物质积累超出一定浓度时，就会严重影响药材的产量和质量，导致减产，甚至绝收。研究发现，西洋参茎叶、须根和根系分泌物中存在活性较高的自毒物质，当自毒物质在土壤中含量为 1 g/kg 时，四年生西洋参则不能生长，含量为 0.2 g/kg 时，存苗率降低 25%。地黄根系分泌物中的主要成分水苏糖和梓醇，通过影响土壤微生态环境，导致地黄栽培病虫害严重，药材质量下降，经过测定，连作地黄水苏糖和梓醇含量分别为 21%～32%和 1.2%～3.3%，折干率为 15.6%～23.7%；而正茬地黄分别为 43%～51%和 3.0%～4.9%，折干率为 25.8%～27.6%。因此，加强中药材化感作用研究，探讨如何合理利用和克服化感作用在中药材栽培中显得更加重要。

(四) 追求中药材质量的同时可能会加剧植物化感作用

中药材发挥临床疗效的化学基础是其体内某些活性成分的种类和数量，多为植物次生代谢产物。中药材长期栽培及品种选育追求的目标就是提高这些次生代谢产物的含量，而这些产物不仅是药效成分，有些也是植物的化感物质。这些小分子物质在栽培过程中很容易释放到环境中去，对自身的生长具有较大的毒害作用，因此在提高栽培药材质量的同时会加剧植物的化感作用。有研究发现，即使前茬种植的不是丹参，其他根与根茎类药材也会对当茬丹参的生长产生不良影响，由此推测不同种类根与根茎类药材之间可能存在着交叉影响。

(五) 中药材种植的自毒现象及解决策略

作者研究发现，苍术栽培中土壤养分及酸度有所下降，但并不是导致其连作障碍的主要原因。根据本实验结果，苍术根茎及根际土中都有抑制其自身生长发育的化感物质。因此，认为栽培苍术连作障碍与自毒作用有关。

自毒作用是植物通过根分泌与残株腐解释放的有毒化学物质抑制同种植物种子萌发和生长的现象。已有研究表明，水稻、小麦、玉米、甘蔗等禾本科植物和大豆、蚕豆等豆科类植物及人工林、茶园中均存在明显自毒现象。近年来，随着中药材规范化种植的开展及中药材栽培种类和面积的不断扩大，连作障碍问题显得日益突出，如人参、地黄、黄连、贝母等。由于药用植物通常多年生，且含有大量小分子的次生代谢产物，因而其连作障碍中的植物自毒表现得比普通作物会更强烈。

植物在生长发育过程中不断与根际土溶液进行着物质与能量的交换，通过各种途径(如地上部分淋溶、根系分泌、植物残体分解等)进入根际区的源于植物自身的化学物质，直接影响着根际区土壤中微生物的群落结构，微生物分解代谢又会产生新的化学物质，如此不断地影响和改变着根际区微生态生境，反过来又对植物自身的生长发育产生影响。在这个意义上讲，自毒作用是植物长期适应种内竞争的重要策略，在群体水平上实现了优胜劣汰，对物种的进化具有积极的作用。但就栽培中药材而言，植物自毒造成的经济损失是显而易见的。所有在中药栽培中，可以借鉴农业生产中的方法，如采用间作套作制度、避免连作等手段来缓解甚至是克服中药的自毒现象。同时,应注意对不产生化感物质或具有抗化感物质的品种进行筛选,最终通过遗传育种或转基因工程的手段和方法,彻底解决栽培中的自毒现象。

第五节　不同化学型苍术根茎及根际土提取物生物活性及化感物质的比较

研究报道化感物质的抑制作用是通过对酶活性和其他植物生理活性产生影响而引起的,不同作物或同一作物的不同品种,对化感物质反应有明显差别。因此,化感种质资源的筛选和鉴定是植物化感育种研究中基础而又十分重要的工作,通过对不同品种种质的筛选,挑选不产生或产生自毒物质少的品种用于栽培生产,或挑选化感作用强的品种用于田间除草等,是当前化感作用研究的热点。

湖北英山和江苏茅山的苍术挥发油是两个不同的化学型,前者主要以茅术醇和β-桉叶醇为主组成,后者主要以苍术酮、茅术醇、β-桉叶醇及苍术素为主组成,且四者呈现出一定比例关系,本文比较了这两种不同化学型苍术根茎及根际土化感作用及所含主要化合物,探究不同化学型苍术的自毒作用是否有一定规律性,为苍术的化感育种提供思路。

一、材料与方法

(一) 样品采集

1. 根际土　在江苏茅山和湖北英山按抖落法分别采集7～8个栽培苍术(*Atractylodes lancea*)根际土,混匀,风干,粉碎研细,过40目筛。两地土壤样品基本情况及编号见表6-9。

表6-9　苍术根际土基本情况

产地	样品编号	pH	有机质(g/kg)	总氮(g/kg)	有效氮(mg/kg)	有效磷(mg/kg)	有效钾(mg/kg)
茅山	MAS	5.55	54.34	2.19	206.36	6.49	55.00
英山	YAS	5.61	59.85	2.53	175.46	22.90	62.69

2. 根茎　采集江苏茅山和湖北英山苍术根茎各10株个体,风干,粉碎研细,过40目筛,混匀,编号备用。江苏茅山编号MA,湖北英山苍术编号YA。

3. 苍术种子　生物活性研究所用苍术种子收集于江苏茅山。

(二) 样品处理

1. 根际土　取出茅山苍术根际土(MAS)及英山苍术根际土(YAS)各40 g,分别放入三角瓶中,加入 200 ml 无水乙醇,25℃超声提取 30 min,超声强度 75%,过滤,所得滤液在旋转蒸发器上浓缩至干,再用乙醚 1 ml 溶解。溶液进一步做 GC 和 GC - MS 分析。无水乙醇、乙醚均为分析纯。

另取 MAS 及 YAS 各适量,蒸馏水室温浸置 12 h,配成 500 mg/ml(相当于每毫升含土重量),用作苍术化感作用的生物学的研究。

2. 根茎　按《中国药典》(2000 版)挥发油测定甲法提取苍术根茎挥发油,测定总挥发油含量后,留作 GC - MS 分离鉴定。取处理好的 MA 及 YA 适量,蒸馏水室温浸置 12 h,配成 200 g/ml(相当于每毫升含根茎重量),用作苍术化感作用的生物学的研究。

(三) 根际土及根茎所含化合物分离鉴别

1. 根际土　GC - MS 分析在 TRI02000 色谱质谱仪上进行。GC - MS 条件:Carbwax 极性柱,30 m×0.25 mm(J&Sci.Instr.Co.USA),载气为 He,流量 1 ml/min,柱温 60℃～250℃,分流进样,程序升温 8℃/min,60℃停 2 min,至 250℃停 20 min。进样口温度 260℃,检测器温度 260℃,EI 源,70 eV,扫描范围 M/Z 30～600 amu,扫描速度 0.2 s,扫全程,离子源温度 150℃。进样量 2 μl。应用 MAINLIB 质谱数据库计算机检索系统分析质谱图,进行未知物的鉴定。

2. 根茎　GC - MS 分析在 Finnigan TRACEMS 色谱质谱仪上进行。GC - MS 实验条件:EI 源,源温 200℃,接口温度 250℃;DB - 5 石英毛细管柱 0.25 mmID×30 m×0.25 μm,进样温度 240℃,检测温度 250℃,程序升温从 60℃到 240℃,4℃/min,分流比 50∶1,进样量 0.2 μl,35～395 amu 全扫描。

(四) 苍术化感作用生物学研究

设水(编号 CK),YAS(500 mg/ml)、MAS(500 mg/ml)、YA(200 mg/ml)及 MA(200 mg/ml)共 5 个处理,每个处理 3 个重复。每个重复选取 20 粒种子,0.1% HgCl 消毒 10 min,均匀铺在垫有滤纸的直径为 15 cm 的培养皿中,分别加入不同浓度上述根茎或根际土水提液或水各 5 ml,在 25℃恒温培养箱内培养。不断观察,第 5 日测量发芽率、第 7 日测量胚根长,第 14 日测量胚芽长。

二、结果与分析

(一) 根际土及根茎中分离到的主要化合物的比较

对 YAS 和 MAS 进行 GC - MS 分离鉴定,选取其中归一化百分含量>5%的组分进行比较,发现两者所含归一化百分含量>5%的组分大体相同,均以氨基甲酸乙酰乙酯和 N -甲基- 2 -甲氨基- 2 -硫-乙酰胺为主组成,这两种化合物的含量占归一化百分含量的 78%以上。但两者也稍有差异,如 YAS 含较多的双(2 -甲基丙基)- 1,2 -苯二羧酸而不含 2 -乙氧基丙烷,而 MAS 所含后者高于前者(表 6 - 10)。YA 与 MA 中挥发油总量分别为 6.36 ml/100 g 和 3.13 ml/100 g,两者挥发油中的主要组分基本一致,但相对含量差异很大,两者属于完全不同的两个化学型,其挥发油的 4 个主要组分的归一化百分含量见表 6 - 11,图 6 - 6。

表 6-10　不同化学型苍术根际土 GC 分析归一化百分含量>5%的化合物

化　学　成　分	百分含量(%)	
	YAS	MAS
acetylcarbamic acidethanol ester	50	57
2-amino-n-methyl-2-thioxo-acetamide	28	26
2-ethoxy-propane	nd	7
1，2-benzenedicarboxylic acid，bis(2-methoxylethyl)	13	3

注：nd 为未检到。

表 6-11　两个化学型苍术挥发油中主要组分的归一化百分含量比较

样　品	百分含量(%)			
	苍术醇	β-桉叶醇	苍术酮	苍术素
茅山苍术	4	7	24	21
英山苍术	44	39	1	2

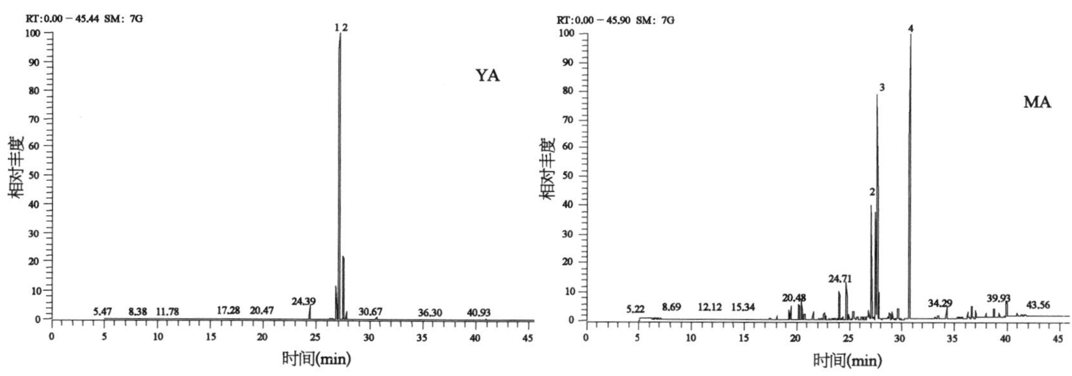

图 6-6　两种化学型苍术 GC 图

注：1、2、3 和 4 分别代表茅术醇、β-桉叶醇、苍术酮及苍术素。

(二) 根际土及根茎提取液对苍术发芽率、胚根长及胚芽长的影响

生物活性实验未发现 YAS 和 MAS 对茅山苍术种子的发芽率、胚根及胚芽的生长有显著影响($p>0.05$,表 6-12)。而 YA 和 MA 对苍术发芽率、胚根长及胚芽长均有显著抑制作用($p<0.05$)。同时,MA 对发芽率的抑制作用显著强于 YA($p<0.05$),但两者对苍术胚根长及胚芽长的抑制作用的差异不显著($p<0.05$,表 6-12)。

表 6-12　苍术根茎及根际土提取液对茅山苍术种子发芽率、胚根长及胚芽长的影响

处理组	发芽率(%)	胚根长(cm)	胚芽长(cm)
CK	72a	1.24a	1.44a
YAS	68a	1.07a	1.70a

（续表）

处理组	发芽率（%）	胚根长（cm）	胚芽长（cm）
MAS	77a	0.63a	1.03a
YA	24b	0.45b	0.29b
MA	5c	0.26b	0.50b

注：同一列标有不同字母表示处理间差异显著（$p<0.05$）。

三、讨论

（一）两种化学型苍术根际土提取液对茅山种子无显著影响

本实验表明苍术根际土提取液未对茅山苍术种子发芽及胚根和胚芽的生长呈现化感作用。苍术通常在栽培 2 年后大量发病，本实验所用土壤样品为二年生苍术根际土，作者认为根际土的化感作用不显著可能与土壤中自毒物质的积累量不够大有关。

（二）两种化学型苍术根茎提取液对茅山种子均有自毒作用

作者前期研究发现，茅山苍术根茎提取液对茅山苍术种子发芽及幼苗生长有自毒作用[2]。本研究表明两种化学型苍术根茎提取液对茅山苍术种子发芽率、胚根长及胚芽长的抑制作用都达到显著水平。再次证明苍术生长中有自毒作用。这在一定程度上解释了栽培苍术生长到 2 年后就大量发病死亡的现象。萜类是极其常见而且活性较强的化感物质，苍术根茎中萜类物质的含量在 1%～7%，为苍术的自毒作用提供了有利的证据。

（三）苍术的自毒现象在种内不同化学型间存在差异

作者前期研究表明，苍术根茎中的 β-桉叶醇对苍术胚芽的生长有显著自毒作用。本实验 GC-MS 分析显示，YA 中 β-桉叶醇含量远远大于 MA。但生物学实验表明，MA 比 YA 的抑制作用更显著（$p<0.05$）。提示 MA 中可能含有对苍术作用更强的自毒物质；同时，由于本实验所用生物活性检测的苍术种子源于茅山苍术，MA 比 YA 对茅山苍术种子的自毒作用大，提示同一化学型苍术间的自毒作用可能比不同化学型间苍术的化感作用强，即苍术的自毒作用在种内不同化学型间存在差异。Chung 等对苜蓿的研究表明，不同品种的自毒效果不同，Miller 进一步指出，苜蓿的自毒作用可通过选择不产生多种化感物质或对这些化感物质有抗性的新品种而得到解决。同样，通过对苍术不同化学型的系统筛选，有望得到低自毒作用的苍术品种。

第六节　栽培苍术根际土壤微生物变化

土壤微生物是土壤的重要组成部分，其生命活动对土壤肥力有很大的影响。土壤微生物的数量及群落功能和结构能够敏感地反映土壤质量的演变，揭示土壤质量的变化。作为异化过程中起主导作用的生物，土壤微生物分解有机物质，释放出各种营养元素，既营养自己，也营养作物。微生物生物量的大小，在营养元素的循环利用中有极其重要的作用。特别是根际微生物因受植物根系分泌的糖类、氨基酸、有机酸、脂肪酸和甾醇、生长素、核甙酸、黄酮、酶类以及其他化合物等营养源的影响，使植物根际具有很高的活性。因此，保持根际土壤微生物的活性特别重要。ARDRA（Amplified rDNA Restriction Analysis）技术是新发展起来的一项现代微生物鉴定技术，它依据原核生物 rDNA 序列的保守性，将扩增的 rDNA 片段进行酶切，然后通过酶切图谱来分析微生物的多样性。由于此法无需分纯试样，受到科研工作者的欢迎。

近年来，本课题组在苍术生产中发现，栽培 2 年后的苍术极易感染白绢病、根腐病、立枯病、铁叶病等病害，并且苍术连作障碍严重，这已成为苍术栽培中的瓶颈。病虫害严重等问题与苍术立地土壤微生物的变化有关系，因此本实验观察了一年生和二年生栽培苍术根际区土壤微生物群落细菌、真菌、放线菌数量的变化。同时，采用 ARDRA 技术对根际区土壤微生物的 16SrDNA 酶切图谱进行了分析，目的是观察苍术栽培中微生物数量和群落结构的变化规律，为解决苍术栽培中的病虫害问题提供线索。

一、材料与方法

（一）材料

2003 年 8 月中旬，在湖北罗田薄刀峰按 S 形路线收集一二年生栽培苍术的根际区土壤样品各 4 个，苍术个体间距离不小于 10 m，3 个苍术根际区土壤混匀作为 1 个土壤样品。

（二）土壤微生物总量的测定

稀释平板法测定土壤微生物总量。具体操作步骤如下：取根际区土壤，过 1 mm 筛，去掉可见的植物根系和土壤动物，称取 10 g 土壤，加入装有 90 ml 无菌水的三角瓶中，185 r/min 振荡 30 min，静置 5 min，制备 10^{-1} 土壤稀释液，从中取上清液 1 ml，加入装有 9 ml 无菌水的试管中，在旋涡混旋器上混匀 30 s，即为 10^{-2} 稀释液，再从 100^{-1} 稀释液中吸取 1 ml 加入另一装有 9 ml 无菌水的试管中，得 10^{-3} 稀释液，依次进行 10 倍稀释，制备 10^{-4}，10^{-5}，10^{-6} 稀释液。

细菌取 10^{-4}、10^{-5}、10^{-6} 稀释液，真菌取 10^{-1}，10^{-2}，10^{-3} 稀释液，放线菌取 10^{-3}、10^{-4}、10^{-5} 稀释液各 0.1 ml 分别于牛肉膏蛋白胨培养基、马丁培养基和高氏一号培养基上，用无菌玻璃刮铲涂抹均匀，分别在 28℃ 培养箱中倒置培养 2 d、3 d 和 7 d。微生物数量以单位烘干土壤所形成的菌落数量来表示（cfu/g 干土）。

（三）土壤微生物 ARDRA 分析

1. DNA 的提取　参照王啸波等环境样品中 DNA 的分离纯化和文库构建的方法稍做改动，称取 5 g 土壤样品，充分研磨后，置于离心管中，液氮冻溶 3 次，加入 13.5 ml DNA 抽提缓冲液（100 mmol/L Tris - HCl，pH 8.0，100 mmol/L EDTA，100 mmol/L 磷酸钠缓冲液，pH 8.0，1.5 mol/L NaCl，1% CTAB)，混匀后，置液氮中，然后取出在60℃水浴中保温至融化。加入50 μl蛋白酶K(20 mg/ml)和1.5 ml SDS(10%)，在60℃水浴保温2～3 h，每隔5～20 min倒管混匀几次；7 000×g室温离心10 min，收集上清液，沉淀中加入5 ml水，60℃洗2次，每次10 min，如前离心上清液；合并3次上清液，加入等体积的酚-氯仿(1∶1)抽提2次；加入0.6倍体积的异丙醇，室温放置30 min后，12 000×g、4℃离心15 min，70%乙醇洗2遍，沉淀用0.5 ml TE溶解。

2. *16S rDNA 的扩增*　由公司合成16S rDNA的通用引物引物27f(对应于*E. coli* 8-27位碱基)：5′-AGA GTT TGA TCC TGG CTC AG-3′和1 492 r(对应于*E. coli* 1507-1492位碱基)5′-TAC CTT GTT ACG ACT T-3′。每50 μl反应体系含模板DNA 2 μl，3 μl 25 mmol/L $MgCl_2$，2 μl 2.5 μmol/L正反向引物，4 μl 2.5 mmol/L dNTP混合物，5U Taq DNA聚合酶，及5 μl 10×反应缓冲液。循环条件为：95℃预变性3 min，扩增35个循环(94℃变性1 min，51℃复性1.5 min，72℃延伸2 min)，72℃后延伸5 min。

3. *16S rDNA 的 Hinf 酶切*　使用Hinf限制性内切酶进行酶切，反应体系为扩增16S rDNA产物10 μl，Hinf内切酶5U，0.1% BSA 2 μl，10×反应缓冲液2 μl，加水至20 μl。反应混合物放于37℃水浴中，酶切3 h，然后加4 μl溴酚蓝终止反应。

取10 μl扩增产物于2.0%琼脂糖凝胶上用1×TAE电泳缓冲液电泳，GENIUS凝胶成像系统拍照检测。

二、结果与分析

(一) 苍术根际区土壤微生物总量变化

二年生苍术根际区土壤环境中细菌、真菌、放线菌普遍低于一年生苍术，三者分别下降46.14%，49.25%，31.88%，真菌下降幅度最大，放线菌下降幅度最小(图6-7A)。由于土壤细菌、真菌及放线菌下降速度不同，造成三者的比例改变，二年生苍术根际区土壤细菌与放线菌、真菌与放线菌的比例下降，细菌与真菌比例上升(图6-7B)。

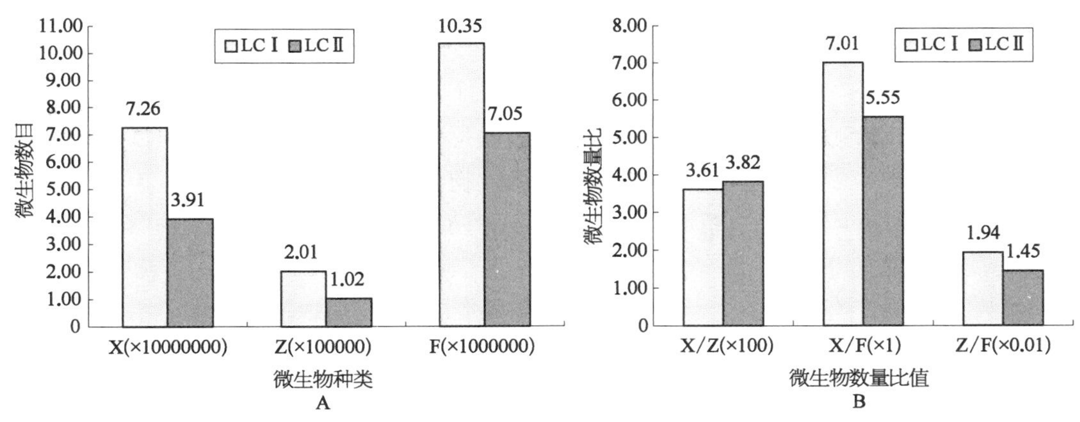

图6-7　一年、二年生苍术根际区土壤微生物总量比较

注：LCⅠ和LCⅡ分别为一年和二年生苍术根际区土壤；X，Z，F分别代表细菌、真菌、放线菌。

(二) 苍术根际区土壤微生物群落变化

苍术土壤微生物总 DNA 提取完整(图 6-8A),引物 27 f 和 1 492 r 扩增后得到重复性好且稳定清晰的条带 16S rDNA,片段大约为 1 500 bp(图 6-8B)。

Hinf 酶切后多数样品在 1 000 bp 附近均出现主带,其他弱带不完全相同(图 6-8C)。1~3 号样品在 400 bp、600 bp、800 bp、1 000 bp 附近出现扩增条带,5~7 号样品在 400 bp 和 1 000 bp 附近有酶切条带,多次重复均发现 4 和 8 号样品酶切图谱没有明显条带,由于这两个样品的 16S rDNA 模板良好,因此,认为是这两个样品 16S rDNA 模板多态性高,造成酶切图谱的弥散,无法辨认。就多数样品而言,一年生与二年生苍术根际区土壤样品在年间变异大于年内的变异,前者 DNA 水平的多态性高于后者。

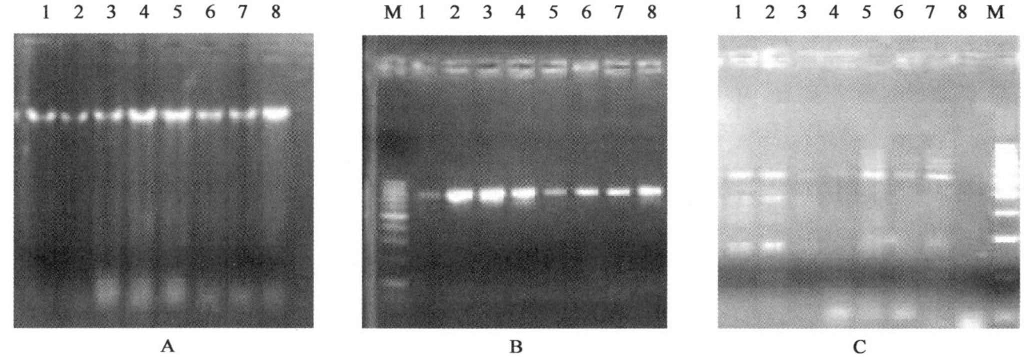

图 6-8 一年、二年生苍术根际区土壤微生物 16S rDNA 酶切分析

注:A 为 DNA 模板、B 为 16S rDNA、C 为 16S rDNA 酶切;A、B、C 图 1~4 号样品均为一年生苍术根际区土壤微生物,5~8 号样品均为二年生苍术根际区土壤微生物。

三、讨论

植物根系分泌物对土壤微生物有重要影响,有些植物的根系分泌物能促进某一类或几类微生物数量的增加;相反地,有些植物根系分泌物却不利于微生物的生长,甚至产生抑制效果。本研究发现,二年生苍术根际区土壤环境中细菌、真菌、放线菌数量均低于一年生样品,16S rDNA 的 Hinf 酶切图谱显示,一年生与二年生苍术土壤微生物酶切图谱不同,表明苍术根系分泌物对其根际区土壤微生物总体产生了抑制作用。而且,根系分泌物对不同微生物的影响不同,引起根际区土壤微生物优势群落的改变,造成微生物群落多样性的降低。可见,多年栽培苍术病虫害的发生,可能与其根际区土壤微生物数量和群落结构的改变有关。

土壤微生物在有机农业生态系统中具有重要作用,其在植物的根际营养中起着分解有机物,释放与储蓄养分的积极作用,根际微生物的异化作用可以促进根际环境中的物质转化,为植物提供营养。充分发挥土壤微生物的活力可以增加土壤有机质的含量,提高土壤肥力,疏松土壤,改善土壤结构,使土壤质量大大提高,进而改善植物生长土壤环境,提高植物对杂草的竞争能力和对病虫害的抵抗能力。为此,进一步阐明苍术根际区土壤环境中微生物群落结构的变化规律，对在实践中发挥土壤微生物的作用，改善多年栽培苍术土壤环境恶化有重要意义。

第七节　苍术常见病害的病原、发病规律及综合防治

根据目前苍术病害的研究情况，结合实地考察，本课题组对苍术栽培上为害严重的根部病害根腐病和白绢病以及叶部病害在内的11种常见病的病菌种类、为害症状、发病规律及防治措施等进行了归纳总结，以期为苍术的田间种植提供理论指导，并探索药用植物病害系统研究及综合防治模式。

一、根部病害

（一）根腐病

根部病害对苍术种植业的威胁更大。目前报道的根部病害有5种，其中以根腐病和白绢病最为常见。苍术根腐病是目前苍术栽培上最常见的根部病害。据调查，受害严重地块的发病率可达80%以上。该病害为害前期，主根及须根呈现黄褐色，继而转为深褐色。由根部向茎秆扩展蔓延。发病后期，茎秆腐烂，表皮层和木质部脱离，残留木质部纤维及碎屑。发病前期地上叶片发黄萎蔫，后期全部脱落，仅留茎秆。

苍术根腐病菌尖孢镰刀菌（*Fusarium oxysporum*）属于半知菌门、丛梗孢目镰刀菌属（*Fusarium*）。病原菌以菌丝体在病残体及土壤中越冬，成为次年的初侵染源。高温高湿、土壤排水不畅，连作年限长的地块有利于该病害的发生。在苍术道地产区湖北英山等地区，一般5月中旬开始发病，到6～7月为盛发期。伤口有利于病菌的侵染。

（二）白绢病

苍术白绢病是苍术种植上仅次于根腐病的根部病害之一，严重地块发病率高达40%～50%。该病害主要侵染根茎或者茎基部，苍术的整个生育期都可被侵染。发病初期，地上部植株无明显为害症状。发病后期，叶片萎蔫直至枯死，但并不脱落，地上部症状类似软腐病。苍术根茎或茎基部感病后，发病部位水渍状腐烂，呈褐色。后期病部仅残留网状维管束纤维组织，可见白色菌丝体，植株易拔起。湿度大时，菌丝可穿透地表，在植株基部及周围土壤表面、残体上生长，并可形成油菜状米黄色至褐色的菌核。

病原为齐整小菌核菌（*Sclerotinia rolfsii*），属半知菌亚门。菌丝呈白色，附着于病株或其周围，形成球形或椭圆形的菌核，直径0.4～1.2 mm，形似油菜籽。菌核初为乳白色，逐渐变成米黄色、黄褐色至红褐色。病菌可在PDA培养基上培养，对碳源要求不高，以尿素、NH_4Cl和$(NH_4)_2SO_4$为氮源的利用程度较高，以甲硫氨酸和$Ca(NO_3)_2$为氮源的利用

程度较低，最适 pH 为 6.0。菌丝生长的致死温度为 50℃处理 10 min。病原菌主要以菌核在土壤中越冬，可存活 5～6 年。在种苗或病残体上的菌丝体也是翌年初侵染菌源。越冬菌核在环境适宜条件下，萌发生成菌丝体，侵染苍术根茎及茎基部。病株上的菌丝产生大量的菌核，随雨水、露水、灌溉水源等在田间传播，形成再侵染菌源；菌丝也能借助土壤缝隙或从地表层 3 cm 左右蔓延侵染临近植株。白绢病菌喜好高温高湿，30℃～35℃潮湿环境下最适宜生长，因此温度和湿度成为影响该病害为害程度的关键因素。苍术白绢病一般在 6 月上旬至 8 月中旬为发病高峰期。适宜条件下发病迅速，田间的发病中心 72 h 左右可向周围扩展 0.5 cm。

（三）枯萎病

苍术枯萎病在田间症状较易辨认。感病苍术下部叶片最先失绿发病，逐渐延茎干向上蔓延至整个植株叶片发黄枯死，但不落叶。感病植株个别枝条出现“半边疯”的黄叶症状，后期蔓延到整个植株，维管束呈褐色。

病原菌为半知菌茄病镰刀菌（*Fusarium solani*）和木贼镰刀菌（*Fusarium eguistl*）。病原菌在土壤和病残体根茎上越冬。次年病菌从植株伤口或近地面的根部侵入，5 月下旬开始发病，一直为害到 9 月下旬。

（四）菌核病

苍术菌核病是一种新病害，2011 年首次在辽宁清原县药用植物种植基地发现报道，其他地区未见报道。该病害主要为害苍术根部及茎部，导致全株枯死。为害初期，植株下部老熟叶片变黄枯萎，并逐渐向上蔓延至整个植株枯死。茎基部和根茎呈黑褐色腐烂。表皮层腐烂露出里层纤维组织，病健分界不明显。空气湿度大时，生成白色絮状菌丝，后期发病部位形成卵圆形或不规则的、直径 0.8～6.9 mm 的黑色菌核。

苍术菌核病菌为雪腐核盘菌（*Sclerotinia nivalis*）。该病菌在 PDA 平板上培养，圆形菌落，有发达的气生菌丝，绒毛状。菌丝初期为白色，后期成肉桂色。菌丝有直角分支，分支处有缢缩，平均直径约 6.0 μm，最大直径为 12.5 μm。培养后期出现白色菌核，逐渐膨大，形成黑色菌核，大小不一，直径（0.5～3.3）mm×（0.6～4.4）mm。初步研究发现，苍术菌核病的菌丝生长最适温度为 20℃，最低温度 5℃仍可生长。偏酸性环境利于病原菌的生长。初步研究发现，初春低温土壤，大部分病原菌受到了低温限制，为菌核病菌提供了良好的生存空间。推测其在病残体上越冬，初侵染源主要是菌核萌发产生的菌丝或者为土壤及种苗携带的菌核。

（五）软腐病

软腐病是目前报道的苍术病害中唯一的细菌性病害，在整个病害发生过程中无菌丝产生，可明显区别于真菌性病害。感病植株根茎腐烂呈糨糊状或豆腐渣状，有酸臭异味。发病初期，植株须根变褐腐烂，地上部无明显症状。随病情发展，扩展至主根，并向地上部茎干蔓延，维管束呈褐色，易被拔起。被破坏的维管束输水功能丧失，叶片水渍状萎蔫直至枯死。

病原菌为欧文氏菌属(*Erwinia carotoura* pv. *carotoura*)。革兰氏阴性,周生鞭毛运动,最适生长温度27℃～30℃。病菌在土壤、病株残体或术苗上越冬。生长季节雨水多,平均气温27℃左右,相对湿度为90%,土壤黏重,地下害虫危害严重时,为害最为严重。湖北等地,一般从5月下旬开始发病,至9月下旬降雨量减少,病害减轻。

(六) 根部病害症状比较

为了便于辨认,现对苍术根部病害的主要田间症状进行总结归纳,见表6－13。

表6－13　常见苍术根部病害症状

病害名称	根茎部症状	叶部症状	菌核颜色	有无菌丝	异味	最适生长温度(℃)
根腐病	碎屑状腐烂,表皮层和木质部脱离	发黄萎蔫,后期全脱落	无	有	无	20～30
白绢病	水渍状腐烂,残留网状维管束组织,可见白色菌丝体	萎蔫至枯死,并不脱落	乳白后期红褐	白色菌丝	无	30～35
枯萎病	个别枝条出现"半边疯"的黄叶症,后期维管束呈褐色	下部叶片先失绿,后期整株叶片发黄枯死,不落叶	—*	—*	—*	—*
菌核病	表皮层腐烂露出纤维组织,病健分界不明,白色絮状菌丝	由下至上枯萎	黑色	气生菌丝发达	无	20
软腐病	腐烂呈糨糊状或豆腐渣状,维管束黑色	水渍状萎蔫直至枯死	无	无	酸臭	27～30

注:—*表示目前没有相关研究报道。

二、叶部病害

(一) 黑斑病

叶部病害主要导致叶片枯萎或脱落,降低植株的光合作用能力,影响苍术有机物的积累。而苍术是以根茎入药的多年生草本植物,其越冬的植株翌年有新的枝叶长出。因此,与根部病害相比,叶部病害并不会引起苍术绝产性的为害。在为害苍术的叶部病害中,苍术黑斑病最为常见。主要为害苍术的叶片,产生霉层或后期导致的枯萎、落叶症状,影响苍术植株的光合作用。苍术苗期感病会导致死苗,种子繁育的幼苗尤其易感病。苍术感病初期,茎基部的叶片开始发病,逐步向上部叶片扩展。病斑为圆形或不规则形,多从叶片边缘及叶尖部发生,扩展较快。有病斑部位在叶片正反面均可产生黑色霉层。为害后期,病斑灰褐色,连成片至叶片枯萎脱落,仅剩植株茎秆存在。

病原菌是半知菌亚门链格孢菌属(*Alternaria* sp.),深褐色菌丝,分生孢子多数为3个横隔,1个纵隔,倒棍棒型。镜检孢子大小约为(35～102)μm×(11～26)μm。在PDA平板上培养,为黑色菌落,菌丝平铺,质地较为坚硬。菌丝最适生长温度是20℃～25℃,适合在pH为5.0～6.0的偏酸性环境中生长。能够有效利用多种碳源、氮源,甚至在无碳源和无氮源的条件下都能生存,对营养环境要求低,因此适应能力较强。黑斑病的病原菌以菌丝体或分生孢子形态在苍术病残体上越冬。次年条件适宜，可产生分生孢子，借助风雨或昆虫传播，侵染并为害苍术叶片。病菌在叶片形成病斑后，可继续产生分生孢子，造成再侵染。一般情况下，苍术黑斑病在湖北等地区，5 月中旬开始发病，7～8 月相对湿度约 90%时，发病到高峰期。严重的地块，植株叶片全部枯死脱落，发病率几近 100%。9 月下旬温度降低，病害发展缓慢。

(二) 灰斑病

灰斑病主要侵染苍术叶片，感病苍术叶部形成圆形叶斑，直径 2～4 mm。病斑中部呈灰白色，边缘深褐色，有灰黑色霉层附着。

病原为苍术尾孢(*Cercospora atractylidis*)，半知菌亚门，丝孢目。褐色子座，呈球形，直径约为 30 μm。有 10～30 根分生孢子梗，束状密集，常弯曲成波状，无分支，多隔膜，孢痕小，约(45～150)μm×(4～6)μm。分生孢子隔膜多，(48～130)μm×(3～4)μm，呈棒形或者鞭形，无色透明，稍微弯曲顶端略钝，基部类似截形。灰斑病菌主要在苍术病残体和田间杂草上越冬。越冬病菌次年产生分生孢子为初侵染源。分生孢子借助风雨、水流传播，引起再侵染。

(三) 斑枯病

斑枯病主要为害叶片。受叶脉限制，叶上病斑呈多角形或不规则形状，深褐色或黑褐色。发病后期，病斑中部呈灰白色，散生小黑点。发病严重时，整个叶片布满黑斑，呈铁黑色枯死。

该病害的病原菌为半知菌亚门，球壳孢目，壳针孢属(*Septoria* sp.)。斑枯病菌主要在苍术病残体和地面落叶上越冬。次年产生分生孢子引起初侵染。分生孢子借助风雨传播，再侵染。斑枯病通常比灰斑病发生早。

(四) 叶斑病

该病害是一种新病害，在苍术整个生长期均可发生。为害初期，出现深褐色圆形小病斑。后期，病斑面积扩大相连，病斑中间呈炭边缘深褐色坏死。病部可见灰白色的分生孢子器。发病严重时，叶片坏死脱落。

该病害的病原菌为 *Paraphoma chrysanthemicola*，半知菌异茎点霉属。分生孢子透明，约(6.5～9.0)μm×(1.8～3.0)μm。分生孢子器为深褐色，半球形，有凸起。

(五) 轮纹病

该病害主要对苍术苗造成为害。发病初期，苍术叶脉两侧有小黑点附着。发病后期，病斑逐渐扩大，形成黄褐色、轮纹状病斑；病斑扩展相连，叶片干枯，但并不脱落。

该病菌(*Ascochyta* sp.)为半知菌壳二胞属。病原菌以菌丝体在病残体上越冬。翌年条件适宜，产生分生孢子，从幼苗下部叶片开始侵染。发病部位产生分生孢子，延茎干向上蔓延并向周围植株扩展。该病害一般 5 月下旬开始发病，6～8 月，平均温度 28℃左右，相对湿度为 90%时，发病最重。

(六) 叶部病害症状比较

为了便于辨认，现对苍术叶部病害的主要田间症状进行总结归纳，见表 6 - 14。

表 6 - 14　常见苍术叶部病害症状

病害名称	病斑形状	病斑颜色	是否有霉层	是否侵染叶脉	是否落叶
黑斑病	圆形或多角形	灰褐色	叶片正反有黑色霉层	是	落叶
灰斑病	圆形	中部灰白色，边缘深褐色	灰黑色霉层	是	—*
斑枯病	多角形或不规则状	深褐色，后期中部灰白色	病斑中部散生小黑点。严重时，叶片布满黑斑，铁黑色枯死	否	—*
叶斑病	圆形	中部灰白色，边缘深褐色	—*	—*	落叶
轮纹病	轮纹状，后期相连	黄褐色	叶脉两侧有小黑点	—*	不落叶

注：—*表示目前没有相关研究报道。

三、线虫病

线虫病害的为害症状和研究方法与植物病害相似，通常作为病害研究。1991 年，在南京首次报道苍术线虫病。

苍术苗期受线虫病为害后，幼苗须根上有大小不等的圆形或椭圆形的瘤状物，直径 0.2～0.5 cm。根瘤剖开后，肉眼可见褐色雌虫体内虫卵。须根受到伤害后，肉瘤内呈棕褐色腐烂空洞。发病后期，须根腐烂脱落，根茎芽孢矮小。受害的一龄苗基部叶片有规律的枯死 2～3 片。幼苗长势缓慢，畸形。发病轻的植株病状不明显，发病严重的植株叶片枯黄，并逐渐萎缩枯死。成株叶片变小，植株明显矮小，花蕾发育异常，不能结实或籽粒干瘪，甚至植株中部以下叶片下垂，花蕾枯萎。

病原为南方根结线虫（*Moloidogyne lncognita*），雄虫线性，雌虫梨形，卵呈棕褐色椭圆形。苍术根结线虫以在虫卵或雌虫在土壤中及病残体上越冬。翌年 4 月中下旬，气温约 13℃左右，虫卵孵化成幼虫。1 龄幼虫在卵壳内，2 龄幼虫可在土壤中活动。通常情况下，以雌虫钻入苍术须根内危害，刺激苍术须根形成瘤瘿。该病害春秋季发病率较高，7～8 月土温较高，土壤含水率低于 10%时，土壤中根结线虫数量明显减少。由于线虫病害主要在苍术须根上形成瘤状物，而在苍术加工过程中，会去须根。因此苍术生产加工上容易忽视该病害的发生。苍术根结线虫活动范围小，大多情况下借助苍术苗移栽、农事工具或水流传播造成大面积发病。

四、防治技术

（一）栽培管理

1. 选地　栽培管理通过改变田间小气候及土壤微生态，可有效防止病虫害。苍术栽培适宜选择丘陵山区，半阴半阳的山坡或荒山上，忌高温强光。阳光照射的平地及低洼积水地，黏性土壤，排水不畅的田块均易发病。

苍术种植忌连作、栽培密度大。连作地极易发生苍术根腐病等为土传性真菌病害，连作年限越长，发病越重。新栽地和轮作地发病率低。

种过苍术的地块易与禾本科作物（如小麦、玉米等）轮作，周期为3年以上，不宜忌在前茬为白绢病菌寄主的豆科、茄科或葫芦科瓜类作物等田块种植。苍术地块可套种玉米等禾本科作物以起到遮阴作用。

做畦时，可用50%的多菌灵以7～8 g/m^{2}的比例或三元消毒粉（配方为草木灰：石灰：硫黄粉=50：50：2）以7.5×10^3 g/m^{2}比例土壤消毒。土壤处理时要因地制宜，酸性土壤可用石灰消毒，pH偏高的土壤可同时添加硫黄粉，起到消毒和中和土壤pH的作用。

2. 种苗培育　种子、种苗消毒是切断病虫害传播的源头的重要举措。育苗所用种子表面进行消毒处理：可用50%的多菌灵800～1 000倍液室温下浸种100～150 min，或用70%的代森锰锌500×液浸种60 min。

芽头育种要严格筛选所用术块：通常选用含2个芽头以上的块根做种苗；严格剔除有病术块；同时，接触过有病术块的刀具要及时消毒，避免再次切割时，伤口交叉感染至其他术块。块根创面晾晒1～2日，利于伤口愈合，减少病菌侵染的机会。术块去除须根，利用其定植。块根可用50%的多菌灵或生石灰拌种蘸根处理后，再进行种苗移栽。

3. 田间管理　遵循“低温育苗，高温移栽”的经验。移栽田畦表面覆盖干净枯草、稻草或干爽树叶等可降低根部病害的发病率。移栽地块保证排水通畅。

苍术生长期内及时清洁，保持田间干净，无杂草。及时清除病株残体，减少越冬病原菌的数量，能有效减少该病害的发生。

4. 施肥　封行前疏松表层土壤，施足底肥。使用充分腐熟的肥料，适当增施磷肥、钾肥，少氮肥避免徒长。6—8月使用0.2%的磷酸二氢钾根外追肥1～2次以增强苍术植株的抗病能力。一年生苍术，越冬期间，在根部旁边追施腊肥。

（二）根部病害

苍术以根茎入药，生产上建议使用常见低毒低残留的化学药剂处理种苗以防治为主，避免过量使用不常见的高效化学试剂灌根，以免残留影响苍术品质。苍术发病初期，可用低毒低残留的高效药剂进行防治。可选25%的阿米西达悬乳剂1 000～1 500倍液、10%的高水分散粉1 200～1 500倍液或者70%的代森锰锌可湿性粉剂400～500倍液在畦面喷雾防治。另外，苍术根部和根茎部病害用甲基托布津防效较好，也可用多菌灵。

从6月中旬起至9月中旬，交替使用各种药剂，15～20 d/次。苍术种植过程中，使用波尔多液，易使苍术茎秆、叶柄变脆，叶片质地变厚，易倒伏折断，抗风力减弱。

田间发现感病植株，应立即带土铲除，于地块以外的地方销毁，并用1%石灰水或50%的退菌特可湿性粉剂1 000倍液浇灌，对病区进行消毒处理，防止病害蔓延。

（三）叶部病害

苍术叶部病害相对根部病害，其施药方式更为灵活。苗期喷施甲基托布津或多菌灵可有效降低病害导致的死苗率，提高成苗率及成株率。即可起到防治效果。

其中，苍术黑斑病对多菌灵、代森锰锌、甲基托布津和百菌清等传统药剂不敏感，经过室内筛选，新型药剂10%苯醚甲环唑水分散粒剂和30%苯醚甲-丙环乳油的抑菌效果较好，EC_{50}分别可达 1.055 718 mg/L 和 0.975 474 mg/L，可以作为新的杀菌剂应用。苍术苗期黑斑病发病初期，使用 500 g/L 异菌脲悬浮剂 1 000×稀释液处理，能有效控制发病率。将该药与 70%丙森锌可湿性粉剂 500×液配合使用，可促进苍术根茎的生长。

（四）线虫病害

线虫通常在苍术须根上形成瘤缨，选苗时，去掉术块须根也可起到预防线虫病害的效果。种苗前，用福气多浸种也可起到预防作用。

新开荒地种植苍术未见根结线虫为害报道，前期种植花生或马铃薯的地块有不同程度的发病报道。一龄幼苗比成龄苗更易发病。因此在防治技术上，除了采用抗病品种及合理栽培外，化学防治上，沟施克线磷防治效果极其显著，处理最佳剂量为 0.75 g/m^2（有效成分）。

（五）生物防治

木霉菌（*Trichoderma* spp.）为半知菌亚门，丝孢纲，丛梗孢目真菌。普遍存在于土壤、植物残体及动物粪便上，也可从植物根茎周围、叶片及种子表面分离得到。该菌具有广泛的适应性，能够杀伤多种植物病原菌，作用机制多种多样。近年来，随着病原菌抗药性及化学杀菌剂对生态环境、哺乳动物等副作用的增加，应用于植物真菌病害生物防治的木霉制剂发展迅速。目前已知，木霉对丝核菌属、小核菌属、核盘菌属、疫霉属、腐霉属黑腥孢属及镰孢属等 18 个属 29 种植物病原真菌有拮抗作用。经研究发现，苍术栽种或育苗阶段在土壤中施放哈氏木霉菌、盾壳木霉菌等生防菌，可以起到防病作用。

根据“预防为主，防治结合”的植保方针，合理的栽培方式、使用及选育优良品种，同时结合一些低毒低残的高效化学药剂是目前预防苍术病害的最优措施。避免使用高毒、高残留农药导致农残超标，严重影响中药材的质量及用药安全。此外，随着对环境和药材质量的日益关注，生物防治作为一种新兴防治方法，利用哈氏木霉菌、盾壳木霉菌等生防菌进行预防应受到足够的重视。

第八节　病害对苍术植株生长发育和化学成分的影响

课题组前期研究发现，随着栽培年限的增加苍术病害严重，尤其是根腐病严重。根腐病势必影响苍术的次生代谢产物——挥发油的积累。为此，本实验从次生代谢生态学角度分析根腐病害对茅苍术挥发油积累的影响，有助于探索和阐述植物与环境之间的关系。

一、材料与方法

（一）材料

选取两年生、大小一致、部分患有根腐病病害的茅苍术（*Atractylodes lancea*）根茎（经中国中医科学院中药研究所黄璐琦教授鉴定确认），从中分别选取健康根茎（CK）、轻度病害（QH）（病害面积小于 1/4 根茎表面积）、重度病害（ZH）（1/4 根茎表面积＜病害面积＜1/2 根茎表面积），每个处理 6 个重复。分别切除患病根茎的病害部位，立即在 60℃下烘干至恒重。

（二）方法

1. 挥发油提取及总含量测定　将干燥样品粉碎、过 40 目筛，称定重量，置烧瓶中加 8 倍量水浸泡 1 h。按《中国药典》（2005 版）挥发油含量测定甲法分单株提取，加热至沸并保持微沸 2.5 h，至提取器中油量不再增加后停止加热，静置 1 h，用 10 μl 移液枪移取挥发油并定量。

2. 气相色谱/质谱分析　GC－MS 条件：EI 源，源温 200℃，接口温度 250℃；DB－5 石英毛细管柱 0.25 mm×30 m×0.25 μm，进样温度 240℃，检测温度 250℃，程序升温从 60℃到 240℃，4℃/min，分流比 50∶1，进样量 0.2 μl，35～395 amu 全扫描。仪器：Finnigan TRACE MS。

二、结果与分析

（一）茅苍术挥发油总含量分析

根据单株样品总挥发油含量测定结果，求各处理组挥发油含量的均值。CK、QH、ZH 组挥发油含量分别为 4.56 ml/100 g、5.33 ml/100 g、4.43 ml/100 g。

统计结果显示，QH 组较 CK 组、ZH 组显著增加（$p<0.05$），CK 组和 ZH 组无显著性差异（$p>0.05$）。

（二）挥发油成分分析

结果见表 6－15。

表 6－15　病害对茅苍术植株挥发油组成的影响

组分编号	挥发油组分	CK	QH	ZH
1	α－蒎烯	0.29±0.032a	0.23±0.040a	0.75±0.20b
2	顺-丁香烯	0.19±0.034b	0.16±0.039b	0.00a
3	δ－芹子烯	0.30±0.021a	0.24±0.019a	0.49±0.017b
4	guaia－4,9－diene	0.00a	0.17±0.054b	0.31±0.057c
5	乙酸龙脑酯	0.28±0.021a	0.24±0.019a	0.00b
6	葎草烯	0.27±0.043a	0.27±0.033a	0.32±0.061a
7	异丁香烯	1.27±0.035a	0.35±0.087b	0.31±0.042b
8	α－姜黄烯	0.26±0.042a	0.23±0.024a	0.30±0.054a
9	1aa,2,3,3a,4,5,6,7ba－八氢－1,1,3aa,7,－三甲基－1*H*－环丙烷[a]－萘	0.14±0.014a	0.12±0.024a	0.18±0.035a
10	eudesma－4(14),11－diene	0.59±0.098a	0.52±0.137a	0.56±0.091a

（续表）

组分编号	挥发油组分	CK	QH	ZH
11	4,11,11－三甲基－8－亚甲基－二环[7.2.0]十一烷－2－烯	0.56±0.021a	0.36±0.024a	0.00c
12	humulen	2.09±0.046a	0.14±0.016b	0.31±0.046c
13	石竹烯	0.97±0.029a	0.00b	0.16±0.024c
14	eudesma－3,7(11)－diene	0.10±0.009a	1.53±0.044b	1.43±0.027b
15	β－倍半水芹烯	0.47±0.076a	0.29±0.089a	0.00b
16	hedycaryol	0.76±0.12a	0.78±0.18a	0.91±0.11a
17	τ－elemene	1.45±0.25a	2.58±0.28b	0.82±0.12c
18	caryophyllene oxide	0.23±0.03a	0.14±0.02a	0.14±0.02a
19	ζ－榄香烯	0.26±0.02a	0.29±0.03a	0.18±0.03b
20	cubenol	0.00a	0.00a	0.19±0.02b
21	agarospirol	3.75±0.31a	2.59±0.32b	3.67±0.33a
22	茅术醇	45.13±3.21a	41.70±5.25a	45.00±1.60a
23	β－桉叶油醇	35.57±2.31a	41.91±2.20b	40.70±2.00b
24	香豆酮	0.00a	1.55±0.28b	1.74±0.34b
25	桉烷－4(14)－en－11－ol	0.45±0.09a	0.34±0.03a	0.64±0.10b
26	4－苯乙烯吡啶	0.00a	1.45±0.15b	0.87±0.03c

注：同一列标有不同字母表示处理间差异显著($p<0.05$)。

对单株样品挥发油进行 GC－MS 分离检测，得到归一化百分含量。对归一化百分含量较大的组分个数记数并求其均值，可得 CK、QH、ZH 组挥发油归一化百分含量较大的组分数目分别为 22.3、24.4、22.1。QH 组显著高于 CK 和 ZH 组($p<0.05$)，CK 和 ZH 之间均无显著性差异($p>0.05$)。

病害对茅苍术植株挥发油组分有一定影响，危害程度越严重影响越大。从共有组分来看，QH 组和 CK 组相比有 3 种组分升高，3 种组分降低，其余组分无显著性差异；ZH 组和 CK 组相比有 5 种组分升高，5 种组分下降，其余组分无显著性差异。不同试验组茅苍术挥发油组分相对百分含量呈现如下规律：① 轻度病害组挥发油组分数目显著增多，CK 和 ZH 组无显著性差异。② 不同程度病害组使得挥发油中含量较大的组分 β－桉叶醇含量表现为 ZH>QH>CK(ZH、QH 未达到显著性差异)。以柱状图直观显示挥发油各组分相对含量的变化，见图 6－9。

三、讨论

茅苍术挥发油中的许多成分均属于植物次生代谢物质。次生代谢是植物在长期的适应环境的过程中发生和发展起来的，次生代谢物质在植物抵抗逆境中发挥着十分重要的作用，其中包括抵抗病虫危害。本试验结果表明，轻度病害有促进茅苍术挥发油总含量的

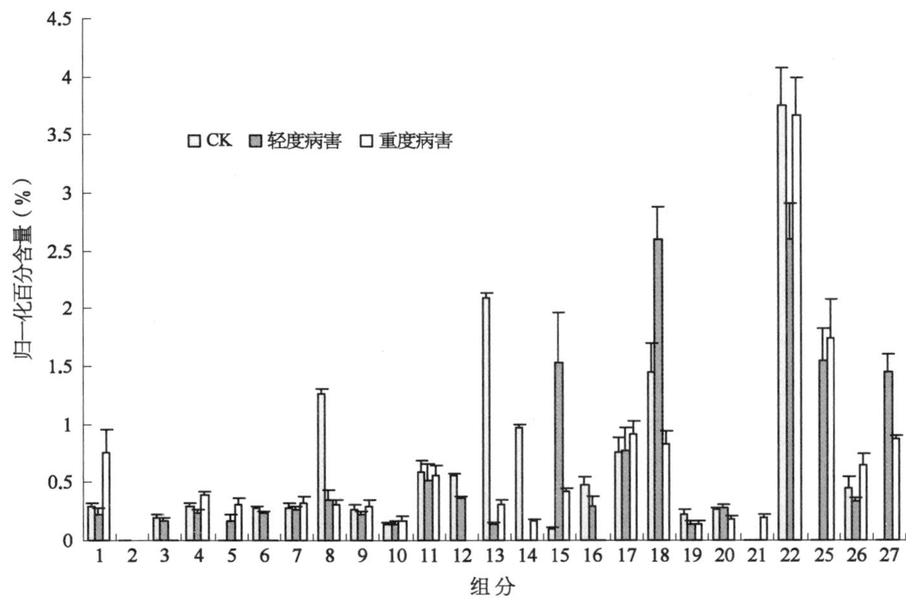

图 6－9　不同程度病害对茅苍术挥发油中各组分归一化百分含量的影响

效果，说明挥发油的合成与积累在植株抵抗病害方面有一定作用，病害进一步加强时，由于参与挥发油生物合成物质数量的减少，致使挥发油总量反而有所降低。因挥发油成分的复杂，其中不同的成分在抵抗病害中所发挥的作用不同，所以在病害发生后，有些成分含量增加，有些成分含量减少，既有新成分出现，也有成分消失。

第九节　泡囊丛枝菌根（AM ）对苍术生长发育及挥发油成分的影响

自然界普遍存在着植物与真菌的共生现象，即真菌菌丝的一端着生在植物根系内部，另一端延伸到土壤中。从解剖学和生理学的观点来看，这种由真菌与植物根系形成的共生体已经不再是真正意义上的“根系”了，故称为菌根（mycorrhizae）。能够形成菌根的真菌叫菌根真菌（mycorrhizal fungus），形成菌根的植物被称为菌根植物（mycorrhizal plant）。根据菌根的解剖学特征或寄主植物的特征可将其划分为几种不同的类型。按照菌根真菌在植物体内的着生部位和形态特征分为内生菌根（endomycorrhizas）、外生菌根（ectomycorrhizas）和内外生菌根（ectendomycorrhizas）。内生菌根的特点是菌根菌丝不仅能够着生在植物根系皮层细胞间隙之中，而且还能够侵入皮层细胞的细胞壁，与细胞原生质膜直接接触，进行信息和物质交换。丛枝菌根是内生菌根最主要类型，它得名于其菌丝在根系细胞内的特殊变态结构——丛枝状细胞，因此，研究者将其称为丛枝菌根真菌（arbuscular mycorrhizal fungi,

AMF)，它是一类专性营养微生物，是迄今发现的与植物关系最为密切的微生物之一，已知能与高等植物形成丛枝菌根的真菌有170多种，在陆地生态系统中、丛枝菌根真菌与植物根部形成共生是普遍存在的，约有80%以上的维管束植物可与丛枝菌根真菌共生。

泡囊丛枝菌根(arbuscular mycorrhizae，AM)是泡囊丛枝真菌侵染植物根后形成的共生联合体。丛枝菌根通过大量伸展到土壤中的菌丝体吸收土壤中的矿质营养和水分，并将它们输送到植物根内供植物吸收利用，丛枝菌根则通过根内菌丝从植物体内获得碳水化合物，根外菌丝体可与不同的植物或同种植物的不同植株共生，形成的菌丝桥或菌丝网能够在不同植株间传递水分和养分。菌丝还能够增加根区吸收面积，帮助植物根系吸收矿质营养和水分，抵抗水分和养分胁迫。丛枝菌根真菌能通过菌根增强寄主对土壤中氮、磷、钾及一些微量元素的吸收和运输，特别是磷的吸收和运输，同时，丛枝菌根真菌还可增强土壤磷酸酶的活性，将有机磷矿化为无机磷被植物所吸收。丛枝菌根菌丝体对于重金属具有很强的生物吸附潜力，可降低重金属的吸收。大量研究发现AM的形成可以有效地促进植物对土壤中移动性小的元素(如P、Zn、Cu)的吸收，提高植物的抗逆性，促进植物的生长，克服植物的连作障碍，并可以提高作物的产量和质量。

近年来，AM在农作物栽培中得到广泛应用，其在药用植物的研究中刚刚开始，但已显示良好的前景。在生产中发现，栽培苍术病虫害严重，随栽培年限增加，发病率、死亡率急速升高，并有明显连作障碍。本节将栽培苍术人工接种AM真菌，比较接种和不接种AM真菌对苍术产量、质量的影响，及AM引起的苍术的根际效应，为在生产中引入AM真菌克服栽培苍术的病虫害问题和连作障碍探索新的思路和方法。

一、材料与方法

(一) 材料

AM真菌[*Glomus mosseae*(GM)]由中国农业科学院汪洪钢研究员提供，是经三叶草根系活体繁殖得到的混合的接种剂(含孢子、菌丝和侵染根段)。土壤取自中国中医科学院中药研究所草坪，按土壤与河沙3∶1混匀，土壤基本情况见表6-16。

表6-16 苍术栽培前后及施加AM真菌与否土壤养分含量变化

处理	有机质(g/kg)	全氮(g/kg)	碱解氮(mg/kg)	有效磷(mg/kg)	有效钾(mg/kg)	pH
CK_0	10.94	0.51	35	39.4	139	8.33
CK_1	10.57	0.45	21	29.9	174	8.83
AM	10.65	0.43	21	25.1	133	8.65

注：CK_0栽培苍术前土壤母质。

供试苍术种子于2003年10月采自江苏茅山。

(二) 方法

1. 接种方法及栽培管理　采用温室盆栽方法，试验设接种(AM)和不接种(CK)菌根真菌 2 个处理，每处理 5 个重复。将陶盆和土壤分别在 105℃高温下灭菌 2 h。陶盆直径为 13 cm，装土 1 kg。每盆加接种剂 50 g，对照盆加等量灭过菌的接种剂。同时给对照盆各加 20 ml 浸泡接种剂（30 g）的滤液，以保证除菌根菌外的其他微生物一致。

苍术种子播前用 0.1%的升汞浸泡 10 min，再用无菌水清洗 5 次。每盆播种 7 粒，出苗后定苗 3 株。温室常规管理。7 月下旬每处理补加 KH_2PO_3 0.5 g，脱脂骨粉 1 g。

2004 年 3 月 17 日播种，2004 年 9 月 24 日收获苍术，植株于室内风干，统计植株生物量并进行挥发油成分分析。同时，将苍术根际土壤置于 4℃冰箱保存，进行微生物功能多样性和土壤有机质测定。

2. AM 真菌的显微鉴定　曲利本蓝染色进行鉴定。

3. 鲜重法测定叶面积

$$叶面积=\frac{全叶鲜重}{1\ cm^2\ 叶的鲜重}$$

4. 根茎挥发油含量 GC－MS 分析　苍术粉碎，过 40 目筛，挥发油提取器提取挥发油后，进行 GC－MS 分离鉴定。实验条件：Thermo Finnigan TRACE GC－TRACE MS 气质联用仪器。DB－5 柱（0.25 mm×30 m，0.25 μm），程序升温从 60℃到 240℃，4℃/min，进样温度 240℃，检测温度 250℃。载气为 He，进样量 0.1 μl，分流比 20∶1，载气流速 20 ml/min。质谱电离方式为 EI，电子能量 70 eV，离子源温度 200℃，全扫描，扫描范围 35～455 amu。NIST 谱图库检索。

5. 土壤养分测定　常规方法。

6. 土壤有机质 GC－MS 分析　取土壤 40 g，放入三角瓶中，加入 200 ml 无水乙醇，25℃超声提取 30 min，超声强度 75%，过滤，所得滤液在旋转蒸发器上浓缩至干（4℃），再用乙醚 1 ml 溶解，溶液用作 GC－MS 分析。无水乙醇、乙醚均为分析纯。

GC－MS 分析所用色谱质谱仪为 TRI02000，Carbwax 极性柱（25 mm×30 m），载气 He，流量 1 ml/min，柱温 60～250℃，分流进样，程序升温 8℃/min，60℃停 2 min，至 250℃停 20 min，进样口温度 260℃，检测器温度 260℃，进样量 2 μl。电子轰击源，扫描范围 30～600 amu，扫描速度 0.2 s，扫全程，离子源温度 150℃。通过 LAB－BASE 质谱库进行未知物的鉴定。

7. 根际微生物群落功能测定　采用 Biolog 方法测定根际微生物群落功能多态性。具体操作：称取相当于 10 g 烘干土壤的新鲜土壤加入装有 100 ml 灭菌的生理盐水（0. 85% ）的 250 ml 三角瓶中，在旋涡震荡机上震荡 3 min；取 5 ml 上述土壤浸提液加入 45 ml 灭菌的生理盐水（0.85%）中，然后将上述稀释液加入 Biolog GN2 微平板中，每孔加 150 μl；将接种的 Biolog GN2 微平板在 30℃培养，分别于 24 h，48 h，72 h，96 h，120 h，144 h，168 h 和 192 h 在 590 nm 下读取数据。

（三）数据处理方法

使用 SPSS10.0 软件，t 检验比较生物量；聚类分析和主成分分析苍术根茎挥发油组分变异。

根际微生物群落功能采用Biolog GN微平板每孔颜色平均变化率(average well color development，AWCD,又称土壤微生物碳源利用代谢剖面)来描述计算公式为AWCD值=[$\sum$(C−R)]/95,其中C是所测得的95个反应孔的吸光值,R是对照孔A1的吸光值。Biodap软件计算下列土壤微生物多样性指数：

Shannon多样性指数 $H'=-\sum Pi\ln pi$，Pi 为第 i 孔相对吸收值(C－R)与整个平板相对吸光值总和的比率；

Shannon均匀度指数 $E=H'/\ln S$，S 为颜色变化的孔的数目；

McIntosh's多样性指数 $U=\sqrt{(\sum ni^2)}$，ni 是第 i 空的相对吸光值(C－R)；

McIntosh's均匀度指数 $E=\dfrac{N-U}{N-N/\sqrt{S}}$，$N$ 是相对吸光值总和。

二、结果与分析

(一) AM真菌对苍术根系的侵染及其生长的影响

实验中观察到AM组苍术生长旺盛、叶片的颜色鲜绿；而CK组植株矮小，叶片萎黄，甚至有些叶片枯黄脱落，显示出发病的症状(图6－10)。曲利本蓝染色显示，接种AM真菌的苍术根受到侵染，未接种AM真菌的苍术没有发现侵染(附录彩图13)。t 检验表明，AM组苍术的株高、叶片数、叶面积、平均单株茎叶干重、平均单株根系干重及单株总生物量都显著高于对照组($p<0.05$)，单株须根数也是接种处理组高，但差异不显著($p>0.05$；表6－17)。可见接种AM真菌显著促进了苍术的营养生长。

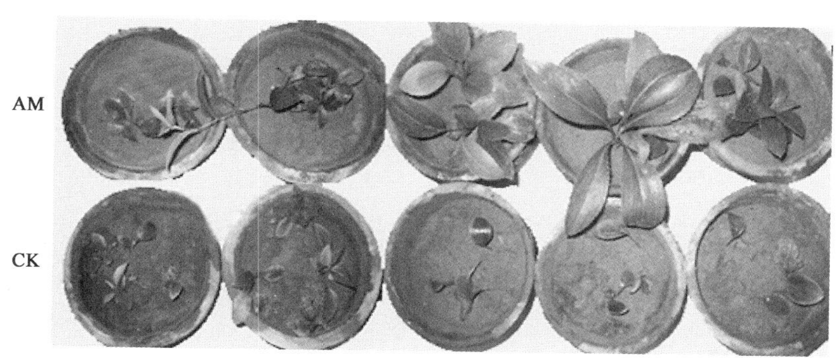

图6－10　AM对苍术生长发育的影响

表6－17　AM真菌对苍术植株生长发育的影响

处理	株高(cm)	叶片数	叶面积(cm^2)	平均单株茎叶干重(g)	平均单株根系干重(g)	根系重/茎叶重	平均单株总生物量(g)	平均单株须根数
CK	3.58	3.61	4.07	0.08	0.23	2.88	0.31	9.27
AM	6.42[a]	6.00[a]	6.76[a]	0.33[a]	0.43[a]	1.30	0.76[a]	15.03

注：a表示 $p<0.05$。

菌根依赖性是指在一定土壤肥力水平下，植物产生最大生长量或产量对菌根的依赖程度，即：菌根依赖性(%)＝接种的植物重/未接种植物重×100。据此，以苍术生物量为基础，进行苍术对菌根的依赖性考察，发现苍术对 AM 依赖性很强，达 245%，表明接种 AM 真菌对苍术幼苗的生长有很大的促进作用。

(二) 苍术地下部分挥发油的 GC－MS 分析

苍术地下部分挥发油 GC－MS 分析显示，AM 组和 CK 组苍术根茎挥发油中归一化百分含量相对较大的主要组分大体相同，但其含量变异很大。对挥发油进行 GC－MS 分析，鉴定出 2,4,5,6,7,8－hexahydro－1,4,9,9,－tetramethyl－[3*αR*－(3a*α*,4*β*,7*α*)]－3*H*－3*α*、7－methanoazulene、4(14)－11－桉叶油二烯、5－(1,5－dimethyl－4－hexenyl)－2－methyl－[s－(*R*＊，*S*＊)]－1,3－cyclohexadiene、*β*－sesquiphellandrene(*β*－倍半水芹烯)、*τ*－elemene(*τ*－榄香烯)、hinesol(茅术醇)、*β*－桉叶醇、atractylone(苍术酮)、[1,1′－biphenyl]－4－carboxaldehyde(苍术素)9 个归一化百分含量相对较大的化合物。根据以上化合物含量对苍术进行聚类分析和主成分分析，结果均显示 AM 组与 CK 组挥发油主要组分没有差别(图 6－11)。

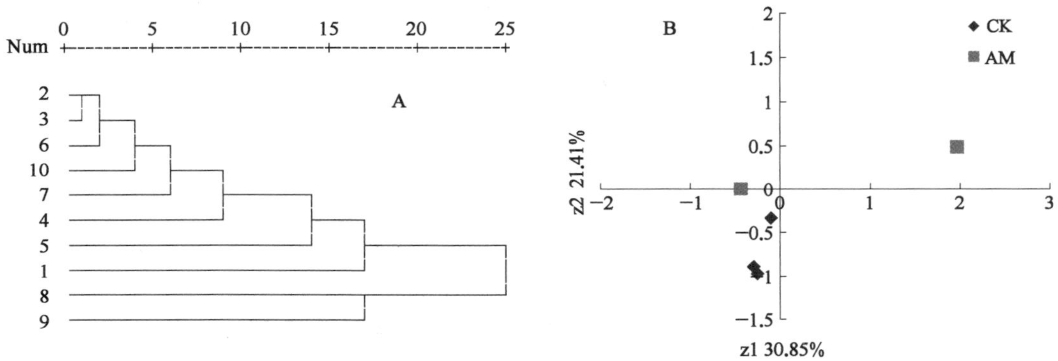

图 6－11　CK 和 AM 组苍术根茎挥发油比较

(A 主要组分的聚类图；B CK 和 AM 组苍术根茎挥发油主要组分的主成分分析)

注：0～1 标准化处理，距离公式为 Square Euclidean distance，聚类方法为 Dendrogram using Average Linkage (Within Group)，1～5 为 CK，6～10 为 AM。

(三) 土壤养分检测

土壤养分检测表明，栽培苍术后土壤有机质、有效钾和 pH 变化不大(对照组有效钾含量稍高于未栽培种植苍术之前，主要是中间施加了 KH_2PO_4 的结果)，全氮、碱解氮及有效磷都呈现下降趋势，说明苍术在生长发育过程中对后者的消耗较大。同时，AM 组全氮、碱解氮、有效磷及有效钾的含量均低于 CK 组，由于处理组和对照组土壤养分原始含量相同，中间施肥量也相同，因此，认为 AM 组土壤养分低于 CK 组的原因是由于菌根促进了苍术根对土壤养分的吸收的结果(表 6－16)。

(四) 土壤有机物的 GC－MS 分析

由于土壤有机质组成复杂，GC－MS 鉴定符合系数低，因此，未能鉴定出具体的化合物。本研究借鉴指纹图谱的思路，比较了 AM 和 CK 处理土壤有机质中归一化百分含量较大组分的差异。结果发现，栽培苍术后根际区土壤发生明显改变，组分 1、2、3、4 明显降低，组分 8、10、11、12 明显增加。同时，AM 组和 CK 组两者间的变化速率并不完全相同，主要表现为 AM 组的组分 5、6 比处理组上升得更多，而 CK 组的组分 9，10，11 比 AM 组上升得更多。可见施加 AM 处理后，对苍术根际区土壤的化合物有一定影响。

（五）土壤微生物多样性的 Biolog 检测

由于反应的初始浓度较低，CK 和 AM 组土壤微生物群落的 AWCD 值均未到达平台期，即未达到最大值。但可以看出，两者的 AWCD 值在整个温育过程中差异比较显著，AM 组的 AWCD 值始终高于对照组，在反应 192 h 后，AM 和 CK 两组土壤的 AWCD 值分别达到 0.66 和 0.46。表明 AM 处理有利于增强土壤微生物群落的生理代谢活性，从而增强其碳源利用程度（图 6 - 12）。

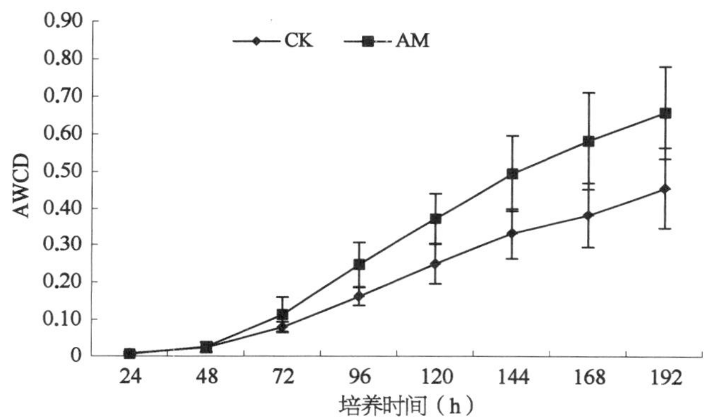

图 6 - 12　CK 和 AM 处理苍术根际区土壤温育过程中 AWCD 变化

使用 shannon 多样性指数（H′）和均匀度指数（E），及 McIntosh's 多样性指数（U）和均匀度指数（E）对 72 h 和 168 h 时土壤微生物的功能多样性和均匀度进行了分析（对土壤微生物多样性的计算多采用 72 h 的数值，因 72 h 通常达到微生物生长的对数期，差异较明显。本实验中可能由于对微生物进行温育时的初始浓度较低，72 h 时微生物的可检测数量较少，甚至微生物的生长在 192 h 时仍没有达到平台期，因此，实验中同时计算了 72 h 和 168 h 的多样性指数）。*t* 检验表明，两个时间内 CK 和 AM 的微生物均匀度基本一致。shannon 多样性指数及 McIntosh's 多样性指数在 72 h 差异不明显，而 168 h AM 组均高于 CK 组（$p < 0.05$）。表明随温育时间增长，AM 组土壤微生物的功能多样性高于 CK 组（表 6 - 18）。

表 6 - 18　CK 组和 AM 组土壤微生物功能多样性比较（72 h 和 168 h）

时间(h)	处理	shannon H′	shannon E	McIntosh's Index(U)	Evenness Measure(E)
72	CK	3.21±0.21	0.75±0.03	2.00±0.50	0.84±0.02
	AM	3.09±0.29	0.74±0.05	2.73±1.04	0.85±0.03
168	CK	3.55±0.13	0.79±0.03	6.91±1.13	0.91±0.02
	AM	3.74±0.18[a]	0.84±0.03	9.28±0.95[a]	0.93±0.02

注：a 表示 $p < 0.05$。

三、讨论

(一) AM促进苍术营养生长

试验表明，AM真菌对苍术根系的侵染、发育及其幼苗的生长有重要影响，AM真菌能显著促进苍术的营养生长。土壤养分检测发现AM组土壤全氮、碱解氮、有效磷及有效钾低于CK组，提示接种AM真菌能对苍术幼苗的生长产生明显的正效应与其促进苍术幼苗对土壤养分的吸收有关。即AM真菌侵染苍术根系形成的菌丝、泡囊和丛枝等结构，扩大了根系的吸收面积，有利于根系吸收和运输养分，最终促进了苍术幼苗的生长。

(二) 施加AM真菌对苍术挥发油质量没有明显影响

挥发油组分被认为是苍术的主要药效成分，尤其是挥发油中的茅术醇、β-桉叶醇、苍术酮、苍术素等成分因在苍术根茎中含量大，且药理作用研究较透彻，常被用作苍术鉴定或质量评价的特征成分或指标成分。本实验借鉴指纹图谱的思想，对AM组和CK组苍术根茎挥发油中多个主要成分进行了综合比较，发现两者挥发油中主要组分及其相对含量没有差异，表明接种AM真菌没有造成苍术挥发油组分的变异，表明AM用于苍术栽培生产具有理论上的可行性。

值得注意的是，苍术为多年生植物，其有效成分的积累是个漫长的动态过程。本次实验由于周期较短，只观察到了生长半年时的苍术根茎挥发油的变化。药用苍术通常为二年生或多年生苍术。虽然苍术挥发油在个体发育过程中变异很小，但对于接种AM真菌后对苍术挥发油成分的影响应作更长时间的考察。

(三) 接种AM真菌能提高苍术根际土壤微生物群落功能多样性及代谢活性

土壤微生物的多样性是反映土壤质量的一个重要指标，它能够敏感地反映土壤质量的演变，揭示外界环境对土壤质量的影响。以Biolog微孔板碳源利用为基础的定量分析为描述微生物群落功能多样性提供了一种简单、快速的方法。本研究采用Biolog法对土壤微生物的功能多样性检测的结果表明，表征土壤微生物代谢活性的AWCD值，AM组始终高于对照组，表明AM处理有利于增强土壤微生物群落的生理代谢活性，从而增强其碳源利用程度。同时，在168 h时AM组shannon多样性指数(H′)McIntosh's多样性指数(U)均高于CK组($p<0.05$)。表明AM处理能增加利用碳底物的微生物的数量，提高微生物对单一碳底物的利用能力，提高苍术根际土壤微生物的功能多样性及代谢活性，对改善苍术根际土壤环境有重要意义。

由于土壤微生物与环境及植物根系分泌物有着十分密切的关系，本研究还对苍术根际土壤中的化合物进行了分析，发现施加AM真菌后，苍术根际区土壤的化合物有变化，提示AM改善苍术根际土壤质量可能与影响根际土壤中化合物的组成有关。

(四) 丛枝菌根真菌在中药材栽培中的应用前景广阔

我国药用植物的蕴藏量十分丰富，大多数药用植物都是丛枝菌根真菌植物。由于丛枝菌根能够促进药用植物幼苗的生长和对矿质营养尤其是P的吸收，减少施肥量；提高药用植物光合效率；提高药用植物有效成分的含量；增强药用植物的抗环境胁迫能力和抗病性，缓解连作障碍，促进药用植物健康生长，借鉴作物中丛枝菌根真菌研究的诸多成果运用于中药研究是很有意义的。对充分利用丛枝菌根真菌真菌对药用植物的多种有益效应，为提高中药材产量和品质，推动中药材规范化种植开辟一条新的途径。同时，丛枝菌根真菌对于调节植物种间关系，维持物种多样性、群落稳定性，保持生态平衡，都有着重要的意义。

第十节　不同温度下丛枝菌根对苍术根茎生物量和挥发油的影响

不同培养方法和条件对药用植物接种 AM 真菌会产生不同的影响，包括药用植物 AM 真菌的培养方法及培养基质（盆栽培养法、培养基培养法等）、不同孢子表面灭菌方法、不同菌剂和寄主植物、pH、不同温度以及促生根细菌、信号物质等诸多因素都会对 AM 真菌侵染效果产生不同的影响。

挥发油被认为是苍术的主要药理活性成分。除了受自身遗传因素控制外，环境因素是引起苍术挥发油变异的主要原因。郭兰萍等采用 GIS 技术对苍术挥发油的气候适宜性区划研究表明，北亚热带地区是苍术正常发育的最南边，中亚热带地区只有零星分布，栽培实践中发现，最高温度达到 30℃时可导致苍术出现死苗，提示高温是限制苍术生长发育的生态因子之一。但高温有利于苍术挥发油的积累，其挥发油的含量从北向南逐渐增加。说明苍术挥发油的积累与适生生长在对环境的要求上是矛盾的。

温度是影响 AM 菌根培养的另一因素。温度的影响往往不独立表现出来，而是同寄主植物的种类、生长状况、碳源供应状况紧密相连。温度对 AM 真菌的影响主要作用在 AM 真菌孢子的萌发阶段，AM 真菌的可生活温度是 18℃～40℃，且大多数真菌的最适温度为 30℃，但是不同的 AM 真菌在不同的寄主植物上表现不同。Saif(1983)在研究接种了 G. macrocarpus 真菌泽兰属植物 Eupatorium odoratum L.时发现菌丝长与孢子数在 20℃～30℃之间与温度成正比。但是菌根的最佳发育温度不一定是植物的最佳生长温度，例如 Paradis et al.(1995)发现菌根侵染的小麦在 5℃时比 26℃时产生了更多数量的叶绿素和还原糖。这提示我们在运用菌根到药用植物研究时，应该根据药效成分权衡植物最佳条件和菌根生长的最佳条件。

本节采用可控实验，研究不同温度条件下接种 AM 真菌对苍术地下生物量和根茎挥发油组分的影响，探索较高环境温度下，栽培苍术通过接种 AM 真菌提高产量和品质的可行方法。

一、材料与方法

（一）材料

AM 真菌根内球囊霉（*Glomus intraradices*）（编号 BGC－USA04），来自北京市农

林科学院植物营养与资源研究所国家基金资助中国丛枝菌根真菌种质资源库(BGC)。

苍术新鲜根茎为来源于湖北英山的同一批样品。由于实际栽培中,根茎繁殖是苍术的主要繁殖方法之一,往往无法实现有效灭菌,所以本实验模拟大田条件,对苍术根茎不做灭菌处理。

(二) 方法

1. 接种方法及栽培管理　土壤取自中国医学科学院药用植物研究所田间试验基地耕作层(1～20 cm)土壤,风干过筛,在121℃高压灭菌锅内灭菌2 h。采用温室盆栽方法,设不接种(CK组)和接种 *G. intraradices*(AM组)2个组,每处理8个重复,每重复1盆,栽种苍术9株。每盆装土7.0 kg,1 kg土加0.10 g $(NH_4)_2SO_4$,0.15 g KH_2PO_4,0.15 g K_2SO_4和0.7 ml Arnon微量元素营养液。于2008年3月10日,选择大小一致苍术根茎定植,每盆层施AM菌剂60 g。并于3月25日第1次施肥,每盆施入1.77 g $(NH_4)_2SO_4$,0.72 g KH_2PO_4和49 ml Arnon微量元素营养液。于4月10日将CK组和AM组分别移入中国中医科学院中药研究所人工气候室(AGC-Ⅱ人工气候室,杭州求是环境科技有限公司),设2个温度梯度,T_1(常温):18℃～25℃,T_2(高温):25℃～34℃,每温度梯度4个重复。5月25日第2次施肥,每盆施入1.53 g $(NH_4)_2SO_4$,1.45 g KH_2PO_4和49 ml Arnon微量元素营养液。生长期间按常规管理,定期浇水、护理。11月25日收获苍术植株的根茎和根,于室内风干。

2. AM真菌的侵染率测定　采用曲利本蓝染色法进行测定。

3. 植株生物量的测定　测定每重复全部苍术根茎的总鲜重,风干后分别测定每重复苍术根茎及根总干重,并用以上相关数据计算个体平均根茎鲜重、根茎干重、根茎含水量、根干重和地下总干重。需要说明的是,部分重复存在个别苍术个体死亡的现象,计算平均值时以实际存活个体数进行计算。

4. 根茎挥发油含量GC-MS分析　采用《中国药典》(2005版)一部附录XD挥发油测定甲法分单株提取苍术挥发油,每处理随机取样6株。

用GC内标法测定β-桉叶醇含量。β-桉叶醇对照品由中国中医科学院中药研究所傅梅红老师提供(纯度大于99 %)。

用GC-MS测定苍术挥发油组分归一化百分含量。GC-MS实验条件,柱箱程序:初始60℃,以5℃/min升温至160℃,保持10 min,后以5℃/min升温至280℃,保持4 min。进样口:气化室280℃,分流比20∶1。传输线温度:280℃。色谱柱:HP-5 30 m×250 μm×0.5 μm。MS信息:溶剂延迟:5 min。全扫描模式,扫描范围:29.0～500.0 amu。离子源温度:230℃,MS四级杆温度:150℃。

根据GC测得β-桉叶醇含量,及归一化百分含量大于1%的各组分含量百分比,计算这些组分的含量,并统计各样品可检测到的组分数。

5. 数据处理　用SPSS 13.0进行独立样本 *t* 检验分析。

二、结果与分析

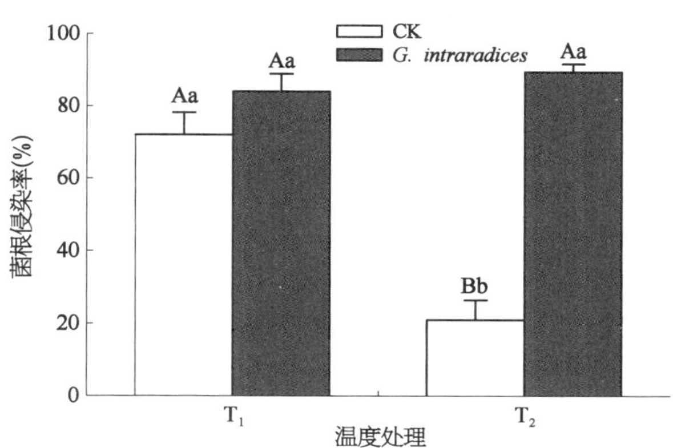

图 6－13　不同温度下 AM 真菌的侵染率

注：大写字母不同表示同一温度条件、不同接种处理的数值之间有极显著差异（$p<0.01$），小写字母不同表示不同温度条件、同一接种处理的数值之间有显著差异（$p<0.05$）。下同。

（一）不同温度 AM 真菌对苍术根系的侵染

由图 6－13 可知，T_1 条件下，AM 组苍术根系的侵染率为 84%，CK 组的侵染率为 72%，两者无显著差异；T_2 条件下，AM 组苍术根系的侵染率为 89.5%，显著高于 CK 组的 21%（$p<0.05$）。CK 组苍术根系的侵染率在 T_2 条件显著低于 T_1 条件（$p<0.05$），而 AM 组苍术根系的侵染率在不同温度无差异。说明高温胁迫可以降低栽培苍术在自然条件下的侵染，而对接种 *G. intraradices* 的苍术无影响。

（二）不同温度 AM 真菌对苍术生物量的影响

由表 6－19 可知，在 T_1 条件下，CK 组苍术与 AM 组苍术各项数值无差异；在 T_2 条件下，AM 组苍术的根茎鲜重、根茎含水量、根干重、地下总干重均显著高于 CK 组苍术（$p<0.05$），而 AM 组苍术的根茎干重与 CK 组苍术无差异。T_2 条件下 CK 各项数据均高与 T_1 条件下，但未达到显著水平；AM 组在 T_2 条件下根茎鲜重、根茎含水量、根干重、地下总干重均显著高于 T_1 条件（$p<0.05$），而根茎干重在不同温度条件下无差异。以上结果说明，高温胁迫下，AM 可以促进苍术地下部分生物量的积累。

表 6－19　不同温度下接种和不接种 *G. intraradices* 苍术的地下生物量

生物量指标	T_1		T_2	
	CK	AM	CK	AM
根茎鲜重(g)	3.10±0.36Aa	2.61±0.56Ab	3.71±0.63Ba	4.85±0.57Aa
根茎干重(g)	2.22±0.32Aa	1.92±0.33Aa	2.65±0.46Aa	2.46±0.31Aa
根茎含水量(%)	28.36±2.15Aa	26.15±4.29Ab	28.68±2.19Ba	49.28±2.86Aa
根干重(g)	1.49±0.30Aa	1.20±0.36Ab	2.05±0.62Ba	2.28±0.19Aa
地下总干重(g)	3.72±0.58Aa	3.12±0.65Ab	4.70±0.99Ba	4.74±0.47Aa

注：A、B 表示处理间差异极显著（$p<0.01$）；a、b 表示处理间差异显著（$p<0.05$）。

（三）不同温度 AM 真菌对苍术根茎挥发油含量和组分的影响

1. 不同温度 AM 真菌对苍术根茎总挥发油的影响　由表 6－20 可知，无论 T_1 还是 T_2 条件下，CK 组苍术总挥发油含量和总挥发油组分数与 AM 组苍术相比均无显著差异。不同温度条件下 CK 总挥发油含量和总挥发油组分数无差异；T_2 条件下 AM 苍术的挥发油组分数显著高于 T_1 条件下（$p<0.05$），说明高温胁迫促进了 AM 苍术挥发油组分数的增加。

表 6-20　不同温度下接种和不接种 *G. intraradices* 对苍术根茎总挥发油含量和总挥发油组分数的影响

测定指标	T_1		T_2	
	CK	AM	CK	AM
总挥发油含量 ml/100 g	4.46±1.65Aa	3.98±1.95Aa	5.68±1.67Aa	5.51±1.27Aa
总挥发油组分数	72±34Aa	66±23Ab	83±12Aa	111±31Aa

注：A、B 表示处理间差异极显著($p<0.01$)；a、b 表示处理间差异显著($p<0.05$)。

2. 不同温度 AM 真菌对苍术根茎总挥发油中主要组分含量影响　由表 6-21 可知，无论在 T_1 还是 T_2 条件下，CK 组苍术各主要组分含量与 AM 组苍术相比无差异。不同温度条件下 CK 各主要成分含量无显著差异，而在 T_2 条件下 AM 苍术根茎挥发油中愈创醇与茅术醇的含量显著低于 T_1 条件下的含量($p<0.05$)。

表 6-21　不同温度下接种和不接种 *G. intraradices* 时苍术根茎挥发油主要组分含量(mg/g)

主要组分	T_1		T_2	
	CK	AM	CK	AM
榄香醇	0.459±0.233Aa	0.658±0.377Aa	0.329±0.258Aa	0.281±0.230Aa
愈创醇	0.771±0.555Aa	0.959±0.307Aa	0.539±0.306Aa	0.405±0.317Ab
茅术醇	4.807±3.030Aa	5.117±0.889Aa	3.713±2.146Aa	2.922±2.103Ab
β-桉叶醇	6.900±4.559Aa	5.860±1.659Aa	4.190±2.189Aa	3.909±2.527Aa
α-桉叶醇	0.585±0.461Aa	0.406±0.153Aa	0.309±0.163Aa	0.239±0.178Aa

注：A、B 表示处理间差异极显著($p<0.01$)；a、b 表示处理间差异显著($p<0.05$)。

三、讨论

本研究结果表明，高温胁迫可显著降低栽培苍术在自然条件下的侵染率；在常温条件接种 *G. intraradices* 对苍术根系 AM 真菌侵染率、地下生物量、总挥发油含量、总挥发油组分数以及各主要组分含量均无显著性影响，而高温胁迫下接种 AM 真菌有利于苍术地下部分生物量的积累，并增加 AM 苍术根茎挥发油组分数，影响苍术根茎挥发油中愈创醇与茅术醇的含量。

高温胁迫下可以降低栽培苍术根系在自然条件下的侵染率，提示土壤微生物受温度的影响而改变可能是高温限制苍术生长发育的机制之一，因为 30℃往往是大多数真菌最适温度。提示着温度对 AM 苍术的影响可能是与不同温度下 *G. intraradices* 生长情况相关。

较高温度下接种 AM 真菌会对苍术根茎挥发油组分变化产生影响。本研究中，高温胁迫可促进 AM 苍术根茎挥发油组分数的显著增加。这与以往观点一致，即药用植物中被视为活性成分的次生代谢物，往往是为了抵御外界不利条件或伤害，在胁迫条件下产生和积累的。

AM 真菌在高温胁迫下对苍术地下部分生长的促进作用好于常温条件。在高温胁迫下，接种 *G. intraradices* 后可显著提高苍术根系的侵染率，与未接种相比可提高 4 倍左右；接种后苍术根茎鲜重、根茎含水量、根干重、地下总干重均显著提高（$p<0.05$）。说明AM真菌在逆境条件下更能发挥作用，促进苍术地下部分生物量的积累。李思龙等对高温胁迫下丛枝菌根对牡丹生长的影响，结果发现接种AM真菌的牡丹幼苗的相对电导率、丙二醛含量均低于未接种AM真菌对照，而根系活力高于未接种AM真菌对照，从生理生化的角度解释了AM真菌可以提高了植物幼苗在高温胁迫下的抗逆性的原因。高温是实际栽培生产中影响苍术产量的一个主要问题。本研究表明，在环境温度较高地区，通过接种AM真菌提高苍术的产量和质量，具有理论上的可行性。

第十一节　土壤改良对苍术生长、产量和挥发性成分影响的研究

课题组前期研究发现，随着苍术栽培年限的增加，无机肥施用过多，导致土壤板结、酸化、线虫增加、土传真菌病害加重等。施用石灰是一项古老而有效的酸性土壤改良措施，大约在2 000多年前，古罗马人已经在农业上使用石灰提高产量了。石灰在中国农业和林业上也有施用习惯。因为施用石灰可以中和土壤酸碱度，改善土壤物理、化学和生物学性质，从而提高土壤养分有效性，降低Al（铝）和其他重金属对作物的毒害，直接的抑菌、防治土传病害、根结线虫作用、对土壤酶和微生物区系的调节，提高作物的产量、品质和抗病性等作用。石灰在中药材上的应用鲜见实验报道，所以为了缓解苍术的连作障碍，本实验以石灰对其进行杀菌和调pH，考察不同梯度石灰对苍术连作障碍的缓解效果。

一、材料与方法

（一）材料

试验地位于安徽广德的砂质土壤上进行，试验地的土壤营养状况见表6－22，苍术（Atractylodes lancea）种苗采自安徽霍山的分根芽头苗。石灰采用生石灰。种苗按照相同的密度种植在不同的小区里，采用常规栽培管理，所有测试指标和样品均在相同的时间测定和收集。

表6－22　试验地土壤基本营养状况一览表

项目	有机质（%）	pH（5∶1）	全氮（%）	全磷（%）	全钾（%）	碱解氮（mg/100 g）	有效磷（mg/kg）	速效钾（mg/kg）	全Fe（mg/kg）	全Mn（mg/kg）	全Cu（mg/kg）	全Zn（mg/kg）
数值	2.80	3.94	0.12	0.07	0.19	8.75	6.10	208.99	1 933.70	487.49	11.90	50.30

（二）方法

1. 试验设计　试验设计处理1（对照）、处理2（加石灰80 g/m^2）、处理3（加石灰160 g/m^2）、处理4（加石灰240 g/m^2）共4个处理。采用田间小区试验，每个石灰处理设

计四次重复，随机区组排列。

2. 测定项目和方法　测定项目包括：生长指标(株高、分枝数、花枝数、芽头数)、生物量、单株产量和挥发油含量。根茎繁殖于2011年11月定植，2013年10月，每个处理随机取40株苍术，采用卷尺、天平等调查各不同石灰处理下苍术的各项生长、单株产量指标；茅术醇(hinesol)、苍术酮(atractylone)、β-桉叶醇(β-eudesmol)、苍术素(atractylodin)4种挥发油有效成分测定样品于2013年10月取样，晾干，样品采用常温、避光、防潮方式保存，次年2月将各样品粉碎，放置30℃烘箱中24 h至恒重，然后采用GC-MS方法测定完成，经方法学考察，本法准确、快速、重复性好。

二、结果与分析

(一) 不同石灰添加量对苍术生长和产量的影响

通过图6-20，结合SPSS18.0方差分析，发现：不同的生石灰添加量对苍术的分枝数($p=0.001<0.01$)、花枝数($p=0.005<0.01$)、芽头数($p=0.000<0.01$)、单株地下部分鲜重($p=0.000<0.01$)产生了极显著的影响，添加160 g/m^{2}石灰的苍术极显著高于对照和添加80 g/m^{2}石灰的苍术，而添加240 g/m^{2}石灰的苍术显示了下降趋势；对苍术的单株地上部分鲜重($p=0.020>0.05$)的影响达到显著水平；仅对苍术株高($p=0.131>0.05$)的影响未达到显著水平。

通过图6-14可以看出，添加160 g/m^{2}的生石灰对苍术的各项生长和产量产生了显著地促进作用，显示了比对照和其他处理的优越性。

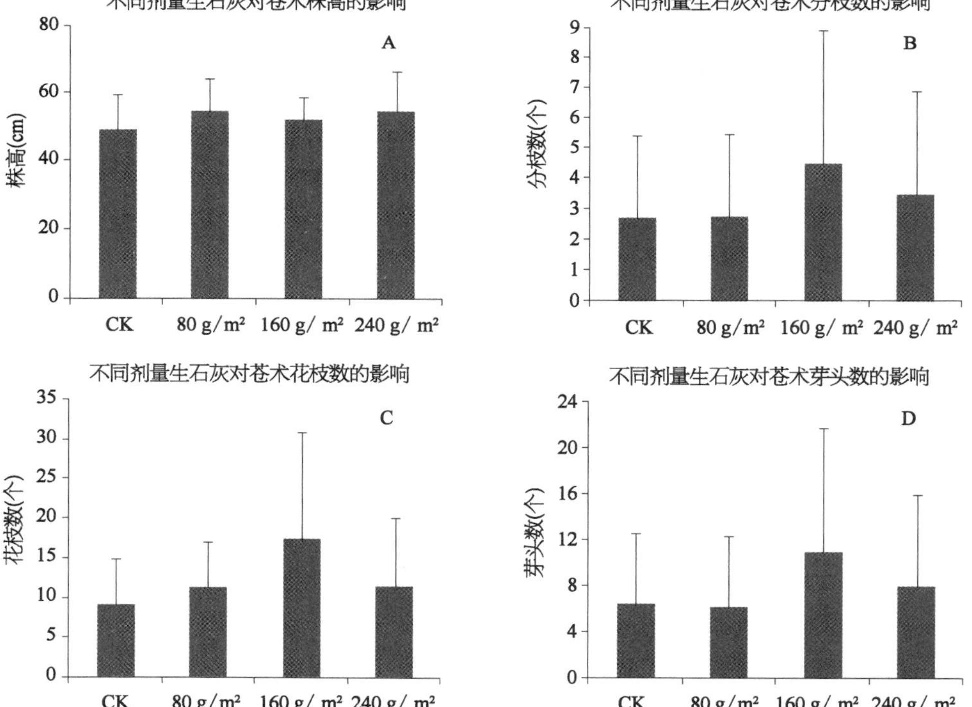

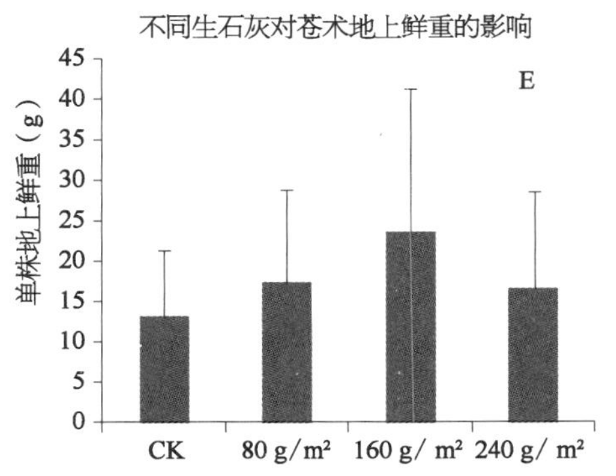

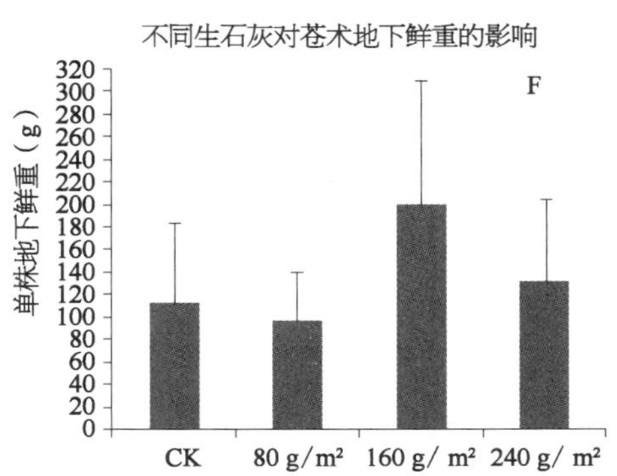

图 6-14 不同生石灰添加量对苍术生长和生物量影响的研究

（A 对株高的影响；B 对分枝数的影响；C 对花枝数的影响；D 对芽头数的影响；E 对地上鲜重的影响；F 对地下鲜重的影响）

（二）不同石灰添加量对苍术 4 种挥发油含量的影响

从图 6-15 可以看出，不同生石灰添加量对苍术挥发油含量影响的研究发现，添加 80 g/m^2 的生石灰对苍术的挥发油产生了促进作用，显示了比对照和其他处理的优越性。

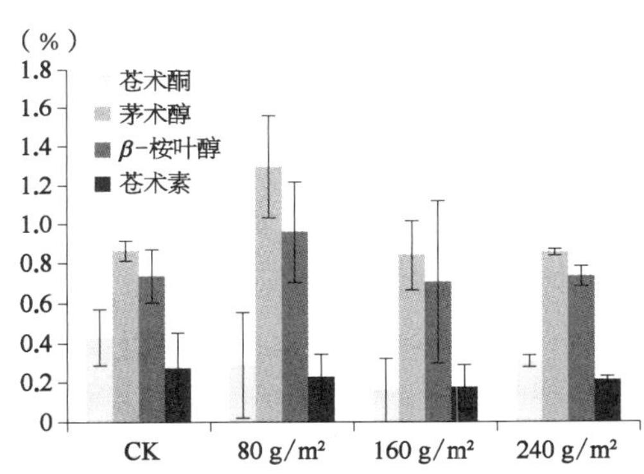

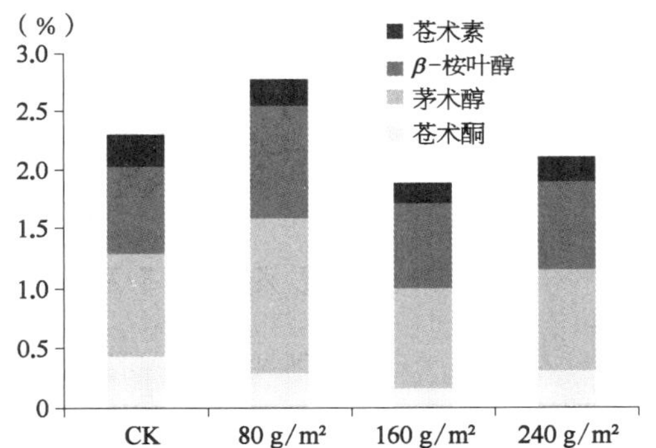

图 6-15 不同生石灰添加量对苍术挥发油含量影响的研究

（A 生石灰分别对苍术酮、茅术醇、β-桉叶醇、苍术素 4 种挥发油有效成分含量的影响；B 生石灰对 4 种挥发油总量的影响）

通过对不同石灰处理下苍术 4 种挥发油有效成分分别进行方差分析发现：除苍术素（$p=0.031<0.05$）含量差异显著外（添加石灰显著低于 CK），其他 3 种挥发油成分差异均未达到显著水平：茅术醇（$p=0.195$）、苍术酮（$p=0.118$）、β-桉叶醇（$p=0.579$）。

不同石灰处理下苍术 4 种挥发油有效成分的比例关系（苍术酮∶苍术素∶茅术醇∶β-桉叶醇）分别为：CK（1.9∶1.2∶3.7∶3.2）、添加石灰 80 g/m^2（1.0∶0.8∶4.7∶3.5）、添加石灰 160 g/m^2（0.9∶0.9∶4.5∶3.8）、添加石灰 240 g/m^2（1.5∶1.0∶4.0∶3.5），以上可以看出，添加石灰改变了苍术根际的酸碱度，进而影响了其次生代谢物质苍术酮和苍术素含量比例的降低、茅术醇和 β-桉叶醇含量比例的升高，其机制有待进一步研究。

(三) 不同石灰添加量对苍术 4 种挥发油产量的影响

由于不同石灰处理对苍术的产量和挥发油含量显示了负相关的影响，所以将苍术的产量×挥发油含量，得出苍术单株挥发油的产量。

从表 6 - 23 可以看出，添加 160 g/m^{2}的生石灰对苍术的单株干重产生了极显著地促进作用，换算成挥发油单株产量后，也对挥发油产量产生了显著地促进作用。

表 6 - 23　不同石灰处理对挥发油产量影响一览表

处理水平	单株干重 (g)	挥发油单株产量(0.01 g)				合　计
		苍术酮	茅术醇	β -桉叶醇	苍术素	
CK	17.41	7.47	15.01	12.82	4.77	40.07
80 g/m^2	14.77	4.26	19.13	14.19	3.38	40.96
160 g/ m^2	30.86	4.96	25.99	21.86	5.42	58.23
240 g/ m^2	20.38	6.28	17.40	14.99	4.30	42.97

三、讨论

通过研究，发现添加 160 g/m^{2}的生石灰对苍术的各项生长和产量产生了显著地促进作用，添加 80 g/m^{2}的生石灰对苍术的挥发油产生了显著地促进作用，不同石灰处理下苍术 4 种挥发油有效成分的比例关系：苍术酮和苍术素含量比例降低、茅术醇和 β -桉叶醇含量比例升高，说明添加石灰对苍术起到了一定程度的调节作用。

由于石灰处理对产量和挥发油的作用显示了负相关，进一步进行了苍术挥发油的单株产量计算，得出添加 160 g/m^{2}的生石灰对苍术的挥发油产量有显著促进作用。

由于试验地位于长江以南典型的酸性土壤上(pH 3.94)，属于苍术的道地产区，所以添加石灰会起到中和土壤酸碱度，抑菌和防治根结线虫的作用，对苍术的自毒和连作障碍起到一定程度的缓解作用，进而对苍术的产量和挥发油产量起到了促进作用。对于石灰对苍术土壤酶、微生物及挥发油和连作缓解产生影响的机制，还有待进一步深入研究。

小　结

气候适宜性区划的研究表明，苍术挥发油组分形成的气候适宜性呈现纬度地带性变化，从道地产区江苏茅山所处的最南端向北逐步从最适宜、适宜、较适宜到不适宜过渡，这与苍术挥发油含量由南向北逐渐递减的结果一致。高温高湿是苍术生长发育的限制因子，然而，苍术挥发油形成的最适宜区主要位于长江流域，该区域在苍术整个分布区中属于温度最高，湿度最大的地带。可见，苍术挥发油组分积累的气候适宜区与其生长发育的气候适宜区并不一致。

以道地产区气候特征为模板，进行气候适宜性区划，并与土壤、群落特征结合起来，开展基于道地药材品质的苍术生态适宜性区划，发现由于苍术赖以分布的生态区域常绿阔叶林，落叶阔叶林，密集灌丛，稀疏灌丛，高山亚高山牧场草地近年来不断缩小，导致苍术分布量大面积减少，苍术实际适宜分布的区域已很少。苍术最适宜、适宜和非适宜区域的分布呈带状变化，其最适宜区分布于长江流域中下游各地的交界部分。

不同小环境的对比实验发现，竹林下苍术的成活率、株高和挥发油含量都显著高于露地苍术，但产量却极显著低于露地上种植的苍术。苍术是一种喜适当遮阴的药用植物，林下光照、温度等条件更接近野生苍术的生长环境，苍术成活率高，发病率低，管理成本低，虽然产量不高，但其药效成分高。如果采用林药间作等生态种植方式，可以通过增施有机肥来提高其产量，是以后考虑发展的一种苍术生态种植模式。

苍术在生产中存在着严重的连作障碍问题，对化感自毒物质的鉴定及生物检测，发现苍术根际土中存在水溶性有机酸、直链醇、酚酸、简单不饱和内酯等有化感作用的物质，并且有很多成分与根茎中的成分相同。同时发现，茅山苍术比英山苍术自毒现象更强烈。

连栽苍术的根际微生物的群落结构改变，微生物群落多样性降低。丛枝菌根可以促进苍术的生长，能提高苍术根际土壤微生物群落功能多样性及代谢活性，而且不影响苍术挥发油的含量和组成变异。高温胁迫下接种 AM 真菌有利于苍术地下部分生物量的积累，并增加苍术根茎挥发油组分数。

生石灰具有中和土壤酸碱度，改善土壤物理、化学和抑菌的生物学性质，发现添加 160 g/m^2 的生石灰对苍术的各项生长和产量以及挥发油含量产生了显著地促进作用，添加 80 g/m^2 的生石灰对苍术的挥发油也产生了显著地促进作用，说明添加石灰对苍术土壤起到了一定程度的调节作用。

第七章

麸炒对苍术挥发油的影响及其与道地性的关系

第一节　麸炒对道地苍术挥发油成分特征影响及道地性特征

一、材料与方法

(一) 材料

苍术(*A. lancea*)采自江苏茅山。

(二) 方法

1. *麸炒苍术的制备*　取大小均一的苍术干燥根茎10株,除杂洗净,用水浸润至能切片,切成2～4 mm厚片。每一根茎一半麸炒,一半做对照,麸炒分单株进行。中火将锅加热,撒入麦麸皮(15 kg麸皮/100 kg药),待起烟后放入苍术片,不断翻炒,炒至深黄色,出锅,筛去焦麸,放凉。将样品进行编号,a1～a10号为对照品,b1～b10号为麸炒品。a1和b1,a2和b2,a3和b3,……a10和b10号样品分别为同一株根茎个体。

2. *挥发油提取*　将苍术生品及麸炒品粉碎后,过40目筛,分别称定重量,置烧瓶中加8倍量水浸泡1 h。按《中国药典》(2005版)挥发油含量测定甲法分单株提取苍术挥发油,加热至沸并保持微沸2.5 h,至测定器中油量不再增加时停止加热,静置1 h,用10 μl移液枪移取挥发油,并用于GC－MS分析。

3. *气相色谱/质谱分析*　GC－MS条件:EI源,源温200℃,接口温度250℃;DB－5石英毛细管柱0.25 mm×30 m×0.25 μm,进样温度240℃,检测温度250℃,程序升温从60℃到240℃,4℃/min,分流比50∶1,进样量0.2 μl,35～395 amu全扫描。仪器:Finnigan TRACE MS。

4. *数据分析*　通过SPSS10.0软件,利用t检验分析麸炒前后挥发油总含量、组分及含量差异。

二、结果与分析

(一) 炮制前后挥发油中组分鉴定

炮制前鉴定出组分共31个。炮制后鉴定出组分35个;炮制前后共有组分25个;炮制后独有组分10个;炮制前独有组分6个。炮制前和炮制后的组分见表7－1和表7－2。

其中炮制前独有的组分有5个:neoclovene、8, 9－dehydro－cycloisolongifolene、agarospirol、isovelleral、nandrolone (17β－hydroxy-estr－4－en－3－one)。

炮制后独有的组分有8个:(V4)－longifolene、laα, 2, 3, 3a, 4, 5, 6, 7bα－octahydro1, 1, 3aα, 7－tetramethyl－1*H*-cyclopropa[a]naphthalene、1.2, 3, 6－tetramethyl－bicycle[2, 2, 2]octa－2, 5－diene、2－isopropenyl－4α, 8－dimethyl－1,

2，3，4，4a，5，6，8a-octahydronaphthalene eremophila－1(10)，11－diene、δ－muurolene、dehydro－aromadendrene、8，9－dehydro－cycloisolongifolene；4，4－dimethyl－3－(3－methylbut－3－enylidene)－2－methylenebicyclo [4，1，0]heptane。

炮制前后共有组分 25 个有：caryophyllene、isocaryophillene、δ－elemene、α－caryophyllene、2－isopropenyl－4α，8－dimethyl－1，2，3，4，4a，5，6，7－octahydronaphthalene、(＋)－2，4aβ，5，6，7，8－hexahydro－3，5，5，9－tetramethyl－1*H*-benzocycloheptene、eudesma－4(14)，11－diene、(－)－zingiberene、β－sesquiphellandrene、eudesma－3，7(11)－diene、δ－elemene、cubenol、β－cadin－4－en－10－ol、(－)－spathulenlo、δ－eudesmol、hinesol、eudesmol、2，5－dicyclopentyhlidene－cyclopentanone、eudesm－4(14)-en－11－ol、4－methyl－1. 1′－biphenyl、4－biphenylcarboxaldehyde、(4a*R*-*cis*)4，4a，5，6，7，8－hexahydro- 4a，5－dimethyl－3－(1－methylethylidene)－2(3*H*)－napthalenone、2－(4a，8－dimethyl－2，3，4a，5，6－hexahydro-naphthalen－2－yl)-prop－2－en－1－ol、4，5，9，10－dehydro－isolongifolene、4a，9b- dihydro－8，9b- dimethyl－3(4*H*)-dibenzofuranone、4，4－dimethyl－2，2′－dimethylenebicicyclohexyl－3－diene。

表 7－1　炮制前挥发油中所含化合物

保留时间	相似指数	分子式	理论分子量	化　合　物
19.27	768	$C_{15}H_{24}$	204	neoclovene
20.14	915	$C_{15}H_{24}$	204	caryophyllene
20.27	912	$C_{15}H_{24}$	204	isocaryophillene
20.55	929	$C_{15}H_{24}$	204	δ－elemene
21.37	904	$C_{15}H_{24}$	204	α－caryophyllene
21.91	942	$C_{15}H_{24}$	204	2－isopropenyl－4α，8－dimethyl－1，2，3，4，4a，5，6，7－octahydronaphthalene
22.06	886	$C_{15}H_{24}$	204	(＋)-2，4aβ，5，6，7，8－hexahydro－3，5，5，9－tetramethyl－1*H*－benzocycloheptene
22.41	932	$C_{15}H_{24}$	204	eudesma－4(14)，11－diene
22.59	939	$C_{15}H_{24}$	204	(－)－zingiberene
23.46	959	$C_{15}H_{24}$	204	β－sesquiphellandrene
23.85	897	$C_{15}H_{24}$	204	eudesma－3，7(11) -diene 或 guaia－3，9－diene
24.21	907	$C_{15}H_{26}O$	222	elemol
24.54	875	$C_{15}H_{24}$	204	δ－elemene
24.63	866	$C_{15}H_{22}$	202	8，9－dehydro-cycloisolongifolene
26.12	884	$C_{15}H_{26}O$	222	cubenol
26.48	942	$C_{15}H_{26}O$	222	agarospirol

（续表）

保留时间	相似指数	分子式	理论分子量	化　合　物
26.29	868	$C_{15}H_{26}O$	222	β - cadin - 4 - en - 10 - ol
26.50	811	$C_{15}H_{24}O$	220	(-)- spathulenlo
26.59	850	$C_{15}H_{26}O$	222	δ - eudesmol
26.85	932	$C_{15}H_{26}O$	222	hinesol
27.29	939	$C_{15}H_{26}O$	222	eudesmol
27.43	797	$C_{15}H_{20}O$	216	2，5 - dicyclopentyhlidene-cyclopentanone
27.58	859	$C_{15}H_{26}O$	222	eudesm - 4(14)-en - 11 - ol
28.21	817	$C_{13}H_{12}$	168	4 - methyl-1.1′- biphenyl
29.39	846	$C_{15}H_{22}O$	218	(4a*R-cis*)4，4a，5，6，7，8 - hexahydro - 4a，5 - dimethyl - 3 - (1 - methylethylidene)- 2(3*H*)-napthalenone
30.60	803	$C_{13}H_{10}O$	182	atractylodin
32.64	861	$C_{15}H_{20}O_2$	232	isovelleral
33.96	788	$C_{15}H_{22}O$	218	2 -(4a，8 - dimethyl - 2，3，4a，5，6 - hexahydro-naphthalen - 2 - yl)-prop - 2 - en - 1 - ol
34.44	796	$C_{15}H_{20}$	200	4，5，9，10 - dehydro-isolongifolene
36.43	750	$C_{16}H_{14}O_2$	214	4a，9b-dihydro - 8，9b-dimethyl-3(4*H*)-dibenzofuranone
36.85	680	$C_{18}H_{26}O_2$	274	nandrolone (17β - hydroxy-estr - 4 - en - 3 - one)

表 7 - 2　炮制后挥发油中所含化合物

保留时间	相似指数	分子式	理论分子量	化　合　物
17.74	857	$C_{15}H_{24}$	204	(V4)- longifolene
18.88	829	$C_{15}H_{24}$	204	laα，2，3，3a，4，5，6，7bα - octahydro - 1，1，3aα，7 - tetramethyl-1*H*-cyclopropa[a]naphthalene
19.09	827	$C_{15}H_{18}$	162	bicycle[2，2，2]octa - 2，5 - diene，1.2，3，6 - tetramethyl-
19.82	869	$C_{15}H_{24}$	204	2 - isopropenyl - 4α，8 - dimethyl - 1，2，3，4，4a，5，6，8a-octahydronaphthalene eremophila - 1(10)，11 - diene
20.07	930	$C_{15}H_{24}$	204	caryophyllene
20.27	912	$C_{15}H_{24}$	204	isocaryophillene
20.55	918	$C_{15}H_{24}$	204	δ - elemene
21.37	887	$C_{15}H_{24}$	204	α - caryophyllene
21.91	897	$C_{15}H_{24}$	204	2 - isopropenyl - 4α，8 - dimethyl - 1，2，3，4，4a，5，6，7 - octahydronaphthalene

（续表）

保留时间	相似指数	分子式	理论分子量	化　合　物
22.06	886	$C_{15}H_{24}$	204	(+)-2，4aβ，5，6，7，8 - hexahydro - 3，5，5，9 - tetramethyl - 1*H* - benzocycloheptene
22.41	930	$C_{15}H_{24}$	204	eudesma - 4(14)，11 - diene
22.59	939	$C_{15}H_{24}$	204	(-)- zingiberene
22.97	919	$C_{15}H_{24}$	204	δ - muurolene
23.46	954	$C_{15}H_{24}$	204	β - sesquiphellandrene
23.85	897	$C_{15}H_{24}$	204	eudesma - 3，7(11) - diene
24.21	907	$C_{15}H_{26}O$	222	elemol
24.54	875	$C_{15}H_{24}$	204	δ - elemene
24.57	855	$C_{15}H_{22}$	202	dehydro-aromadendrene
26.12	884	$C_{15}H_{26}O$	222	cubenol
26.29	868	$C_{15}H_{26}O$	222	τ - cadinol
26.50	811	$C_{15}H_{24}O$	220	(-)- spathulenlo
26.59	850	$C_{15}H_{26}O$	222	δ - eudesmol
26.85	932	$C_{15}H_{26}O$	222	hinesol
27.29	939	$C_{15}H_{26}O$	222	eudesmol
27.43	797	$C_{15}H_{20}O$	216	2，5 - dicyclopentyhlidene-cyclopentanone
27.58	859	$C_{15}H_{26}O$	222	eudesm - 4(14)-en - 11 - ol
28.21	817	$C_{13}H_{12}$	168	4 - methyl-1.1′- biphenyl
29.39	846	$C_{15}H_{22}O$	218	(4a*R-cis*)4，4a，5，6，7，8 - hexahydro - 4a，5 - dimethyl - 3 - (1 - methylethylidene)- 2(3*H*)-napthalenone
30.60	803	$C_{13}H_{10}O$	182	atractylodin
33.76	817	$C_{15}H_{22}$	202	8，9 - dehydro-cycloisolongifolene
33.96	788	$C_{15}H_{22}O$	218	2 -(4a，8 - dimethyl - 2，3，4a，5，6 - hexahydro-naphthalen - 2 - yl)-prop - 2 - en - 1 - ol
33.96	803	$C_{15}H_{22}$	202	4，4 - dimethyl - 3 -(3 - methylbut - 3 - enylidene)- 2 - methylenebicyclo[4，1，0]heptane
34.44	796	$C_{15}H_{20}$	200	4，5，9，10 - dehydro-isolongifolene
36.43	750	$C_{16}H_{14}O_2$	214	4a，9b-dihydro - 8，9b-dimethyl-3(4*H*)-dibenzofuranone
36.80	705	$C_{15}H_{22}$	202	4，4 - dimethyl - 2，2′- dimethylenebicicyclohexyl - 3 - diene

(二) 炮制前后苍术挥发油总数目变化

炮制前后苍术挥发油中总组分及含量变化(含未鉴定组分)见表 7 - 3。

表 7-3 炮制前后苍术挥发油组分及含量变化比较

a1		b1		a2		b2		a3		b3		a4		b4	
保留时间	占比	保留时间	占比	保留时间	占比	保留时间	占比	保留时间	占比	保留时间	占比	保留时间	占比	保留时间	占比
19.39	0.04	4.14	0.08	4.13	0.28	4.03	1.34	4.13	0.56	4.14	0.35	4.13	0.4	4.13	0.07
20.35	0.26	5.38	0.03	5.20	0.02	4.12	0.14	5.30	0.01	5.34	0.03	5.34	0.22	4.35	0.01
20.63	1.49	7.22	0.02	12.99	0.01	5.08	0.00	13.54	0.01	13.60	0.01	7.13	0.06	5.32	0.13
21.46	0.21	12.21	0.00	13.42	0.01	5.26	0.37	19.06	0.04	15.90	0.02	13.18	0.01	6.24	0.00
22.00	0.41	13.20	0.00	15.76	0.03	5.61	0.00	19.27	0.06	17.20	0.02	13.62	0.01	6.38	0.00
22.19	0.05	13.61	0.00	17.43	0.02	5.66	0.00	20	0.03	17.47	0.02	15.92	0.02	7.11	0.07
22.28	0.07	15.91	0.01	17.79	0.03	6.18	0.01	20.25	0.08	17.81	0.01	17.57	0.02	7.81	0.01
22.51	0.43	17.22	0.01	17.95	0.03	6.33	0.01	20.55	0.41	17.9	0.13	17.94	0.06	9.42	0.01
22.68	0.07	17.56	0.02	18.53	0.01	7.05	0.09	21.37	0.06	18.78	0.01	18.67	0.01	10.68	0.01
22.92	0.07	17.93	0.04	18.92	0.29	7.75	0.01	21.92	0.06	19.04	0.61	19.07	0.39	11.25	0.01
23.22	0.14	18.36	0.00	19.14	0.22	9.37	0.00	22.1	0.01	19.26	0.76	19.28	0.47	12.51	0.00
23.42	0.18	18.67	0.01	19.35	0.01	13.55	0.00	22.21	0.02	19.46	0.01	19.48	0.01	13.03	0.00
23.56	0.54	18.97	0.11	19.87	0.09	15.87	0.01	22.42	0.13	19.99	0.43	20.02	0.25	13.13	0.00
23.75	0.15	19.07	0.26	20.12	0.36	17.19	0.01	22.61	0.04	20.24	0.72	20.27	0.46	13.45	0.00
23.94	1.42	19.28	0.25	20.42	0.82	17.52	0.03	23.14	0.03	20.53	2.81	20.57	0.4	13.57	0.00
24.07	0.09	19.49	0.01	20.8	0.04	17.8	0.00	23.32	0.03	20.91	0.02	20.74	0.01	15.9	0.06
24.28	0.65	20.02	0.1	21.04	0.01	17.88	0.08	23.48	0.26	21.36	0.47	20.94	0.06	16.12	0.00
24.60	14.79	20.28	0.37	21.25	0.26	18	0.01	23.66	0.07	21.90	0.22	21.19	0.01	16.63	0.01
24.82	0.32	20.58	2.25	21.45	0.02	18.62	0.01	23.85	0.35	22.06	0.27	21.39	0.32	17.22	0.11
25.29	0.11	20.94	0.04	21.79	0.29	18.77	0.00	24	0.03	22.39	0.56	21.59	0.01	17.55	0.13
25.42	0.02	21.08	0.00	21.96	0.19	19.03	0.47	24.19	0.22	22.58	0.22	21.94	0.23	17.93	0.64
25.70	0.06	21.19	0.01	22.05	0.32	19.24	0.49	24.5	3.28	22.81	0.05	22.1	0.27	18.33	0.04
26.24	0.6	21.39	0.25	22.29	0.69	19.44	0.02	24.73	0.14	22.97	0.01	22.44	0.31	18.67	0.06
26.41	0.68	21.59	0.01	22.48	1.56	19.67	0.01	25.19	0.09	23.11	0.11	22.62	0.12	18.81	0.04
26.72	1.37	21.93	0.29	22.71	0.13	19.97	0.25	25.32	0.02	23.30	0.16	22.85	0.05	18.96	0.22
26.95	2.73	22.07	0.34	22.88	0.03	20.23	0.54	25.62	0.03	23.45	0.98	23.16	0.37	19.09	2.72
27.18	0.09	22.41	0.42	23.02	0.26	20.52	1.08	26	0.03	23.68	0.07	23.3	0.16	19.3	3.02
27.38	2.05	22.6	0.13	23.18	0.23	20.68	0.01	26.15	0.27	23.83	1.14	23.49	0.3	19.48	0.04
27.53	28.55	22.82	0.11	23.36	0.79	20.89	0.06	26.31	0.35	23.97	0.06	23.67	0.68	19.72	0.02
27.70	0.79	23.12	0.25	23.54	0.21	21.03	0.00	26.63	0.64	24.16	0.39	23.87	0.7	19.88	0.01
27.91	0.2	23.28	0.2	23.74	1.14	21.14	0.01	26.86	1.63	24.49	7	24.01	0.03	20.02	1.31
28.13	0.04	23.46	0.54	23.88	0.07	21.34	0.4	27.08	0.1	24.72	0.31	24.21	0.62	20.28	2.15
28.24	0.12	23.64	0.16	24.08	0.98	21.54	0.02	27.28	1.43	25.01	0.02	24.51	3.22	20.57	2.15
28.57	0.06	23.83	1.25	24.39	6.42	21.88	0.36	27.43	20.77	25.17	0.06	24.75	0.12	20.74	0.05

（续表）

a1		b1		a2		b2		a3		b3		a4		b4	
保留时间	占比	保留时间	占比	保留时间	占比	保留时间	占比	保留时间	占比	保留时间	占比	保留时间	占比	保留时间	占比
28.96	1.12	23.96	0.05	24.62	0.39	22.03	0.48	27.62	1.07	25.31	0.03	25.04	0.06	20.94	0.21
29.53	0.93	24.18	1.19	25.07	0.11	22.38	0.56	27.82	0.16	25.40	0.00	25.2	0.09	21.09	0.02
29.65	0.04	24.51	9.54	25.21	0.06	22.56	0.56	28.04	0.03	25.48	0.03	25.34	0.04	21.19	0.04
29.84	0.36	24.69	0.11	25.3	0.04	22.78	0.1	28.16	0.15	25.6	0.06	25.52	0.09	21.39	1.09
30.38	0.11	24.98	0.01	25.39	0.04	23.09	0.38	28.49	0.09	25.98	0.02	25.63	0.16	21.59	0.03
30.56	0.09	25.06	0.00	25.5	0.1	23.24	0.24	28.88	1.44	26.13	0.27	25.88	0.02	21.77	0.00
30.68	7.24	25.15	0.03	25.75	0.02	23.43	0.72	29.44	1.01	26.3	0.18	26.01	0.02	21.93	0.83
32.44	0.02	25.27	0.03	25.87	0.04	23.61	0.35	29.57	0.28	26.51	0.16	26.16	1.65	22.08	0.98
32.86	0.41	25.36	0.03	26.03	1.07	23.81	1.3	29.76	0.2	26.61	0.22	26.33	2.65	22.43	1
33.02	0.04	25.45	0.04	26.2	0.86	23.94	0.06	29.97	0.02	26.85	0.18	26.64	1.54	22.61	0.62
33.25	0.02	25.56	0.09	26.52	2.18	24.15	1	30.15	0.02	27.11	0.07	26.87	0.53	22.84	0.22
33.35	0.08	25.81	0.01	26.76	8.85	24.48	6.53	30.29	0.15	27.28	0.94	27.14	0.06	23.16	0.82
33.69	0.05	25.93	0.01	26.98	0.15	24.69	0.33	30.46	0.05	27.44	25.07	27.31	7.92	23.3	0.45
33.82	0.2	26.09	0.78	27.22	16.59	24.85	0.00	30.56	26.29	27.6	1.2	27.44	7.39	23.49	0.9
33.94	4.19	26.25	0.78	27.35	28.5	24.99	0.02	30.82	0.02	27.81	0.07	27.63	1.01	23.68	0.58
34.18	1.16	26.56	1.21	27.5	0.9	25.14	0.08	30.91	0.01	27.9	0.04	27.81	0.06	23.88	1.87
34.63	0.76	26.78	0.5	27.71	0.1	25.28	0.06	30.98	0.02	28.03	0.01	27.93	0.03	24.01	0.07
36.24	0.37	27.05	0.1	27.94	0.03	25.37	0.05	31.08	0.04	28.14	0.08	28.05	0.03	24.23	1.3
36.59	3.76	27.22	3.14	28.13	0.07	25.46	0.06	31.33	0.02	28.47	0.1	28.17	0.06	24.56	7.71
36.93	19.11	27.36	5.14	28.37	0.15	25.57	0.13	32.11	0.04	28.86	0.89	28.27	0.01	24.75	0.31
37.83	0.08	27.53	0.7	28.64	1.11	25.83	0.02	32.29	0.02	29.42	1.13	28.51	0.08	24.92	0.00
38.81	0.23	27.69	0.08	28.76	0.8	25.95	0.02	32.38	0.06	29.74	0.03	28.89	1.04	25.04	0.04
41.01	0.07	27.81	0.04	29.32	1.01	26.11	1.27	32.78	0.36	29.95	0.01	29.45	0.52	25.2	0.12
42.35	0.04	27.93	0.04	29.64	0.05	26.27	1.58	32.94	0.06	30.1	0.02	29.59	0.19	25.34	0.18
42.5	0.04	28.06	0.05	29.99	0.05	26.59	1.31	33.17	0.02	30.28	0.05	29.77	0.12	25.52	0.1
43.16	0.05	28.38	0.16	30.18	0.14	26.82	0.29	33.28	0.11	30.44	0.01	29.98	0.02	25.63	0.18
45.19	0.06	28.6	1.1	30.35	0.08	27.11	0.11	33.62	0.05	30.56	20.34	30.17	0.02	25.89	0.03
46.09	0.09	28.76	0.25	30.46	9.73	27.29	7.13	33.74	0.09	30.94	0.00	30.3	0.03	26.02	0.03
46.43	0.09	28.88	0.03	30.72	0.01	27.45	20.87	33.87	2.09	31.11	0.03	30.6	35.94	26.18	1.83
46.83	0.09	28.99	0.01	30.98	0.01	27.57	0.58	34.11	1.61	31.31	0.01	30.83	0.01	26.36	2.14
46.96	0.02	29.32	1.23	31.03	0.01	27.73	0.06	34.27	0.06	31.65	0.01	31.13	0.03	26.67	1.49
47.02	0.06	29.62	0.19	31.19	0.03	27.86	0.04	34.55	0.86	32.11	0.03	31.34	0.01	26.89	0.18
47.1	0.06	29.82	0.00	32.01	0.18	28	0.02	34.96	0.04	32.35	0.06	31.96	0.01	27.19	0.11
47.19	0.07	29.96	0.01	32.27	0.05	28.11	0.1	35.16	0.01	32.77	0.16	32.38	0.03	27.4	7.75

（续表）

a1		b1		a2		b2		a3		b3		a4		b4	
保留时间	占比	保留时间	占比	保留时间	占比	保留时间	占比	保留时间	占比	保留时间	占比	保留时间	占比	保留时间	占比
47.29	0.01	30.16	0.05	32.66	0.94	28.44	0.27	35.59	0.03	32.93	0.04	32.63	0.01	27.53	11.65
47.58	0.05	30.32	0.03	33.06	0.05	28.66	1.1	36.15	1.13	33.15	0.01	32.79	0.11	27.65	0.7
		30.52	23	33.18	0.07	28.83	0.27	36.52	5.09	33.26	0.07	32.94	0.01	27.79	0.03
		31	0.01	33.51	0.01	28.94	0.01	36.87	22.63	33.62	0.04	33.17	0.01	27.93	0.03
		31.19	0.02	33.65	0.03	29.06	0.01	37.34	0.04	33.73	0.05	33.28	0.07	28.05	0.02
		31.29	0.01	33.76	0.49	29.39	1.38	37.73	0.48	33.86	1.23	33.62	0.04	28.17	0.07
		31.51	0.01	34	1.12	29.7	0.08	38.65	0.96	34.1	1.18	33.87	1.53	28.31	0.16
		31.66	0.00	34.45	0.23	30.06	0.03	39.15	0.16	34.25	0.04	34.1	0.86	28.5	0.11
		31.8	0.01	34.85	0.04	30.24	0.06	39.89	0.23	34.54	0.71	34.56	0.69	28.71	0.75
		31.95	0.06	35.04	0.01	30.4	0.02	40.07	0.01	34.95	0.08	36.15	0.92	28.89	0.15
		32.11	0.03	35.47	0.07	30.6	23.17	40.45	0.03	35.3	0.01	36.52	3.69	29.13	0.01
		32.21	0.02	36.05	0.34	31.09	0.02	40.9	0.02	35.56	0.02	36.87	18.19	29.26	0.00
		32.45	0.00	36.41	1.48	31.25	0.02	40.96	0.02	36.14	0.56	37.31	0.07	29.46	0.68
		32.63	0.17	36.75	4.66	31.39	0.01	41.38	0.07	36.52	4.37	37.72	0.24	29.77	0.06
		32.77	0.03	37.23	0.06	31.61	0.01	41.55	0.13	36.89	20.62	38.63	0.62	30.17	0.03
		32.97	0.00	37.51	0.08	31.91	0.00	41.74	0.03	37.32	0.02	39.15	0.15	30.3	0.03
		33.1	0.06	37.63	0.09	32.07	0.06	42.26	0.03	37.72	0.21	39.9	0.07	30.47	0.01
		33.45	0.08	38.54	0.3	32.23	0.02	42.43	0.06	38.33	0.03	41.55	0.07	30.73	24.57
		33.57	0.22	38.8	0.00	32.32	0.04	42.99	0.04	38.62	0.44	42.27	0.05	31.16	0.01
		33.71	4.8	39.06	0.05	32.57	0.01	43.89	0.16	39.14	0.07	42.43	0.05	31.36	0.01
		33.87	0.94	39.5	0.02	32.73	0.2	44.66	0.04	39.53	0.01	43.56	0.01	31.45	0.00
		34.09	0.02	39.8	0.08	32.89	0.03	46.04	0.07	39.61	0.02	43.91	0.02	31.68	0.00
		34.37	1.06	40.33	0.02	33.1	0.01	46.43	0.01	39.87	0.14	44.64	0.03	31.83	0.00
		34.77	0.01	40.72	0.01	33.22	0.08	46.81	0.21	41.37	0.05	45.48	0.02	31.97	0.01
		34.96	0.00	40.83	0.03	33.57	0.04	47	0.19	41.54	0.05	46.04	0.01	32.13	0.02
		35.19	0.03	41.44	0.05	33.69	0.05	47.2	0.15	42.24	0.03	46.08	0.01	32.29	0.01
		35.37	0.01	42.15	0.02	33.82	1.11	47.48	0.12	42.41	0.05	46.31	0.14	32.39	0.02
		35.68	0.01	42.31	0.01	34.05	0.95			43.01	0.02	46.68	0.02	32.63	0.01
		35.81	0.01	43.46	0.03	34.21	0.03			43.55	0.01	46.75	0.01	32.79	0.09
		36	0.68	43.8	0.03	34.5	0.58			43.87	0.04	46.83	0.03	32.95	0.01
		36.37	5.68	45.22	0.02	34.9	0.06			44.62	0.02	47.04	0.05	33.17	0.00
		36.8	27.19	46	0.04	35.26	0.01			46.08	0.02	47.09	0.09	33.29	0.04
		37.12	0.05	46.38	0.02	35.52	0.01			46.3	0.02	47.6	0.24	33.63	0.02
		37.53	0.15	46.53	0.02	35.65	0.01			46.42	0.01			33.75	0.03

（续表）

a1		b1		a2		b2		a3		b3		a4		b4	
保留时间	占比	保留时间	占比	保留时间	占比	保留时间	占比	保留时间	占比	保留时间	占比	保留时间	占比	保留时间	占比
		37.84	0.1	46.59	0.02	35.81	0.01			46.99	0.04			33.88	0.83
		38.24	0.01	46.77	0.01	36.1	0.38			47.17	0.03			34.11	0.51
		38.43	0.37	46.94	0.01	36.48	3			47.54	0.07			34.27	0.02
		38.94	0.05	47.03	0.03	36.87	13.79							34.55	0.38
		39.19	0.1	47.25	0.02	37.27	0.04							34.96	0.01
		39.63	0.1			37.67	0.12							35.32	0.00
		40.25	0.01			38.2	0.04							35.58	0.00
		40.75	0.14			38.58	0.24							35.86	0.00
		41.15	0.01			39.08	0.04							36.16	0.27
		41.33	0.06			39.51	0.01							36.54	1.98
		42.05	0.06			39.56	0.01							36.95	9.6
		42.23	0.07			39.82	0.08							37.32	0.04
		42.74	0.05			40.39	0.01							37.71	0.09
		43.27	0.00			40.88	0.01							38.14	0.05
		43.37	0.02			41.31	0.02							38.63	0.19
		43.7	0.03			41.48	0.05							39.13	0.04
		44.06	0.01			42.2	0.02							39.63	0.00
		44.41	0.02			42.36	0.02							39.86	0.05
		45.21	0.00			42.89	0.02							41.22	0.01
		45.26	0.00			43.02	0.00							41.36	0.01
		45.42	0.01			43.51	0.01							41.54	0.03
		46.01	0.00			43.83	0.02							42.26	0.02
		46.07	0.00			44.56	0.02							42.42	0.02
		46.53	0.01			45.84	0.01							42.93	0.02
		46.7	0.03			45.92	0.00							43.57	0.00
		46.9	0.04			46.02	0.00							43.89	0.01
						46.05	0.01							44.61	0.01
						46.77	0.01							45.14	0.01
														45.86	0.00
														46.02	0.00
														46.6	0.00
														46.8	0.01
														46.89	0.00
														47	0.01
														47.17	0.02

（续表）

a5		b5		a6		b6		a7		b7	
保留时间	占比	保留时间	占比	保留时间	占比	保留时间	占比	保留时间	占比	保留时间	占比
4.13	0.81	4.09	0.11	4.15	0.02	4.14	0.07	4.14	0.09	4.13	0.08
5.33	0.04	5.36	0.01	5.37	0.01	5.04	0.01	5.29	0.02	5.28	0.26
13.59	0.03	15.97	0.02	7.23	0.00	5.22	0.96	7.07	0.00	6.19	0.00
19.06	0.05	17.3	0.02	13.64	0.00	5.56	0.01	7.13	0.00	6.35	0.00
19.27	0.08	17.56	0.03	15.92	0.00	6.12	0.02	15.83	0.02	7.07	0.04
20	0.05	17.91	0.01	17.56	0.02	6.27	0.02	17.15	0.03	7.75	0.00
20.25	0.11	18	0.16	17.93	0.02	6.49	0.02	17.48	0.07	13.1	0.00
20.55	0.36	18.41	0.00	18.34	0.00	6.99	0.7	17.85	0.23	13.53	0.00
21.38	0.08	18.74	0.01	18.66	0.00	7.27	0.00	18.26	0.01	15.83	0.03
21.92	0.06	18.87	0.01	18.96	0.07	7.49	0.02	18.59	0.03	16.06	0.00
22.1	0.03	19.03	0.06	19.07	0.16	7.62	0.12	18.73	0.01	16.57	0.00
22.34	0.01	19.15	0.65	19.28	0.19	8.3	0.00	19	1.38	17.15	0.05
22.42	0.17	19.36	0.83	19.48	0.01	8.46	0.01	19.2	1.52	17.48	0.08
22.62	0.03	19.55	0.01	19.7	0.00	9.14	0.00	19.4	0.03	17.85	0.37
23.14	0.04	20.09	0.41	20.01	0.06	9.27	0.1	19.64	0.01	18.26	0.02
23.32	0.04	20.35	0.83	20.26	0.4	10.54	0.01	19.8	0.00	18.36	0.00
23.48	0.2	20.65	2.74	20.55	1.45	11.12	0.01	19.93	0.66	18.58	0.03
23.66	0.09	20.81	0.00	20.93	0.04	12.37	0.00	20.19	1.21	18.73	0.02
23.85	0.4	21.01	0.03	21.07	0.00	13	0.00	20.47	0.87	18.99	1.82
24	0.03	21.26	0.00	21.17	0.00	13.31	0.00	20.64	0.03	19.21	1.97
24.19	0.22	21.47	0.44	21.37	0.28	13.42	0.00	20.85	0.13	19.4	0.04
24.5	2.99	21.66	0.00	21.57	0.01	14.24	0.00	21	0.01	19.64	0.01
24.73	0.17	22	0.25	21.91	0.28	15.73	0.04	21.1	0.03	19.79	0.00
25.2	0.08	22.14	0.48	22.06	0.62	15.94	0.00	21.3	0.69	19.93	0.86
25.34	0.05	22.51	0.69	22.41	0.63	16.46	0.01	21.5	0.02	20.19	1.47
25.63	0.04	22.67	0.16	22.59	0.15	17.04	0.06	21.84	0.48	20.49	2.52
26.01	0.02	22.91	0.04	22.82	0.03	17.37	0.09	21.99	0.66	20.64	0.04
26.15	0.35	23.12	0.03	22.89	0.00	17.74	0.32	22.33	0.69	20.86	0.15
26.32	0.55	23.22	0.13	23.13	0.26	18.14	0.02	22.51	0.15	21.01	0.01
26.53	0.15	23.4	0.14	23.32	0.15	18.47	0.03	22.74	0.11	21.11	0.03
26.63	0.33	23.55	0.61	23.46	0.58	18.61	0.02	23.05	0.62	21.31	0.83
26.86	0.55	23.75	0.09	23.65	0.25	18.88	1.39	23.2	0.27	21.51	0.03
27.09	0.06	23.94	1	23.85	1.91	19.09	1.31	23.38	0.63	21.85	0.58
27.29	2.01	24.07	0.06	23.97	0.05	19.28	0.03	23.57	0.68	22	0.89

（续表）

a5		b5		a6		b6		a7		b7	
保留时间	占比	保留时间	占比	保留时间	占比	保留时间	占比	保留时间	占比	保留时间	占比
27.43	26.23	24.28	0.32	24.21	1.25	19.53	0.01	23.76	1.43	22.35	0.99
27.62	0.79	24.63	7.91	24.54	13.8	19.68	0.00	23.89	0.06	22.54	0.2
27.81	0.15	24.82	0.22	24.71	0.13	19.82	0.49	24.11	0.74	22.76	0.17
28.15	0.89	25.11	0.01	24.87	0.00	20.07	1.25	24.43	7.07	23.08	0.65
28.48	0.07	25.27	0.03	25	0.02	20.4	6.18	24.64	0.16	23.22	0.38
28.88	1.51	25.42	0.07	25.17	0.03	20.74	0.1	24.8	0.01	23.41	0.85
29.43	1.07	25.59	0.03	25.3	0.13	20.89	0.01	24.92	0.05	23.6	0.42
29.57	0.31	25.7	0.04	25.59	0.07	20.99	0.02	25.08	0.13	23.8	1.67
29.75	0.14	26.08	0.02	25.83	0.01	21.19	0.66	25.22	0.04	23.93	0.09
29.97	0.01	26.24	0.31	25.96	0.01	21.39	0.02	25.4	0.11	24.14	0.78
30.1	0.03	26.4	0.36	26.12	0.56	21.57	0.00	25.51	0.16	24.47	7.95
30.3	0.1	26.62	0.09	26.29	1.04	21.73	0.57	25.76	0.02	24.67	0.25
30.46	0.02	26.72	0.16	26.5	0.29	21.89	1	25.89	0.03	24.84	0.00
30.56	30.18	26.95	0.06	26.59	0.43	22.24	1.14	26.05	1.63	24.97	0.03
30.86	0.02	27.22	0.05	26.83	0.31	22.42	0.32	26.22	2.32	25.13	0.13
30.89	0.01	27.41	1.41	26.92	0.32	22.66	0.12	26.52	1.55	25.27	0.05
31.06	0.01	27.59	26.31	27.29	3.84	22.96	0.46	26.75	0.27	25.36	0.06
32.11	0.05	27.71	0.3	27.43	8.95	23.14	0.3	27.02	0.12	25.45	0.08
32.36	0.07	27.85	0.00	27.58	0.77	23.31	0.95	27.22	7.11	25.56	0.16
32.77	0.37	27.91	0.03	27.75	0.06	23.5	0.24	27.34	6.39	25.82	0.02
32.95	0.05	27.99	0.03	27.86	0.05	23.7	2.85	27.5	0.88	25.95	0.03
33.03	0.03	28.11	0.00	27.99	0.03	23.82	0.08	27.66	0.05	26.1	1.46
33.16	0.09	28.23	1.03	28.21	1.21	24.06	2.27	27.78	0.03	26.27	1.78
33.27	0.14	28.41	0.09	28.65	0.65	24.4	12.93	27.91	0.03	26.58	1.27
33.63	0.04	28.57	0.08	28.82	0.2	24.57	0.21	28.04	0.06	26.81	0.29
33.74	0.05	28.8	0.33	28.92	0.13	24.86	0.02	28.2	0.19	27.09	0.12
33.86	1.39	28.95	0.14	29.06	0.04	25.02	0.04	28.37	0.14	27.27	6.35
34.1	1.9	29.18	0.01	29.39	1.84	25.16	0.41	28.59	1.13	27.42	12.54
34.55	0.65	29.31	0.00	29.69	0.09	25.46	0.09	28.75	0.22	27.56	0.76
34.96	0.11	29.52	0.64	30.02	0.01	25.71	0.01	29	0.01	27.72	0.04
35.57	0.02	29.83	0.03	30.22	0.05	25.85	0.01	29.32	0.68	27.84	0.04
36.15	1.1	30.18	0.01	30.38	0.02	26	0.81	29.63	0.06	27.98	0.02
36.51	3.86	30.38	0.04	30.6	21.91	26.17	1.07	30.03	0.02	28.09	0.48
36.84	15.43	30.53	0.01	31.06	0.01	26.39	0.26	30.16	0.03	28.28	0.13

（续表）

a5		b5		a6		b6		a7		b7	
保留时间	占比	保留时间	占比	保留时间	占比	保留时间	占比	保留时间	占比	保留时间	占比
37.36	0.04	30.72	23.44	31.26	0.02	26.49	0.63	30.33	0.01	28.42	0.16
37.64	0.01	31.21	0.01	31.36	0.01	26.71	0.24	30.55	29.84	28.66	0.5
37.73	0.41	31.39	0.01	31.43	0.01	26.91	0.08	31.02	0.02	28.8	0.28
38.64	0.86	31.72	0.01	31.58	0.00	27	0.06	31.21	0.01	29.03	0.00
39.14	0.11	32.18	0.03	31.75	0.00	27.19	3.75	31.31	0.01	29.16	0.00
39.91	0.26	32.44	0.04	32.02	0.09	27.34	11.16	31.37	0.00	29.36	0.68
40.43	0.03	32.85	0.14	32.19	0.02	27.48	0.84	31.54	0.00	29.68	0.06
40.92	0.02	33.01	0.03	32.28	0.02	27.63	0.03	31.7	0.00	30.08	0.02
40.99	0.03	33.23	0.01	32.53	0.00	27.76	0.06	31.84	0.01	30.21	0.06
41.54	0.09	33.34	0.05	32.66	0.09	27.88	0.02	32	0.02	30.38	0.03
42.25	0.02	33.68	0.03	32.84	0.01	28.01	0.09	32.15	0.01	30.59	27.65
42.41	0.04	33.82	0.03	33.06	0.00	28.13	0.48	32.25	0.02	31.06	0.02
43.87	0.17	33.94	0.72	33.18	0.03	28.58	0.34	32.49	0.01	31.25	0.01
44.62	0.07	34.17	0.81	33.41	0.00	28.73	0.22	32.66	0.07	31.36	0.00
46.06	0.06	34.33	0.03	33.52	0.06	28.84	0.1	32.82	0.02	31.58	0.00
46.41	0.04	34.61	0.48	33.64	0.16	29.3	1.3	33.03	0.01	31.73	0.00
46.46	0.01	35.01	0.07	33.79	4.18	29.61	0.09	33.15	0.05	31.88	0.01
46.7	0.14	35.45	0.03	33.96	0.9	29.95	0.01	33.49	0.04	32.03	0.01
46.81	0.16	35.62	0.01	34.15	0.02	30.15	0.03	33.61	0.08	32.19	0.01
46.97	0.2	36.21	0.3	34.44	0.85	30.32	0.01	33.75	1.93	32.29	0.02
47.61	0.03	36.6	3.25	34.71	0.00	30.53	20.51	33.97	0.7	32.53	0.01
		37	19.49	34.84	0.01	31	0.01	34.13	0.02	32.68	0.17
		37.38	0.03	35.2	0.00	31.2	0.03	34.43	0.65	32.85	0.02
		37.77	0.11	35.46	0.00	31.53	0.01	34.83	0.01	33.07	0.00
		38.15	0.06	35.75	0.01	31.68	0.00	35.44	0.01	33.2	0.06
		38.67	0.21	35.88	0.00	31.83	0.00	35.73	0.01	33.53	0.03
		39.18	0.03	36.06	0.31	31.98	0.06	36.04	0.55	33.66	0.04
		39.46	0.04	36.43	4.36	32.14	0.02	36.41	3.36	33.78	1.05
		39.87	0.09	36.85	22.32	32.24	0.02	36.81	17.04	34.02	0.62
		41.13	0.03	37.2	0.02	32.49	0.00	37.18	0.04	34.17	0.02
		41.4	0.01	37.59	0.06	32.63	0.11	37.59	0.16	34.46	0.47
		41.59	0.03	37.98	0.06	32.81	0.02	37.98	0.11	34.86	0.02
		42.31	0.01	38.33	0.00	33.02	0.00	38.5	0.33	35.49	0.01
		42.46	0.03	38.49	0.13	33.14	0.05	39.01	0.1	35.77	0.01

（续表）

a5		b5		a6		b6		a7		b7	
保留时间	占比	保留时间	占比	保留时间	占比	保留时间	占比	保留时间	占比	保留时间	占比
		42.96	0.01	38.99	0.04	33.49	0.04	39.51	0.00	36.06	0.36
		43.6	0.01	39.35	0.00	33.62	0.12	39.72	0.07	36.44	2.45
		43.91	0.03	39.49	0.00	33.76	2.78	40.31	0.00	36.83	11.83
		44.65	0.02	39.51	0.00	33.97	0.7	40.99	0.03	37.22	0.05
		46.04	0.01	39.71	0.03	34.12	0.02	41.24	0.02	37.63	0.12
		47.22	0.01	40.33	0.00	34.42	0.58	41.41	0.05	38.11	0.06
				41.07	0.01	34.82	0.01	41.61	0.00	38.54	0.25
				41.22	0.01	35.58	0.00	42.13	0.04	39.04	0.06
				41.39	0.03	35.73	0.00	42.3	0.05	39.76	0.05
				42.1	0.02	36.03	0.16	42.53	0.01	41.16	0.01
				42.27	0.05	36.4	2.48	42.77	0.04	41.27	0.02
				42.75	0.03	36.8	12.1	43.01	0.00	41.45	0.06
				43.31	0.00	37.17	0.02	43.44	0.01	42.18	0.02
				43.41	0.00	37.6	0.05	43.76	0.01	42.34	0.02
				43.73	0.01	38.11	0.03	44.13	0.00	42.88	0.02
				44.44	0.01	38.49	0.09	44.46	0.03	43.48	0.00
				45.45	0.00	39	0.03	45.46	0.01	43.81	0.01
				45.82	0.00	39.73	0.02	45.82	0.01	44.51	0.02
				46.01	0.00	41.23	0.01	45.98	0.01	45.47	0.01
				46.07	0.00	41.39	0.02	46.09	0.00	46.09	0.01
				46.75	0.00	42.11	0.01	46.74	0.01	46.76	0.01
				46.82	0.00	42.28	0.02	46.84	0.00	46.88	0.00
				46.93	0.00	42.81	0.00	46.92	0.00	46.95	0.00
				47.13	0.02	42.83	0.00	46.99	0.00	46.98	0.00
				47.7	0.00	43.43	0.00	47.12	0.00	47.42	0.01
						43.78	0.00	47.2	0.00		
						44.49	0.01	47.51	0.01		
						45.99	0.01				
						46.76	0.00				

a8		b8		a9		b9		a10		b10	
保留时间	占比	保留时间	占比	保留时间	占比	保留时间	占比	保留时间	占比	保留时间	占比
4.12	0.05	4.13	0.05	4.13	0.75	4.13	0.38	4.13	0.22	4.13	0.16
5.01	0.00	5.25	0.15	5.23	2.9	5.4	0.25	5.34	0.19	5.25	0.02
5.2	0.73	5.59	0.00	5.62	0.04	6.32	0.00	6.26	0.01	7.03	0.00
5.54	0.01	6.16	0.00	6.14	0.17	6.46	0.01	6.4	0.01	7.08	0.00

（续表）

a8		b8		a9		b9		a10		b10	
保留时间	占比	保留时间	占比	保留时间	占比	保留时间	占比	保留时间	占比	保留时间	占比
6.1	0.01	6.3	0.00	6.28	0.19	7.19	0.04	7.19	0.06	12.03	0.01
6.25	0.01	7.03	0.03	6.52	0.03	12.24	0.01	7.76	0.00	12.36	0.01
6.48	0.01	7.66	0.00	7.65	0.25	12.57	0.02	7.82	0.01	12.76	0.00
6.97	0.28	7.71	0.00	8.12	0.02	12.71	0.01	12.12	0.01	13.02	0.01
7.26	0.00	10.6	0.00	8.31	0.03	12.98	0.01	12.44	0.01	13.31	0.00
7.48	0.01	15.78	0.02	13.48	0.02	13.18	0.00	12.84	0.01	13.45	0.01
7.66	0.05	16.52	0.00	15.44	0.04	13.24	0.02	13.09	0.01	13.88	0.00
8.28	0.00	17.1	0.04	15.8	0.19	13.42	0.00	13.4	0.01	15.74	0.00
8.44	0.00	17.44	0.06	16.99	0.02	13.53	0.01	13.52	0.02	17.06	0.01
9.27	0.03	17.8	0.28	17.12	0.04	13.67	0.02	13.96	0.00	17.4	0.02
10.54	0.01	18.21	0.02	17.39	0.04	14.1	0.01	17.46	0.04	17.76	0.07
11.12	0.01	18.55	0.03	17.45	0.04	15.97	0.04	18.95	0.01	18.5	0.01
12.38	0.00	18.69	0.02	17.82	0.12	17.28	0.05	19.19	0.08	18.62	0.00
12.91	0.00	18.96	1.57	17.96	0.09	17.61	0.05	19.37	0.03	18.9	0.42
13.02	0.00	19.17	1.63	18.57	0.03	17.89	0.01	19.75	0.00	19.11	0.52
13.33	0.00	19.35	0.03	18.97	0.96	17.99	0.16	19.93	0.01	19.31	0.01
13.45	0.00	19.6	0.01	19.18	0.62	18.1	0.07	20.15	0.71	19.84	0.23
15.76	0.04	19.76	0.01	19.91	0.21	18.4	0.01	20.45	2.23	20.1	0.52
15.99	0.00	19.9	0.72	20.16	0.78	18.73	0.02	20.83	0.01	20.4	2.2
16.5	0.01	20.15	1.21	20.45	0.97	18.87	0.01	21.27	0.47	20.78	0.05
17.09	0.07	20.45	2.3	20.84	0.1	19.13	1.28	21.82	1.06	21.02	0.01
17.42	0.11	20.6	0.04	21.29	0.41	19.34	1.06	21.97	0.03	21.22	0.36
17.79	0.44	20.81	0.14	21.48	0.03	19.54	0.02	22.08	0.18	21.41	0.01
18.19	0.04	20.95	0.02	21.83	0.44	20.08	0.46	22.32	1.13	21.76	0.51
18.53	0.03	21.06	0.03	22.01	0.21	20.32	0.97	22.5	0.19	21.93	0.27
18.68	0.03	21.26	0.74	22.09	0.22	20.62	4.05	22.73	0.01	22.26	0.64
18.82	0.21	21.46	0.04	22.33	0.88	20.99	0.12	22.92	0.11	22.45	0.15
18.95	1.85	21.8	0.54	22.51	2.63	21.13	0.01	23.09	0.12	22.67	0.1
19.16	2.04	21.96	0.78	22.74	0.13	21.23	0.02	23.23	0.28	22.98	0.24
19.34	0.03	22.3	0.79	23.05	0.38	21.44	0.55	23.38	0.94	23.17	0.25
19.59	0.02	22.49	0.18	23.23	0.2	21.64	0.03	23.61	0.11	23.32	0.59
19.74	0.01	22.72	0.28	23.38	0.73	21.98	0.49	23.75	2.48	23.51	0.1
19.88	0.96	23.03	0.74	23.56	0.44	22.15	0.67	23.89	0.14	23.7	1.68
20.14	1.64	23.18	0.44	23.76	1.01	22.47	0.79	24.07	0.48	23.84	0.09

（续表）

a8		b8		a9		b9		a10		b10	
保留时间	占比	保留时间	占比	保留时间	占比	保留时间	占比	保留时间	占比	保留时间	占比
20.44	1.4	23.36	0.7	23.91	0.08	22.65	1.89	24.43	17.29	24.02	0.43
20.6	0.03	23.55	0.33	24.11	1.23	22.88	0.3	24.63	0.78	24.38	12.4
20.8	0.14	23.75	1.62	24.25	0.03	23.04	0.01	24.93	0.00	24.58	0.58
21.05	0.03	23.88	0.06	24.41	8.53	23.1	0.01	25.09	0.2	24.88	0.01
21.26	0.92	24.1	1.09	24.65	0.47	23.2	0.45	25.22	0.11	25.04	0.1
21.45	0.02	24.43	5.26	25.1	0.03	23.34	0.37	25.52	0.04	25.17	0.11
21.79	0.64	24.63	0.16	25.24	0.05	23.53	0.68	25.89	0.06	25.36	0.02
21.95	0.75	24.79	0.00	25.34	0.02	23.71	0.18	26.03	0.25	25.46	0.05
22.29	0.91	24.91	0.03	25.54	0.07	23.91	1.21	26.21	0.19	25.61	0.01
22.47	0.22	25.08	0.21	26.06	1.09	24.05	0.06	26.48	0.79	25.71	0.00
22.7	0.09	25.22	0.07	26.23	1.45	24.25	2.35	26.76	4.76	25.85	0.02
23.02	0.67	25.31	0.08	26.54	1.91	24.57	4.98	26.98	0.11	26	0.33
23.19	0.3	25.39	0.1	26.78	1.81	24.79	0.43	27.2	1.43	26.17	0.25
23.36	1.03	25.51	0.17	27.01	0.08	25.08	0.00	27.38	44.55	26.39	0.09
23.55	0.96	25.76	0.02	27.21	13.68	25.25	0.03	27.5	0.25	26.49	0.27
23.74	1.72	25.89	0.05	27.35	37.54	25.47	0.19	27.71	0.27	26.72	0.05
23.87	0.07	26.05	1.76	27.53	0.38	25.57	0.12	28.04	0.45	26.95	0.06
24.1	0.87	26.23	1.52	27.73	0.05	25.67	0.11	28.37	0.12	27.38	48.66
24.45	9.4	26.54	1.46	28.41	0.12	25.92	0.02	28.62	1.28	27.47	0.18
24.62	0.31	26.76	0.23	28.63	0.03	26.06	0.02	28.75	0.66	27.69	0.25
24.78	0.01	27.05	0.17	28.79	0.95	26.21	1.21	29.31	0.7	28.01	0.24
24.91	0.08	27.26	7.78	29.35	0.64	26.37	0.82	29.62	0.05	28.33	0.13
25.07	0.16	27.37	6.58	29.61	0.2	26.69	1.65	29.98	0.03	28.59	0.4
25.2	0.16	27.52	0.83	30.02	0.07	26.92	0.27	30.16	0.12	28.72	0.34
25.38	0.1	27.67	0.03	30.21	0.08	27.2	0.11	30.33	0.05	28.95	0.00
25.5	0.2	27.8	0.03	30.38	0.06	27.37	11.01	30.44	10.49	29.28	0.58
25.65	0.00	27.92	0.03	30.54	6.01	27.52	31.4	30.74	0.01	29.6	0.04
25.76	0.03	28.05	0.08	32.02	0.16	27.68	0.29	30.99	0.00	29.95	0.02
25.88	0.04	28.2	0.14	32.14	0.01	27.82	0.01	31.16	0.03	30.14	0.07
26.05	1.99	28.38	0.16	32.18	0.02	27.95	0.01	31.31	0.01	30.3	0.02
26.24	3.08	28.6	0.47	32.27	0.04	28.1	0.01	31.54	0.01	30.46	15.91
26.54	1.55	28.77	0.21	32.68	0.66	28.21	0.07	31.98	0.07	30.69	0.00
26.76	0.29	29	0.00	32.93	0.06	28.55	0.12	32.14	0.02	30.93	0.01
26.87	0.23	29.12	0.00	33.07	0.06	28.93	0.47	32.24	0.04	31.14	0.03

（续表）

a8		b8		a9		b9		a10		b10	
保留时间	占比	保留时间	占比	保留时间	占比	保留时间	占比	保留时间	占比	保留时间	占比
27.32	10.56	29.33	0.79	33.23	0.2	29.04	0.18	32.48	0.01	31.3	0.02
27.43	12.21	29.65	0.06	33.77	0.06	29.49	0.63	32.64	0.77	31.51	0.02
27.53	0.8	30.04	0.03	34.01	1.16	29.79	0.04	32.82	0.07	31.96	0.05
27.66	0.05	30.17	0.06	34.86	0.03	30.15	0.04	33.02	0.04	32.12	0.03
27.8	0.03	30.35	0.04	34.99	0.03	30.34	0.05	33.15	0.09	32.22	0.04
27.91	0.02	30.63	31.01	36.09	0.1	30.5	0.01	33.47	0.01	32.3	0.00
28.04	0.19	31.04	0.02	36.39	0.48	30.61	12.73	33.65	0.04	32.63	0.27
28.14	0.52	31.23	0.01	36.77	0.6	30.91	0.00	33.97	1.03	32.79	0.06
28.26	0.27	31.34	0.00	37.2	0.04	31.1	0.00	34.13	0.05	33.01	0.02
28.59	1.21	31.39	0.00	37.56	0.05	31.18	0.01	34.82	0.1	33.12	0.12
28.77	0.13	31.57	0.00	38.16	0.12	31.33	0.03	35.03	0.01	33.25	0.00
28.92	0.00	31.7	0.00	38.58	0.12	32.14	0.17	35.19	0.01	33.32	0.01
29	0.01	31.85	0.01	38.74	0.13	32.32	0.02	35.45	0.02	33.44	0.02
29.11	0.00	32	0.01	40.48	0.95	32.42	0.04	36.03	0.2	33.73	0.23
29.33	0.92	32.16	0.01	44.31	0.75	32.81	0.23	36.32	0.39	33.96	0.93
29.63	0.05	32.26	0.02	44.88	0.32	32.98	0.02	36.73	0.07	34.11	0.04
30.03	0.03	32.51	0.01	45.97	0.35	33.2	0.00	37.22	0.04	34.41	0.08
30.17	0.04	32.66	0.1	46.38	0.05	33.31	0.04	37.5	0.05	34.81	0.19
30.33	0.02	32.83	0.01	46.59	0.02	33.65	0.01	37.61	0.04	35.17	0.01
30.65	25.51	33.03	0.01	46.66	0.01	33.78	0.02	38.53	0.12	35.41	0.01
30.83	0.00	33.16	0.04	46.76	0.13	33.9	0.47	39.04	0.01	35.73	0.00
31.04	0.01	33.36	0.00	46.94	0.17	34.14	0.9	39.8	0.04	36	0.49
31.23	0.01	33.5	0.03	47.11	0.05	34.29	0.03	40.31	0.01	36.37	1.19
31.33	0.01	33.63	0.04	47.43	0.03	34.58	0.26	40.72	0.01	36.71	3.7
31.56	0.00	33.76	1.09			34.99	0.07	40.82	0.02	37.19	0.05
31.72	0.00	33.98	0.56			35.35	0.01	43.79	0.01	37.31	0.00
31.85	0.00	34.15	0.01			35.55	0.01	46	0.03	37.57	0.18
32	0.01	34.44	0.49			35.59	0.01	46.34	0.03	37.95	0.09
32.26	0.03	34.7	0.00			36.17	0.42	46.94	0.01	38.47	0.39
32.5	0.01	34.84	0.01			36.55	1.87	47.07	0.03	38.98	0.08
32.66	0.06	35.25	0.02			36.89	7.74	47.2	0.00	39.27	0.03
32.82	0.01	35.46	0.00			37.35	0.05	47.69	0.02	39.46	0.02
33.04	0.00	35.75	0.01			37.75	0.12	47.93	0.02	39.67	0.17
33.16	0.03	36.07	0.53			38.27	0.05			40.28	0.01

（续表）

a8		b8		a9		b9		a10		b10	
保留时间	占比	保留时间	占比	保留时间	占比	保留时间	占比	保留时间	占比	保留时间	占比
33.5	0.02	36.44	3.21			38.65	0.33			40.49	0.02
33.62	0.02	36.87	15.81			39.15	0.07			40.78	0.00
33.76	0.63	37.2	0.06			39.47	0.03			40.94	0.11
33.98	0.4	37.6	0.2			39.62	0.02			41.18	0.02
34.14	0.01	37.85	0.17			39.86	0.11			41.37	0.01
34.43	0.27	38.51	0.43			40.48	0.01			41.48	0.00
34.84	0.01	39	0.12			40.78	0.02			42.1	0.01
35.19	0.00	39.24	0.03			41.2	0.03			42.27	0.01
35.27	0.00	39.48	0.01			41.36	0.02			42.76	0.05
35.45	0.00	39.7	0.1			41.54	0.07			42.94	0.02
35.74	0.01	40.33	0.00			42.27	0.03			43.74	0.03
36.05	0.24	40.87	0.04			42.43	0.01			44.49	0.01
36.42	1.35	41.23	0.01			42.91	0.01			45.18	0.01
36.82	6.58	41.41	0.05			42.94	0.00			45.25	0.01
37.19	0.03	42.13	0.04			42.97	0.01			45.66	0.00
37.59	0.08	42.3	0.04			43.57	0.03			45.81	0.02
37.91	0.06	42.52	0.00			43.88	0.02			46.02	0.05
38.5	0.14	42.73	0.08			44.6	0.02			46.36	0.01
39.01	0.03	42.99	0.02			45.86	0.02			46.75	0.01
39.32	0.00	43.45	0.01			46.02	0.03			46.93	0.00
39.49	0.01	43.77	0.02			46.31	0.04			47.05	0.00
39.72	0.04	44.13	0.01			46.82	0.04			47.12	0.02
40.32	0.00	44.46	0.03			46.98	0.08			47.5	0.00
40.97	0.01	45.46	0.01			47.19	0.01				
41.23	0.00	45.77	0.02			47.25	0.01				
41.41	0.02	46.07	0.01			47.51	0.02				
42.13	0.01	46.64	0.00			47.66	0.03				
42.29	0.01	46.84	0.01			47.87	0.04				
42.76	0.02	46.93	0.01								
43.44	0.00	47.01	0.01								
43.77	0.01	47.23	0.01								
44.12	0.00	47.41	0.01								
44.48	0.01										

炮制前后苍术挥发油组分数目的 t 检验比较显示，苍术炮制后，挥发油组分数量由平均 107 个组分变为平均 126 个组分，组分数目显著增高（$p<0.05$），见表 7-4。

表 7－4　炮制前后苍术挥发油组分数目 t 检验结果（大于 1‰）

项目	1	2	3	4	5	6	7	8	9	10	Mean	SD	R	t	p
炮制前	70	107	95	101	89	127	129	149	96	105	107.00	24.09	0.40	－2.68	0.03
炮制后	128	130	105	141	108	131	127	138	134	131	126.89	12.43			

对炮制前后不同保留时间苍术挥发油各组分分布进行了进一步分析，得出炮制前后各组分在不同保留时间段的分布情况见表 7－5 和图 7－1，由图可见，炮制后保留时间 20 min 前的组分增加较明显，其他部分规律性不明显。

表 7－5　炮制前后不同保留时间炮制段挥发油组分的分布比较

Rt	a1	b1	a2	b2	a3	b3	a4	b4	a5	b5	a6	b6	a7	b7	a8	b8	a9	b9	a10	b10
20 min 前	1	16	13	25	6	13	12	30	6	14	14	37	17	24	37	23	22	27	20	21
20～30 min	36	52	46	50	38	44	48	52	38	51	49	49	49	51	51	51	39	48	41	45
30 min 后	32	60	48	55	51	48	41	55	45	43	64	45	63	52	51	64	35	59	44	63

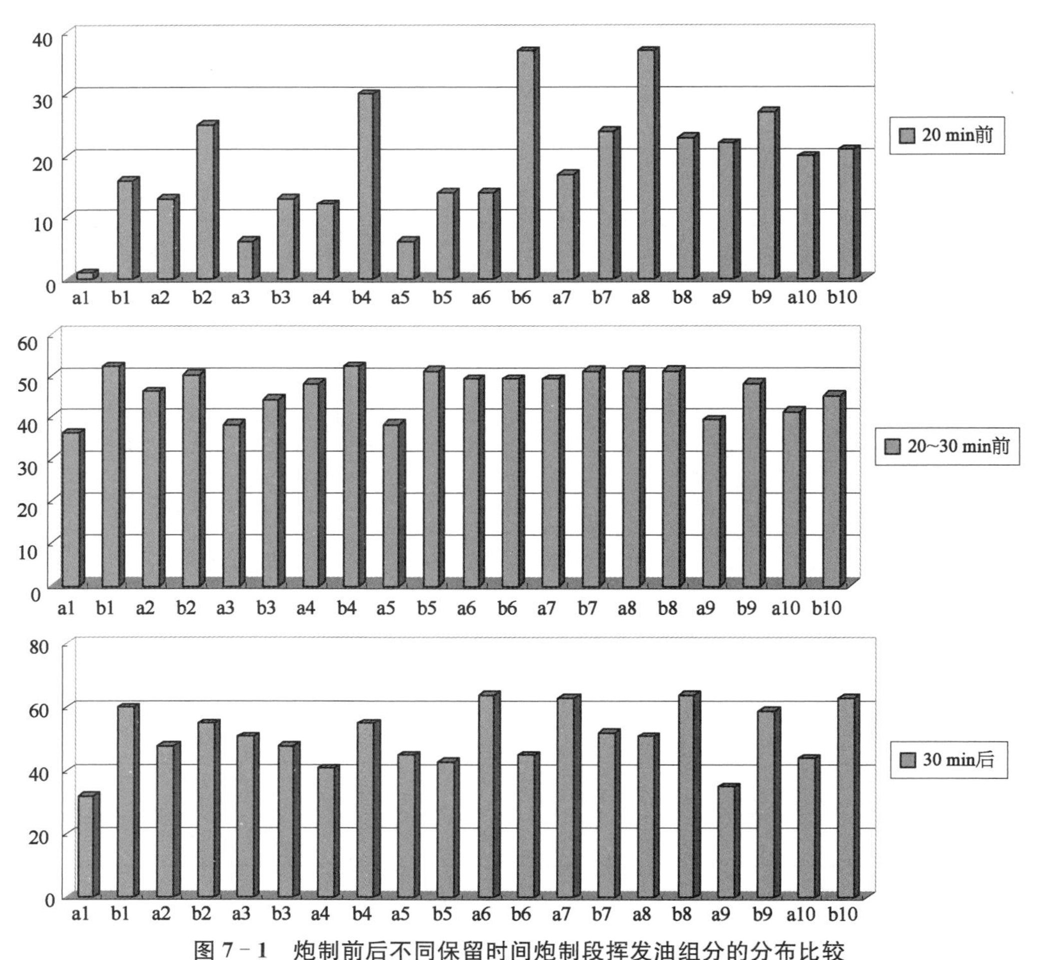

图 7－1　炮制前后不同保留时间炮制段挥发油组分的分布比较

（三）苍术挥发油主要组分含量变化

对苍术炮制前后挥发油中含量最大的 3 个峰进行了比较，见表 7－6。

表 7－6　苍术炮制前后各个样品中含量最高的 3 个主峰

a1		**b1**		**a2**		**b2**		**a3**		**b3**		**a4**	
RT	%	RT	%	RT	%	RT	%	RT	%	RT	%	RT	%
27.53	28.55	36.8	27.19	27.35	28.5	30.6	23.17	30.56	26.29	27.44	25.07	30.6	35.94
36.93	19.11	30.52	23	27.22	16.59	27.45	20.87	36.87	22.63	36.89	20.62	36.87	18.19
24.6	14.79	24.51	9.54	30.46	9.73	36.87	13.79	27.43	20.77	30.56	20.34	27.31	7.92
b4		**a5**		**b5**		**a6**		**b6**		**a7**		**b7**	
RT	%	RT	%	RT	%	RT	%	RT	%	RT	%	RT	%
30.73	24.57	30.56	30.18	27.59	26.31	36.85	22.32	30.53	20.51	30.55	29.84	30.59	27.65
27.53	11.65	27.43	26.23	30.72	23.44	30.6	21.91	24.4	12.93	36.81	17.04	27.42	12.54
36.95	9.6	36.84	15.43	37	19.49	24.54	13.8	36.8	12.1	27.22	7.11	36.83	11.83
a8		**b8**		**a9**		**b9**		**a10**		**b10**			
RT	%	RT	%	RT	%	RT	%	RT	%	RT	%		
30.65	25.51	30.63	31.01	27.35	37.54	27.52	31.4	27.38	44.55	27.38	48.66		
27.43	12.21	36.87	15.81	27.21	13.68	30.61	12.73	24.43	17.29	30.46	15.91		
27.32	10.56	27.26	7.78	24.41	8.53	27.37	11.01	30.44	10.49	24.38	12.4		

由表 7－6 可知，苍术炮制前挥发油中含量最大的 3 个主峰的分布情况如下：

（1）第一大峰：27.35、27.35、27.38、27.53（苍术酮）共 4 次，30.56、30.6、30.56、30.55、30.65 的峰 5 次（苍术素），36.85（芹烷二烯酮）共 1 次。

（2）第二大峰：24.43（榄香油醇）共 1 次，27.21、27.22（桉叶醇）共 2 次、27.43、27.43（苍术酮）共 2 次，30.6（苍术素）共 1 次，36.93、36.87、36.87、36.81（芹烷二烯酮）的峰 4 次。

（3）第三大峰：24.6、24.54、24.41 共 3 次（榄香油醇），27.22、27.31、27.32（桉叶醇）共 3 次、27.43（苍术酮）共 1 次，30.46、30.44 共 2 次（苍术素），36.84（芹烷二烯酮）共 1 次。

总体来看，Rt 在 24 min 左右的峰共 4 次（榄香油醇），27.3 min 左右的峰共 5 次（桉叶醇）27.4min 左右的峰共 7 次（苍术酮），30 min 左右的峰（苍术素）共 8 次，36 min 左右的峰（芹烷二烯酮）共 6 次。

苍术炮制后挥发油中含量最大的 3 个主峰的分布情况如下：

（1）第一大峰：27.44、27.59、27.52、27.38（苍术酮）共 4 次，30.6、30.73、30.53、30.59、30.63（苍术素）的峰 5 次，36.8（芹烷二烯酮）的峰 1 次。

（2）第二大峰：24.4 的峰（榄香油醇）共 1 次，27.45、27.53、27.42（苍术酮）的峰共 3 次，30.52、30.72、30.61、30.46 的峰（苍术素）共 4 次，36.89、36.87（芹烷二烯酮）的峰 2 次。

（3）第三大峰：24.51、24.38 的峰（榄香油醇）共 2 次，27.26、27.37（桉叶醇）的峰共 2

次，30.56 的峰（苍术素）共 1 次，36.87、36.95、37、36.8、36.83（芹烷二烯酮）的峰共 5 次。

总体来看，Rt 在 24 min 左右的峰共 3 次（榄香油醇），27.3 min 左右的峰共 2 次（桉叶醇），27.4 min 左右的峰共 7 次（苍术酮），30 min 左右的峰（苍术素）共 10 次，36 min 左右的峰（芹烷二烯酮）共 8 次。

总体来看，炮制后，榄香油醇频率降低，由 4 次变为 3 次；桉叶醇在苍术三个最大的峰中出现的频率降低，由 5 次变为 2 次；苍术酮没有变化；苍术素出现频率增加，由 8 次变为 10 次；芹烷二烯酮的频率增加，由 6 次变为 8 次。

选择归一化百分含量大于 1%的 20 个化合物，比较其炮制前后含量的变化，结果见表 7－7。

表 7－7　炮制前后苍术中主要化合物含量的比较

组分	a1	b1	a2	b2	a3	b3	a4	b4	a5	b5
1	0.26	0.37	0.00	0.54	0.08	0.72	0.46	2.15	0.11	0.83
2	1.49	2.25	0.82	1.08	0.41	2.81	0.40	2.15	0.36	2.74
3	0.07	0.42	1.56	0.56	0.04	0.56	0.31	1.00	0.03	0.69
4	0.54	0.54	0.79	0.72	0.26	0.98	0.30	0.90	0.20	0.61
5	1.42	1.25	1.14	1.30	0.35	1.14	0.70	1.87	0.40	1.00
6	0.65	1.19	0.98	1.00	0.22	0.39	0.62	1.30	0.22	0.32
7	14.79	9.54	6.42	6.53	3.28	7.00	3.22	7.71	2.99	7.91
8	0.68	0.78	0.86	1.27	0.35	0.18	2.65	1.83	0.55	0.31
9	1.37	1.21	2.18	1.58	0.64	0.22	1.54	2.14	0.33	0.36
10	2.73	0.50	8.85	1.31	1.63	0.18	0.53	1.49	0.55	0.16
11	2.05	3.14	16.59	7.13	1.43	0.94	7.92	7.75	2.01	1.41
12	28.55	5.14	28.50	20.87	20.77	25.07	7.39	11.65	26.23	26.31
13	0.79	0.70	0.90	0.58	1.07	1.20	1.01	0.70	0.79	0.30
14	1.12	1.10	1.11	1.10	1.44	0.89	1.04	0.75	1.51	0.33
15	0.93	1.23	1.01	1.38	1.01	1.13	0.52	0.68	1.07	0.64
16	7.24	23.00	9.73	23.17	26.29	20.34	35.94	24.57	30.18	23.44
17	4.19	0.94	0.49	0.95	2.09	1.18	1.53	0.51	1.39	0.81
18	1.16	1.06	1.12	0.58	1.61	0.71	0.86	0.38	1.90	0.48
19	3.76	5.68	1.48	3.00	5.09	4.37	3.69	1.98	3.86	3.25
20	19.11	27.19	4.66	13.79	22.63	20.62	18.19	9.60	15.43	19.49
组分	a6	b6	a7	b7	a8	b8	a9	b9	a10	b10
1	0.40	1.25	1.21	1.47	1.21	1.64	0.78	0.97	0.71	0.52
2	1.45	6.18	0.87	2.52	2.30	1.40	0.97	4.05	2.23	2.20
3	0.15	1.14	0.15	0.99	0.18	0.91	2.63	1.89	1.13	0.64
4	0.58	0.95	0.63	0.85	0.33	1.03	0.44	0.68	0.94	0.59

(续表)

组分	a6	b6	a7	b7	a8	b8	a9	b9	a10	b10
5	1.91	2.85	1.43	1.67	1.62	1.72	1.01	1.21	2.48	1.68
6	1.25	2.27	0.74	0.78	1.09	0.87	1.23	2.35	0.48	0.43
7	13.80	12.93	7.07	7.95	5.26	9.40	8.53	4.98	17.29	12.40
8	1.04	0.81	2.32	1.46	1.52	1.99	1.45	1.21	0.19	0.33
9	0.43	1.07	1.55	1.78	1.46	3.08	1.91	0.82	0.79	0.25
10	0.31	0.63	0.27	1.27	0.23	1.55	1.81	1.65	4.76	0.27
11	3.84	3.75	7.11	6.35	7.78	10.56	13.68	11.01	1.43	0.18
12	8.95	11.16	6.39	12.54	6.58	12.21	37.54	31.40	44.55	48.66
13	0.77	0.84	0.88	0.76	0.83	0.80	0.38	0.29	0.25	0.25
14	0.65	0.34	1.13	0.50	0.21	1.21	0.95	0.12	1.28	0.40
15	1.84	1.30	0.68	0.68	0.79	0.92	0.64	0.63	0.70	0.58
16	21.91	20.51	29.84	27.65	31.01	25.51	6.01	12.73	10.49	15.91
17	4.18	0.70	1.93	0.62	1.09	0.40	0.06	0.47	0.04	0.93
18	0.90	0.58	0.70	0.47	0.56	0.27	1.16	0.26	1.03	0.19
19	4.36	2.48	3.36	2.45	3.21	1.35	0.48	1.87	0.39	1.19
20	22.32	12.10	17.04	11.83	15.81	6.58	0.60	7.74	0.07	3.70

注：20 个组分依次为① isocaryophillene；② δ－elemene；③ (－)－zingiberene；④ β－sesquiphellandrene；⑤ eudesma－3，7(11)－diene；⑥ elemol；⑦ dehydro－aromadendrene；⑧ (－)－spathulenlo；⑨ δ－eudesmol；⑩ hinesol；⑪ eudesmol；⑫ 2，5－dicyclopentyhlidene－cyclopentanone；⑬ eudesm－4(14)－en－11－ol；⑭ 1.1′－biphenyl，4－methyl－；⑮ (4a*R*－*cis*) 4，4a，5，6，7，8－hexahydro－4a，5－dimethyl－3－(1－methylethylidene)－2(3*H*)－napthalenone；⑯ atractylodin；⑰ 4，4－dimethyl－3－(3－methylbut－3－enylidene)－2－methylenebicyclo(4，1，0)heptane；⑱ 4，5，9，10－dehydro－isolongifolene；⑲ 4a，9b－dihydro－8，9b－dimethyl－3(4H)－dibenzofuranone；⑳ 4，4－dimethyl－2，2′－dimethylenebicicyclohexyl－3－diene.

利用统计报表比较了这 20 个组分炮制前后的变化，结果发现，10 个苍术样品，炮制后有 9 个样品挥发油组分的标准差小于炮制前，只有样品 10 的标准差大于炮制前，提示麸炒苍术会导致苍术各挥发油组分含量趋于均衡，见表 7－8。相关分析显示炮制前后每个苍术个体挥发油组分显著相关，成对 t 检验显示炮制前后的差异不显著。

表 7－8　炮制前后苍术挥发油组分的 t 检验及相关分析比较

样品编号	平均值	样本量	标准差	标准误	R	显著性	t	两侧显著性
1	4.65 4.36	20 20	7.52 7.48	1.68 1.67	0.58	0.01	0.18	0.86
2	4.46 4.42	20 20	7.05 6.84	1.58 1.53	0.74	0.00	0.03	0.97
3	4.53 4.53	20 20	8.20 7.75	1.83 1.73	0.97	0.00	0.01	1.00

（续表）

样品编号	平均值	样本量	标准差	标准误	R	显著性	*t*	两侧显著性
4	4.44 4.06	20 20	8.54 5.87	1.91 1.31	0.94	0.00	0.47	0.64
5	4.51 4.57	20 20	8.79 8.24	1.97 1.84	0.97	0.00	−0.13	0.90
6	4.55 4.19	20 20	6.88 5.56	1.54 1.24	0.92	0.00	0.57	0.58
7	4.27 4.23	20 20	7.22 6.63	1.61 1.48	0.96	0.00	0.08	0.94
8	4.15 4.17	20 20	7.35 6.18	1.64 1.38	0.91	0.00	−0.02	0.98
9	4.11 4.32	20 20	8.55 7.32	1.91 1.64	0.94	0.00	−0.31	0.76
10	4.56 4.57	20 20	10.31 11.20	2.31 2.50	0.98	0.00	−0.01	1.00

对苍术挥发油中20个归一化百分含量大于1%的组分进行单因子方差分析，结果显示，炮制后组分1、2、3、4、5、6、7、9、16共9个组分含量上升，组分8、10、11、12、13、14、17、18、19、20共10个含量下降，组分15含量不变。其中，组分1、2、4含量上升达到显著水平，组分14、18、19含量下降达到显著水平。其中苍术挥发油组分中含量最大的6个组分，苍术酮、苍术素、榄香醇、茅术醇、桉叶醇、芹烷二烯酮，苍术酮、苍术素、榄香醇、芹烷二烯酮含量稳定，炮制前后归一化百分含量的变化幅度均小于5%，茅术醇、桉叶醇含量分别降低59%和18%，见表7-9。

表7-9　炮制前后苍术挥发油中20个组分的变化趋势比较

组分	处理	均数	标准差	标准误	最小值	最大值	均方		*F*	显著性
1	1	0.52	0.44	0.14	0.00	1.21	组间	1.37	5.24	0.03
	2	1.05	0.57	0.18	0.37	2.15	组内	0.26		
2	1	1.13	0.72	0.23	0.36	2.30	组间	12.93	9.83	0.01
	2	2.74	1.45	0.46	1.08	6.18	组内	1.32		
3	1	0.63	0.88	0.28	0.03	2.63	组间	0.33	0.69	0.42
	2	0.88	0.42	0.13	0.42	1.89	组内	0.47		
4	1	0.50	0.24	0.08	0.20	0.94	组间	0.40	8.97	0.01
	2	0.79	0.18	0.06	0.54	1.03	组内	0.04		
5	1	1.25	0.67	0.21	0.35	2.48	组间	0.52	1.41	0.25
	2	1.57	0.54	0.17	1.00	2.85	组内	0.37		

（续表）

组分	处理	均数	标准差	标准误	最小值	最大值	均方		F	显著性
6	1	0.75	0.38	0.12	0.22	1.25	组间	0.59	1.75	0.20
	2	1.09	0.72	0.23	0.32	2.35	组内	0.33		
7	1	8.27	5.24	1.66	2.99	17.29	组间	0.69	0.04	0.84
	2	8.64	2.50	0.79	4.98	12.93	组内	16.84		
8	1	1.16	0.82	0.26	0.19	2.65	组间	0.10	0.19	0.67
	2	1.02	0.64	0.20	0.18	1.99	组内	0.54		
9	1	1.22	0.63	0.20	0.33	2.18	组间	0.00	0.01	0.93
	2	1.25	0.92	0.29	0.22	3.08	组内	0.62		
10	1	2.17	2.75	0.87	0.23	8.85	组间	8.01	2.02	0.17
	2	0.90	0.61	0.19	0.16	1.65	组内	3.98		
11	1	6.38	5.33	1.69	1.43	16.59	组间	6.75	0.31	0.59
	2	5.22	3.92	1.24	0.18	11.01	组内	21.88		
12	1	21.55	13.82	4.37	6.39	44.55	组间	5.45	0.03	0.86
	2	20.50	12.91	4.08	5.14	48.66	组内	178.77		
13	1	0.77	0.26	0.08	0.25	1.07	组间	0.08	1.01	0.33
	2	0.64	0.30	0.09	0.25	1.20	组内	0.08		
14	1	1.04	0.38	0.12	0.21	1.51	组间	0.69	4.65	0.05
	2	0.67	0.39	0.12	0.12	1.21	组内	0.15		
15	1	0.92	0.37	0.12	0.52	1.84	组间	0.00	0.00	0.99
	2	0.92	0.31	0.10	0.58	1.38	组内	0.12		
16	1	20.86	11.38	3.60	6.01	35.94	组间	3.35	0.05	0.84
	2	21.68	4.50	1.42	12.73	27.65	组内	74.90		
17	1	1.70	1.49	0.47	0.04	4.19	组间	4.49	3.94	0.06
	2	0.75	0.25	0.08	0.40	1.18	组内	1.14		
18	1	1.10	0.40	0.13	0.56	1.90	组间	1.81	15.88	0.00
	2	0.50	0.26	0.08	0.19	1.06	组内	0.11		
19	1	2.97	1.62	0.51	0.39	5.09	组间	0.21	0.09	0.76
	2	2.76	1.39	0.44	1.19	5.68	组内	2.28		
20	1	13.59	8.57	2.71	0.07	22.63	组间	0.52	0.01	0.93
	2	13.26	7.23	2.29	3.70	27.19	组内	62.87		

注：处理 1 为炮制前，处理 2 为炮制后。

三、讨论

(一) 道地苍术有独特的挥发油组成特征

本研究发现，道地苍术挥发油组分数目较多，平均 107 个，其中含量较大的峰也较多，主要包括苍术酮、苍术素、榄香醇、茅术醇、桉叶醇、芹烷二烯酮。这与郭兰萍等研究结果一致，与非道地苍术挥发油相比，茅苍术总挥发油含量显著低($P<0.01$)，其归一化百分含量大于1%的组分数目显著高($P<0.01$)，苍术酮加苍术素的含量极显著高，而茅术醇加β-桉叶醇的含量极显著低($P<0.001$)，茅苍术道地性在挥发油中的表现主要是苍术酮、茅术醇、β-桉叶醇及苍术素呈现出的一种特定配比关系。

(二) 道地苍术炮制后的变化规律

就个体水平而言，每个道地苍术与挥发油组分在炮制前后均显著相关，变化不显著；就群体水平而言，道地苍术炮制后出现以下变化趋势：挥发油组分数目增多，平均126个；其中含量较大的峰也较多，主要包括苍术酮、苍术素、榄香醇、茅术醇、桉叶醇、芹烷二烯酮；每个苍术个体中挥发油组分的方差减少，各组分含量趋于均衡；挥发油中的β-桉叶醇和茅术醇均呈现下降趋势。对含量最大的3个主峰进行分析的结果显示，榄香油醇频率降低，由4次变为3次；桉叶醇在苍术3个最大的峰中出现的频率降低，由5次变为2次；苍术酮没有变化；苍术素出现频率增加，由8次变为10次；芹烷二烯酮的频率增加，由6次变为8次。

(三) 茅苍术炮制后的挥发油特征

研究发现，道地药材茅苍术挥发油成分较非道地产区苍术有很大差异，其中总挥发油含量低，β-桉叶醇、茅术醇含量低及挥发油组分数目多是其显著特点。本试验研究发现道地苍术经过炮制后，挥发油组分数目显著增多，β-桉叶醇、茅术醇含量降低，更能体现苍术道地药材的特征。

第二节 麸炒对非道地苍术挥发油成分特征影响

本实验选取湖北英山苍术，按照《中国药典》(2005版)规定的麸炒炮制方法，采用分单株进行炮制，利用GC-MS联用技术分析麸炒后苍术挥发油成分的变化规律，以期用道地药材标准来探讨苍术炮制品质量。

一、材料与方法

(一) 材料

苍术(*A.lancea*)采自湖北英山。

(二) 方法

1. 麸炒苍术的制备　取大小均一的苍术干燥根茎10株，除杂洗净，用水浸润至能切片，切成2～4 mm厚片。每一根茎一半麸炒，一半做对照，麸炒分单株进行。中火将锅加热，撒入麦麸皮(15 kg麸皮/100 kg药)，待起烟后放入苍术片。不断翻炒，炒至深黄色，出锅，筛去焦麸，放凉。将样品进行编号，1～10号为对照，11～20为麸炒品。1和11，2和12，3和13，……10和20号样品分别为同一株根茎个体。

2. 挥发油提取及总含量的测定　将苍术生品及麸炒品粉碎后，过40目筛，分别称定重量，置烧瓶中加8倍量水浸泡1 h。按《中国药典》(2005版)挥发油含量测定甲法分单株提取苍术挥发油，加热至沸并保持微沸2.5 h，至测定器中油量不再增加时停止加热，静置1 h，用10 μl移液枪移取挥发油，并定量。

3. 气相色谱/质谱分析　GC-MS条件：EI源，源温200℃，接口温度250℃；DB-5石英毛细管柱0.25 mm×30 m×0.25 μm，进样温度240℃，检测温度250℃，程序升温从60℃到240℃，4℃/min，分流比50∶1，进样量0.2 μl，35～395 amu全扫描。仪器：Finnigan TRACE MS。

4. 数据分析　通过SPSS10.0软件，利用t检验分析麸炒前后挥发油总含量、组分及含量差异。采用hierarchical cluster analysis对麸炒前后苍术挥发油成分进行聚类分析，所用聚类方法为average linkage（between groups），距离公式为square euclidean distance。

二、结果与分析

(一) 挥发油总含量分析

对单株样品总挥发油含量进行测定，求麸炒前后苍术挥发油含量的均值。麸炒前后苍术挥发油得率分别为5.66 ml/100 g和1.92 ml/100 g，麸炒后比麸炒前减少65.82%，麸炒后挥发油总量显著低于麸炒前($p<0.05$)。

(二) 挥发油组分及含量变化

对各样品挥发油进行GC-MS分离检测，得到归一化百分含量。对归一化百分含量大于1 %的组分的个数记数并求其均值，可得麸炒前和麸炒后苍术挥发油归一化百分含量大于1%的成分数目的均数分别为5.3个和8.5个，麸炒后显著高于麸炒前($p<0.05$)，见表7-10。

表7-10　苍术麸炒前后挥发油变化的统计报表

组分	麸炒前 $X\pm S$	麸炒后 $X\pm S$	显著性	变化趋势	组分	麸炒前 $X\pm S$	麸炒后 $X\pm S$	显著性	变化趋势
1	0.38±0.35	1.32±1.25	0.033*	↑	14	0.06±0.17	0.28±0.39	0.112	—
2	—	0.91±0.80	0.006**	↑	15		0.30±0.23	0.003**	↑
3	—	0.15±0.17	0.002**	↑	16	0.05±0.10	0.54±0.73	0.063	—
4	—	0.10±0.07	0.002**	↑	17	0.11±0.35	0.44±0.71	0.205	—
5	—	0.07±0.08	0.023*	↑	18	1.09±0.42	2.89±3.21	0.095	—
6	—	0.11±0.09	0.005**	↑	19	0.18±0.31	0.63±0.62	0.061	—
7	—	0.12±0.07	0.001**	↑	20	0.13±0.12	0.29±0.10	0.006**	↑

（续表）

组分	麸炒前 $X \pm S$	麸炒后 $X \pm S$	显著性	变化趋势	组分	麸炒前 $X \pm S$	麸炒后 $X \pm S$	显著性	变化趋势
8	0.03±0.10	0.41±0.36	0.009**	↑	21	4.92±0.57	5.17±1.23	0.570	—
9	0.11±0.24	0.76±0.68	0.016*	↑	22	1.93±0.54	1.50±0.36	0.047*	↓
10	0.18±0.32	0.99±0.85	0.016*	↑	23	1.26±0.92	1.56±1.71	0.625	—
11	0.18±0.29	0.88±0.79	0.023*	↑	24	48.67±7.80	44.26±8.94	0.255	—
12	0.25±0.41	1.43±1.12	0.009**	↑	25	37.20±5.76	31.23±6.45	0.042*	↓
13	0.37±1.04	0.28±0.24	0.813	—	—	—	—	—	—

注：1. α-蒎烯；2. α-水芹烯；3. 柠檬烯；4. 1*R*-a-蒎烯；5. δ-3-2 蒈烯；6. 1,3,4,7-四甲基-三环[5.3.1.0(4,11)]十一烷-2-烯；7. τ-榄香烯；8. 反-丁香烯；9. 1aa,2,3,3a,4,5,6,7ba-八氢-1,1,3aa,7,-三甲基-1*H*-环丙烷[a]-萘；10. 12,3,6-四甲基-二环[2.2.2]辛烷-2,5-二烯；11. 2-异丙烯基-4a,8-二甲基-11,2,3,4,4a,5,6,8-8*H*-萘；12. 4,11,11-三甲基-8-亚甲基-二环[7.2.0]十一烷-2-烯；13. a-丁香烯；14. 2,4,5,6,7,8-六氢-1,4,9,9-四甲基-3*H*-3a,7-亚甲基甘葡环烃；15. 桉烷-4(14),11-二烯；16. (-)-姜倍半萜；17. 1,2,3,5,6,7,8,8a-八氢-1,8a-二甲基-7-(1-甲乙烯基)-萘；18. hedycaryol；19. 榄香醇；20. cubenol；21. 愈创(木)醇；22. 桉烷-4(14)-en-11-ol；23. 4-苯乙烯吡啶；24. 茅苍术醇；25. β-桉醇。

经计算机系统内标准检索库检索，麸炒前共分离出 25 种成分，鉴定了 18 种，占挥发油相对含量的 96.1%；麸炒品中分离出 30 种成分，鉴定了 25 种，占挥发油相对含量的 96.4%。麸炒前后共有成分 18 种，其中组分 1、8、9、10、11、12、20 等 7 种在麸炒后显著高于麸炒前($p<0.05$)；组分 13、14、16、17、18、19、21、23、24 等 9 种在麸炒前后无显著性差异($p>0.05$)。组分 22、25 在麸炒后含量显著低于麸炒前($p<0.05$)；麸炒前未检出，麸炒后新增加的组分有 2、3、4、5、6、7、15 等 7 种。

可见，麸炒前后，苍术挥发油中各组分发生很大变化。本文以柱状图的形式，直观地显示了苍术挥发油各组分总量及配比的变化，见附录彩图 14。

(三) 麸炒前后苍术挥发油成分聚类分析

聚类分析结果表明，麸炒前后苍术挥发油组分变化较为复杂。如图 7-3 所示，样品 3 与 13、4 与和 14、5 与 15、7 与 17 虽分别为同一株根茎个体，却根据麸炒与否分别聚类，即样品 3、4、5、7 和样品 13、14、15、17 分别聚类，可见麸炒前后挥发油组分存在差异；而样品 10 和 20、2 和 12、6 和 16 则分别依据个体聚到一类；样品 1 和 11，9 和 19 麸炒前后差异较大，且无规律性。

三、讨论

(一) 炮制苍术挥发油含量及成分变化规律

本文中炮制后苍术挥发油含量及成分配比关系发生了很大变化。主要表现为麸炒品总挥发油含量显著降低，降低幅度达 60% 以上。有学者认为麸炒可使苍术挥发油含量降低 4.8%～86.42%，支持这一结论。中医认为苍术性“燥”，须炮制抑其燥之偏性。麸炒法主要靠在加热过程中麦麸的吸附作用使苍术挥发油含量降低以达到去其“燥”性的目的，而且发现苍术麸炒后总挥发油含量的降低主要表现为 β-桉叶醇($p<0.05$)、茅术醇($p>$

0.05)、桉烷-4(14)-en-11-ol(eudesm-4(14)-en-11-ol)($p<0.05$)等3种主要组分的显著降低。因此,我们进一步推测苍术的"燥性"很可能与麸炒后挥发油中降低的这几种成分关系更为密切。

传统中医认为,麸炒苍术除可以缓和其辛燥之性,还具有增强健脾燥湿、导滞止泻的功效。《朱仁康临床经验集》记载用生苍术重在利用其"燥湿"之功。《景岳全书》中记载的柴平汤中用生苍术,重在祛湿。《摄生众妙方》中记载苍术经炮制,主要功效健脾理气。可见,古代方书比较一致地认为苍术麸炒后可增强其健脾燥湿、导滞止泻的功效。现代药理研究也表明,生品的健脾作用不明显,而苍术不同炮制品均有健脾作用,尤以麸炒品健脾作用明显。本研究发现,炮制后挥发油中榄香醇等7种成分显著升高并且产生了10种新的成分,挥发油成分数目显著增多,因此,我们推测苍术麸炒后健脾作用的增强很可能与挥发油中新增加的组分以及某些组分含量的升高有一定的相关性。

(二) 苍术炮制品质量标准的确定

挥发油被认为是苍术的主要药理活性成分,也是其发挥临床疗效的重要物质基础。大量研究表明,苍术挥发油中β-桉叶醇、茅术醇等主要成分具有显著的药理活性。然而炮制后苍术挥发油含量显著降低,而且几种主要成分含量都有不同程度的下降,很显然仅以挥发油中一个或几个成分含量不足以全面衡量苍术炮制品质量。道地药材是公认的质优效佳的药材,是优质药材的代名词。茅山苍术作为道地药材,其质量和疗效得到历代医家的肯定与推崇。有学者研究发现,道地药材茅苍术挥发油成分较非道地产区苍术有很大差异,其中总挥发油含量低,β-桉叶醇、茅术醇含量低及挥发油组分数目多是其显著特点。本试验研究发现非道地产区(湖北英山)苍术经过炮制后,总挥发油含量显著低,尤其是β-桉叶醇、茅术醇含量降低,挥发油组分数目显著增多,与生品相比更加接近道地药材茅苍术。

郭兰萍等分析指出,茅苍术的道地性表现在临床上包含两个方面的作用,一是补气健脾之功似白术,二是燥湿之功同于其他苍术,既能燥湿又能健脾的特点是茅山苍术成为道地药材的主要原因。由此,我们认为麸炒后苍术显示出较强的健脾功效,也间接支持苍术麸炒后更加接近道地药材。因此,用道地药材标准来探讨苍术炮制品质量具有一定可行性,这为解决仅用一种或几种有效成分来探讨炮制品的质量,尤其是阐明炮制原理的困难提供思路。

小　结

道地苍术与非道地苍术炮制后依旧呈现不同的特征。就个体水平而言,每个非道地苍术或道地苍术挥发油组分在炮制前后均显著相关,变化不显著;就群体水平而言,道地和非道地苍术炮制后所呈现的差异与炮制前相同:即前者峰的数目较少,平均90个，挥发油中含量最大的两个峰为茅术醇、β-桉叶醇；而后者挥发油组分数目较多，平均126个，其中含量较大的峰也较多，主要包括苍术酮、苍术素、榄香醇、茅术醇、桉叶醇、芹烷二烯酮。

道地苍术与非道地苍术炮制后挥发油组分发生相似的规律性改变。道地苍术与非道地苍术挥发油组分炮制前后呈现出一定共同的规律性：① 两者的挥发油中组分的数目在炮制后均出现上升趋势，道地苍术由平均107个组分变为126个组分，非道地苍术由平均72个组分变为90个组分，前者达到显著水平。② 炮制后道地和非道地苍术个体中挥发油组分的方差减少，显示炮制后苍术挥发油组分中归一化百分含量较大的组分有降低的趋势，而归一化百分含量较小的组分有增加的趋势，即炮制后各组分含量趋于均衡。③ 炮制后，道地和非道地苍术挥发油中的β-桉叶醇和茅术醇均呈现下降趋势，这似乎是中医认为麸炒苍术去"燥"的物质基础。

炮制后苍术更接近道地药材。研究发现，道地药材茅苍术挥发油成分较非道地产区苍术有很大差异，其中总挥发油含量低，β-桉叶醇、茅术醇含量低及挥发油组分数目多是其显著特点。本试验研究发现苍术经过炮制后，总挥发油含量显著低，尤其是β-桉叶醇、茅术醇含量降低，挥发油组分数目显著增多，更能体现道地药材的特点。

挥发油被认为是苍术的主要药理活性成分，也是其发挥临床疗效的重要物质基础。大量研究表明，苍术挥发油中β-桉叶醇、茅术醇具有显著的药理活性，因而这两个组分经常被用于苍术的质量标准。但本研究发现，炮制后苍术挥发油含量显著降低，而且β-桉叶醇、茅术醇含量都有较大程度的下降。更有趣的是，发现炮制后挥发油组分的标准差和标准误均小于炮制前，即麸炒苍术会导致苍术各挥发油组分含量趋于均衡，即含量小的组分变大，含量大的组分变小。这些均提示，以挥发油中一个或几个成分含量不足以全面衡量苍术炮制品质量。

参 考 文 献

[1] HUANG L Q, XIAO P G, GUO L P, et al. Molecular pharmacognosy[M]. Netherlands: Springer, 2013.

[2] 马瑟,金克斯.生统遗传学[M].北京:科学出版社,1988.

[3] TAKEDA O, MIKI E, MORITA M, et al. Variation of essential oil components of *Atractylodes lancea* growing in Mt. Maoshan area in Jiangsu Province, China[J]. Natural Medicines, 1994, 48(1): 11-17.

[4] TAKEDA O, MIKI E, TERABAYASHI S, et al. Variation of essential oil components of *Atractylodes lancea* growing in China[J].Natural Medicines, 1995, 49(1): 18-23.

[5] TAKEDA O, MIKI E, TERABAYASHI S, et al. Variation of essential oil components in *Atractylodes lancea* (Thunb.) DC. growing in Shanxi and Henan provinces, China[J]. Natural Medicines, 1996, 50(4): 289-295.

[6] TAKEDA O, MIKI E, TERABAYASHI S, et al. A comparative study on essential oil components of wild and cultivated *Atractylodes lancea* and *A. chinensis*[J]. Planta Medica, 1996, 62(5): 444-449.

[7] 曾燕,郭兰萍,陈保冬,等.不同温度对茅苍术生长发育及挥发油组分的影响[J].世界科学技术-中医药现代化,2010,12(5):773-778.

[8] 曾燕,郭兰萍,孙宇章,等.丛枝菌根及其在中药材栽培中的应用[J].世界科学技术-中医药现代化,2007,9(6):83-87.

[9] 陈焕镛,黄成就.中国植物志:第 22 卷[M].北京:科学出版社,1998.

[10] 陈家宽,杨继.植物进化生物学[M].武汉:武汉大学出版社,1994.

[11] 傅舜谟,方洪钜,刘国声,等.苍术属药用植物的研究[J].中国科学院大学学报,1981,19(2):195-202.

[12] 郭兰萍,黄璐琦,阎洪,等.基于地理信息系统的苍术道地药材气候生态特征研究[J].中国中药杂志,2005,30(8):565.

[13] 郭兰萍,黄璐琦,HUCK C W,等.近红外光谱技术及其在中药道地性研究中的应用[J].中国中药杂志,2009,34(14):1751-1757.

[14] 郭兰萍,黄璐琦,胡娟,等.基于生物信息分析的苍术挥发油成分变异及其化学型的划分[J].资源科学,2008,30(5):770-777.

[15] 郭兰萍,黄璐琦,华永丽,等.从表型可塑性、生态型到药用植物化学型的研究[J].资源科学,2008,30(5):744-753.

[16] 郭兰萍，黄璐琦，蒋有绪，等. 苍术遗传结构的 RAPD 分析[J]. 中国药学杂志，2006，41(3)：178-181.
[17] 郭兰萍，黄璐琦，蒋有绪，等. 药用植物栽培种植中的土壤环境恶化及防治策略[J]. 中国中药杂志，2006，31(9)：714-717.
[18] 郭兰萍，黄璐琦，蒋有绪，等. 苍术挥发油组分的气候主导因子筛选及气候适宜性区划[C] //中国中医科学院. 中医药发展与人类健康——庆祝中国中医研究院成立 50 周年论文集(下册). 北京：中医古籍出版社，2005.
[19] 郭兰萍，黄璐琦，邵爱娟，等. 苍术根际区土壤养分变化规律[J]. 中国中药杂志，2005，30(19)：1504-1507.
[20] 郭兰萍，黄璐琦，阎玉凝. 土壤中无机元素对茅苍术道地性的影响[J]. 中国中药杂志，2002，27(4)：245-250.
[21] 郭兰萍，黄璐琦，谢晓亮. 道地药材特色栽培及产地加工技术规范[M]. 上海：上海科学技术出版社，2016.
[22] 郭兰萍，黄璐琦. 中药资源生态学研究的理论框架[J]. 资源科学，2008，30(2)：296-304.
[23] 郭兰萍，刘俊英，吉力，等. 茅苍术道地药材的挥发油组成特征分析[J]. 中国中药杂志，2002，27(11)：814-819.
[24] 郭兰萍，张小波，杨光，等. Hormesis 及其在药用植物生产中的应用[J]. 中国中药杂志，2011，36(5)：525-529.
[25] 国家药典委员会. 中华人民共和国药典：一部[M]. 北京：中国医药科技出版社，2010.
[26] 国家药典委员会. 中华人民共和国药典：一部[M]. 北京：中国医药科技出版社，2005.
[27] 贺善安，贺慧生，吕晔，等. 茅苍术资源的保护和利用[J]. 植物资源与环境，1993，2(1)：1-6.
[28] 胡世林. 中国道地药材[M]. 哈尔滨：黑龙江科学技术出版社，1989.
[29] 胡世林. 中国道地药材论丛[M]. 北京：中医古籍出版社，1997.
[30] 黄俊斌，赵雪坤，李建洪，等. 苍术白绢病发生规律与防治方法的初步研究[J]. 湖北农业科学，2003(3)：70-71.
[31] 黄璐琦，陈美兰，肖培根. 中药材道地性研究的现代生物学基础及模式假说[J]. 中国中药杂志，2004，29(6)：494-496，610.
[32] 黄璐琦，郭兰萍，胡娟，等. 道地药材形成的分子机制及其遗传基础[J]. 中国中药杂志，2008，33(20)：2303-2308.
[33] 黄璐琦，郭兰萍，华国栋，等. 道地药材的属性及研究对策[J]. 中国中医药信息杂志，2007，14(2)：44-46.
[34] 黄璐琦，郭兰萍. 环境胁迫下次生代谢产物的积累及道地药材的形成[J]. 中国中药杂

志,2007,32(4):277-280.

[35] 黄璐琦,郭兰萍.中药资源生态学[M].上海:上海科学技术出版社,2009.

[36] 黄璐琦,张瑞贤."道地药材"的生物学探讨[J].中国药学杂志,1997,32(9):563-566.

[37] 黄璐琦,张瑞贤.道地药材理论与文献研究[M].上海:上海科学技术出版社,2016.

[38] 黄璐琦.道地药材品质保障技术研究[M].上海:上海科学技术出版社,2018.

[39] 孔垂华,徐涛,胡飞,等.环境胁迫下植物的化感作用及其诱导机制[J].生态学报,1999,20(5):849-854.

[40] 孙垂华.植物化感作用研究中应注意的问题[J].应用生态学报,1998,9(3):332-336.

[41] 马起凤,孟宪纾,周荣汉.中国术属化学成分与分类学的研究[J].沈阳药科大学学报,1982(15):7.

[42] 聂淑琴,李兰芳,杨庆,等.5种产地苍术提取物主要药理作用比较研究[J].中国中医药信息杂志,2001,8(2):27-29.

[43] 欧阳臻,杨凌,宿树兰,等.茅苍术挥发油的气相色谱-质谱指纹图谱研究[J].药学学报,2007,42(9):968-972.

[44] 钱士辉,汪六英,段金廒,等.茅苍术化学成分及其生物活性研究进展[J].中国野生植物资源,2006,25(2):8-11.

[45] 石铸.关于苍术植物的学名问题[J].植物分类学报,1981,19(3):318-321.

[46] 孙宇章,郭兰萍,黄璐琦,等.茅山地区苍术居群植物分布与环境关系的典范对应分析[J].湖南中医药大学学报,2007,27(S1):218-221.

[47] 吴志刚,郭兰萍,黄璐琦,等.接种VA菌根对苍术生长发育影响的初步观测[J].中药研究与信息,2005,7(11):27-28.

[48] 贺玉琢.茅苍术根茎中含有的挥发油成分在生长过程中的变化[J].国外医学.中医中药分册,1995,17(6):42-43.

[49] 肖小河,夏文娟,陈善墉.中国道地药材研究概论[J].中国中药杂志,1995,20(6):323-326.

[50] 肖小河.中药材品质变异的生态生物学探讨[J].中草药,1989(8):42-46.

[51] 谢宗万.论道地药材[J].中医杂志,1990(10):43-46.

[52] 张燕,樱井美希,杨光,等.不同小生境对苍术生长和4种挥发油的影响[J].中国中药杂志,2015,40(21):4142-4148.

[53] 郑金生."道地药材"的形成与发展(Ⅱ)[J].中药材,1990,13(7):43-45.

[54] 中国科学院中国植物志编辑委员会.中国植物志:第78卷[M].北京:科学出版社,1986.

[55] 周洁,黄璐琦,郭兰萍,等.干旱胁迫下苍术幼苗生理特性变化研究[J].中国中药杂志,2008,33(19):2163-2166.

[56] 周如军，徐海娇，傅俊范，等.苍术菌核病病原鉴定及其生物学特性[J].沈阳农业大学学报，2014，45(3)：284-288.

[57] 朱晓琴，贺善安，贺慧生，等.茅苍术资源再生的研究[J].植物科学学报，1995，13(4)：373-379.

[58] 朱晓琴，贺善安.不同产地苍术药材化学成分的比较[J].植物资源与环境学报，1994，3(1)：18-22.

附录(彩图)

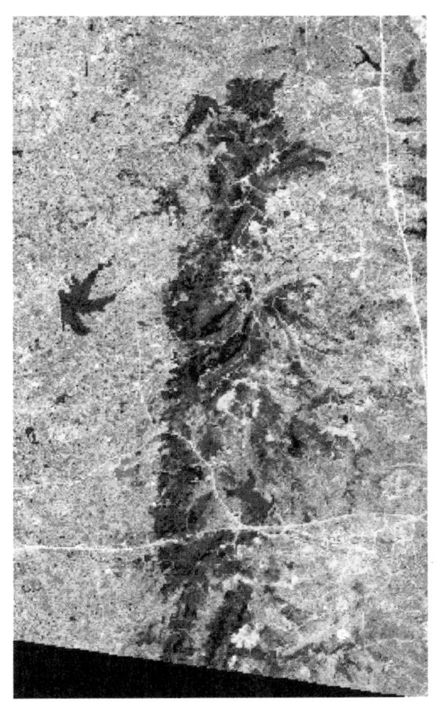

彩图 1　茅山山脉遥感图遥感数据

(2005 年 4 月 2 日的 Landsat5 的 TM 图像,标准假彩色合成)

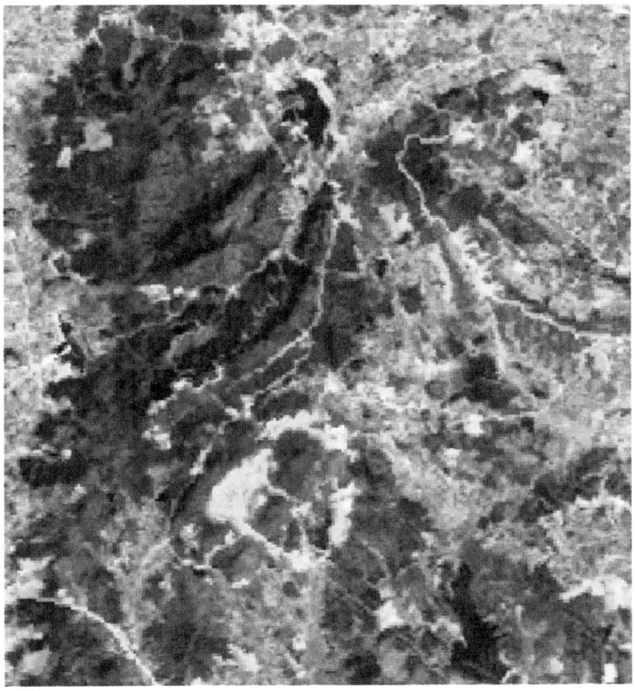

彩图 2　苍术调查区：大茅峰、二茅峰和三茅峰

表 1　遥感影像目视解译(选择 7,4,3 三个波段组合图像)遥感图像的地物对照标识

类型		影像特征			
		形　态	色　调	纹　理	图　例
水域		不规则状,自然弯曲和局部明显弯曲	深蓝色、蓝色	光滑	
交通		不规则	浅绿色	光滑	
植被	农田	较规则	红色	呈条状、块状	
	乔木	不规则	黑褐色	毛绒状,影像结构粗糙	
	灌木	不规则	红褐色	毛绒状,影像结构粗糙	
	乔木和灌木混杂	不规则	褐色	毛绒状,影像结构粗糙	
	其他植被	不规则	墨绿色	毛绒状,影像结构粗糙	

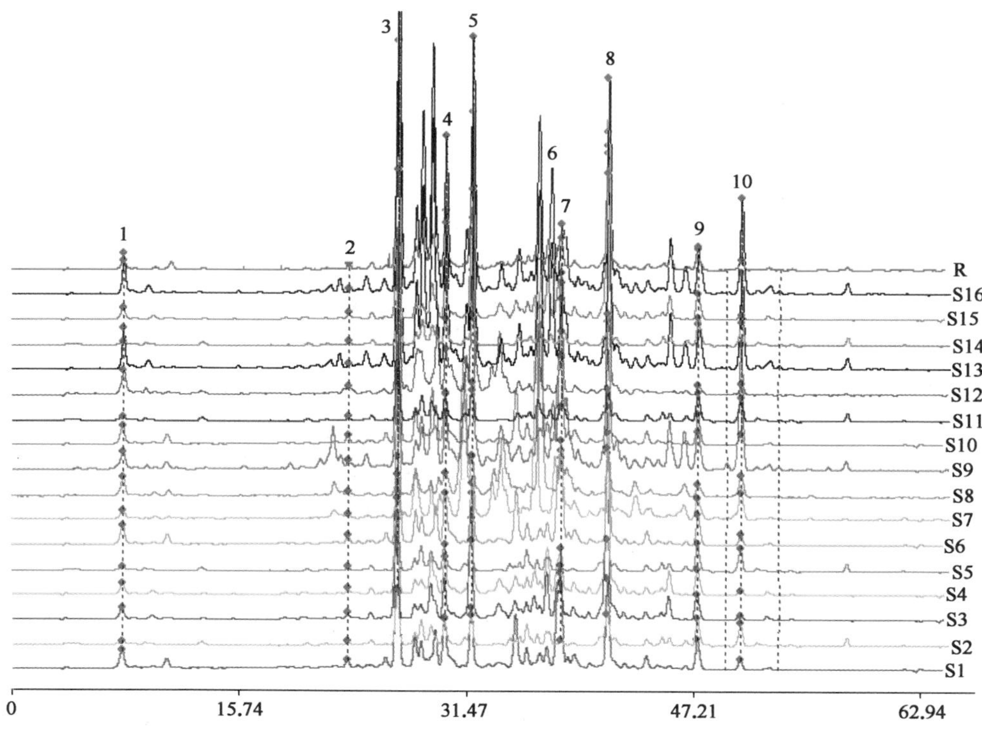

彩图 3　不同产地苍术指纹图谱重叠图

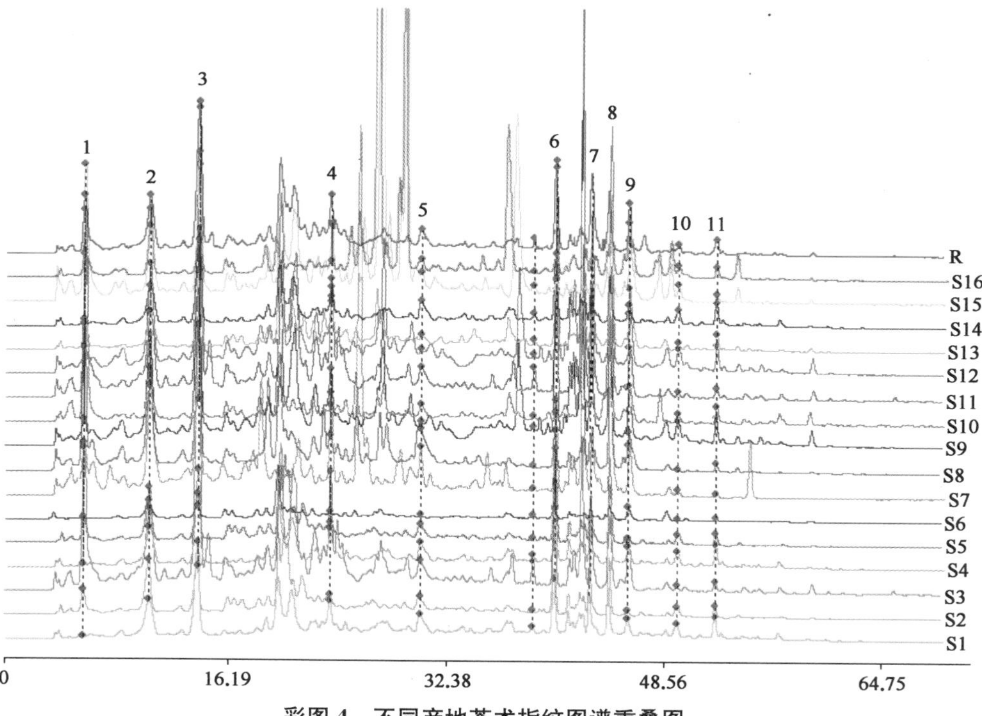

彩图 4　不同产地苍术指纹图谱重叠图

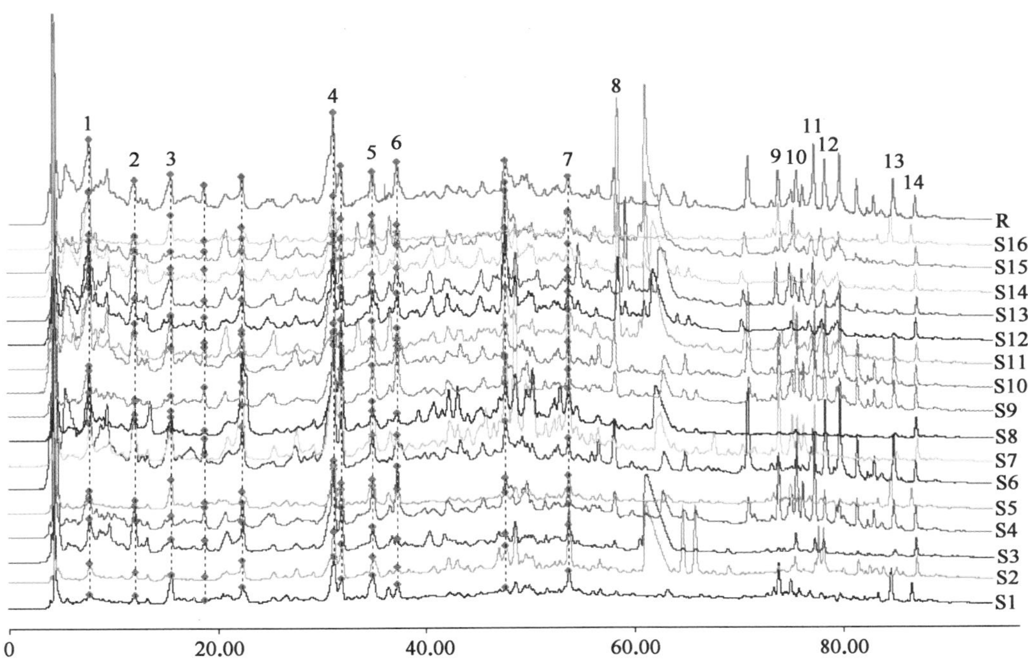

彩图 5　不同产地苍术指纹图谱重叠图

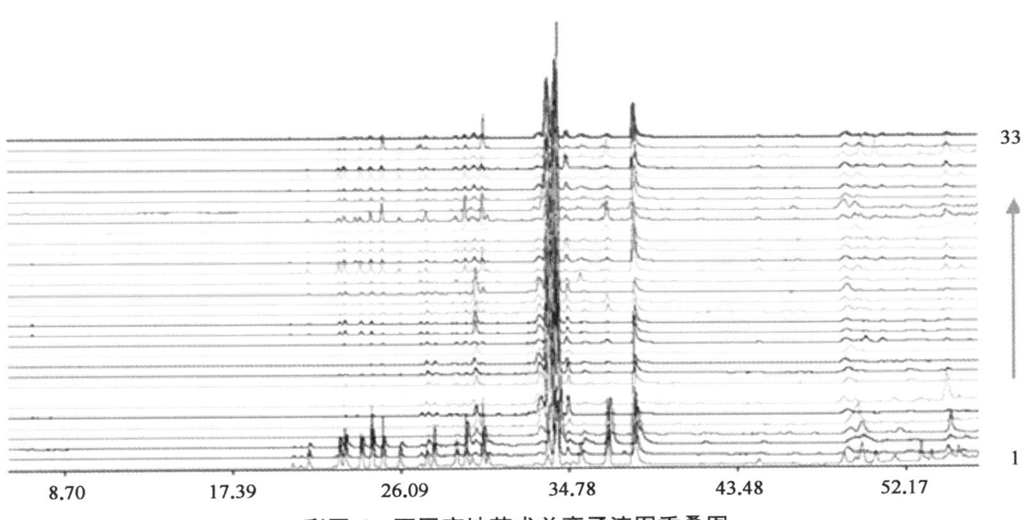

彩图 6　不同产地苍术总离子流图重叠图

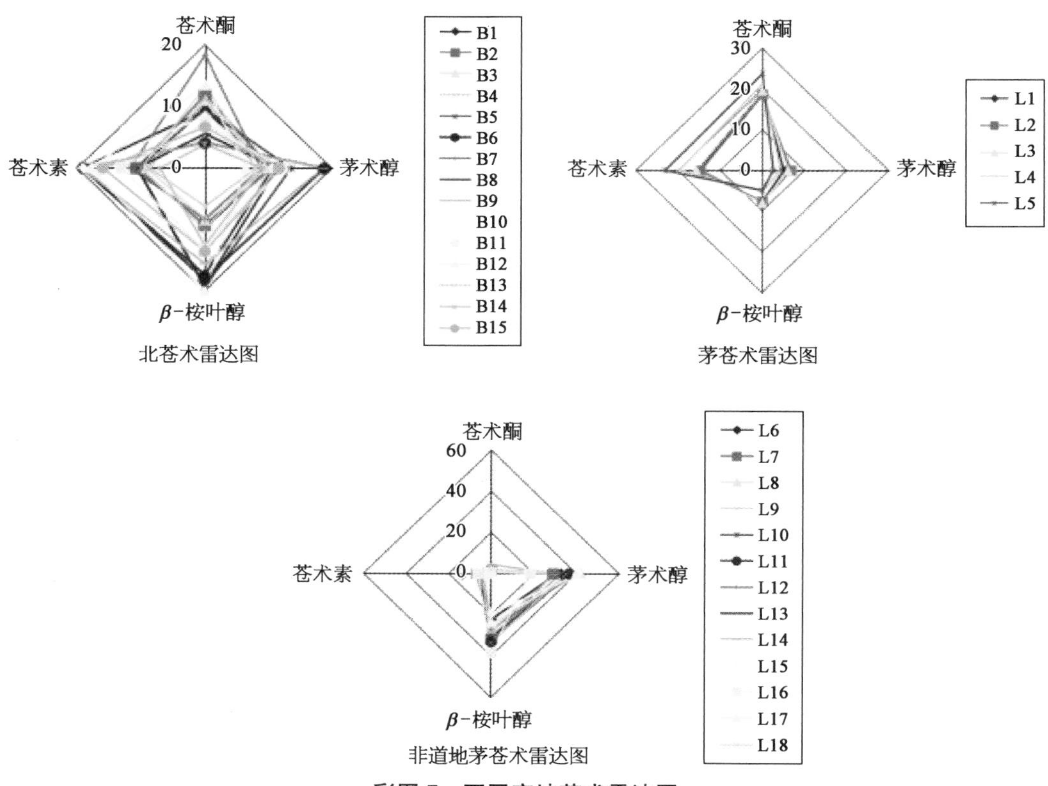

彩图 7　不同产地苍术雷达图

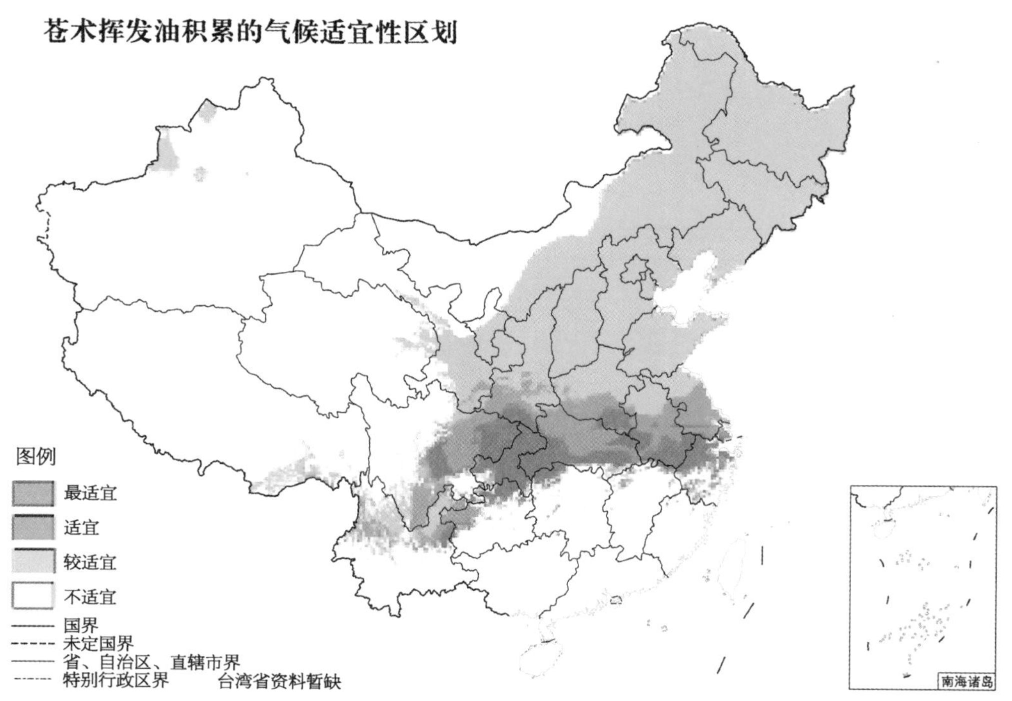

彩图 8　苍术挥发油组分形成的气候适宜性区划

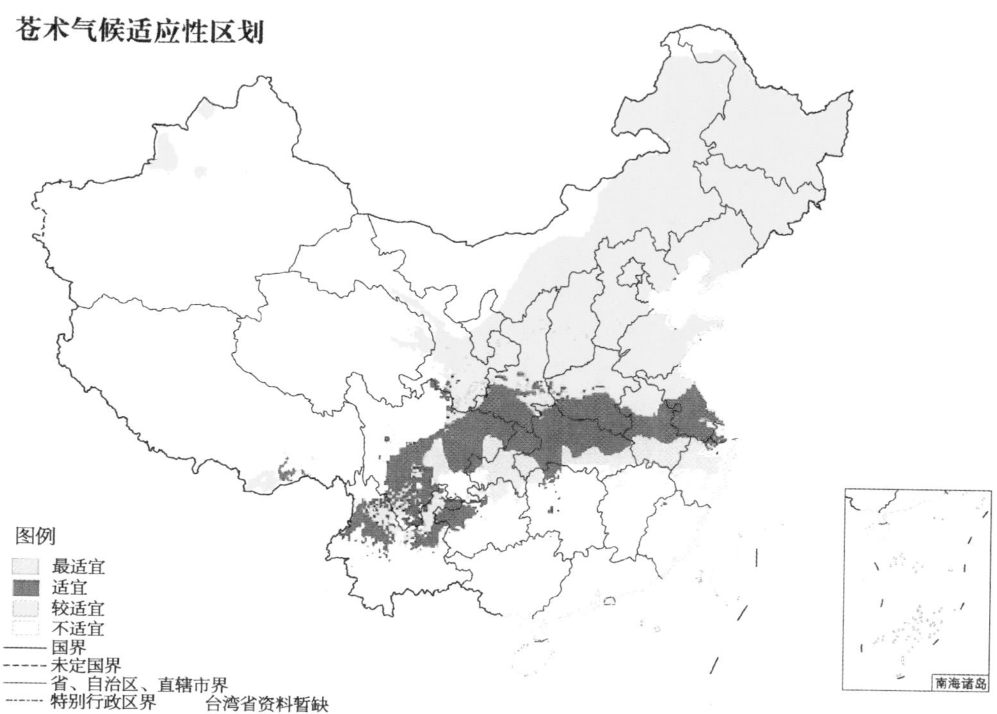

彩图 9　苍术气候适宜性区划

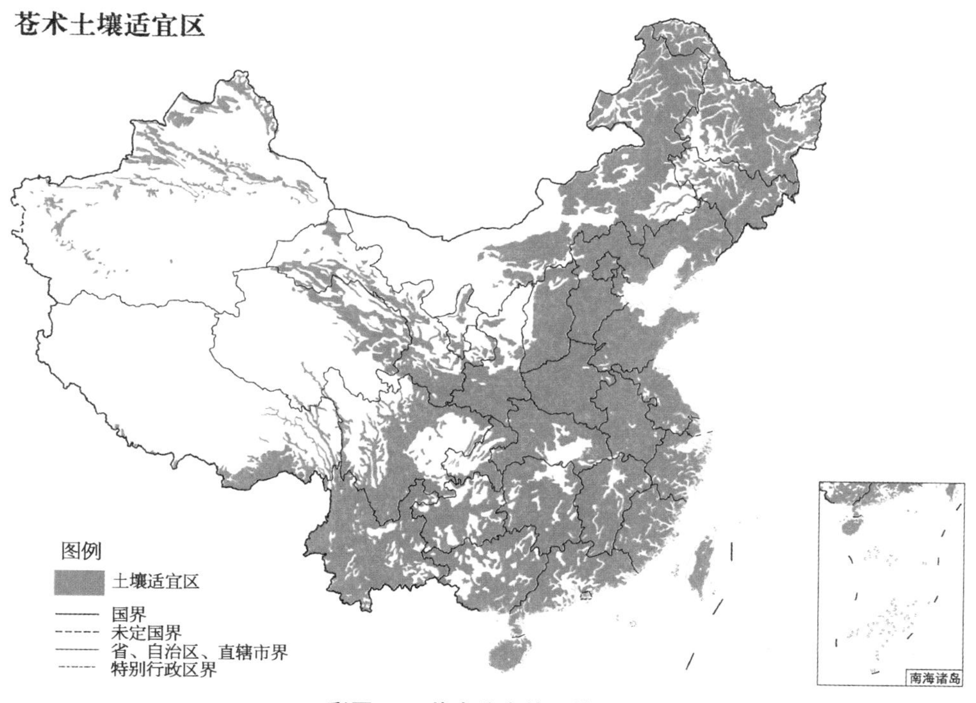

彩图 10　苍术分布的土壤区域

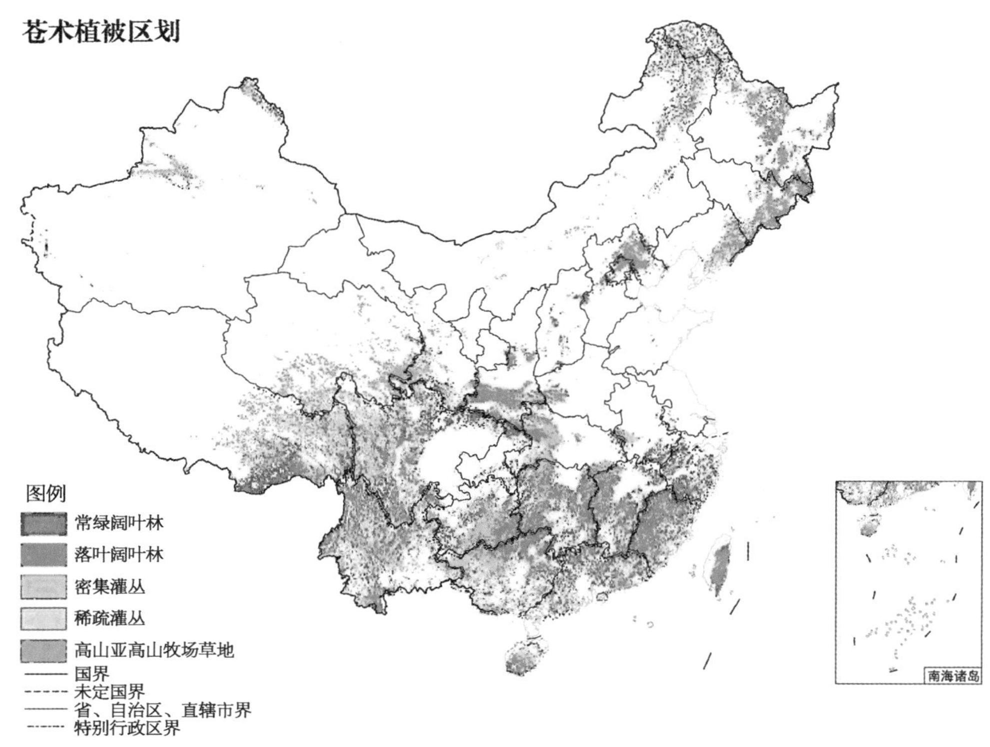

彩图 11　全国不同植被类型苍术分布区

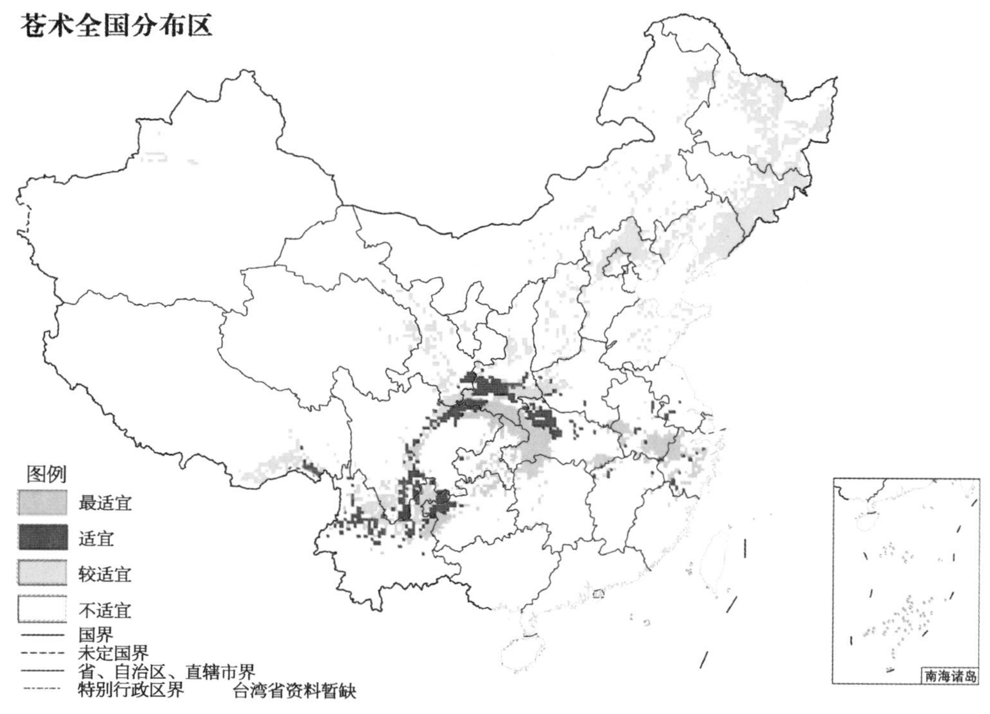

彩图 12　全国苍术生产适宜分布区

彩图 13　曲利本蓝染色鉴定 AM

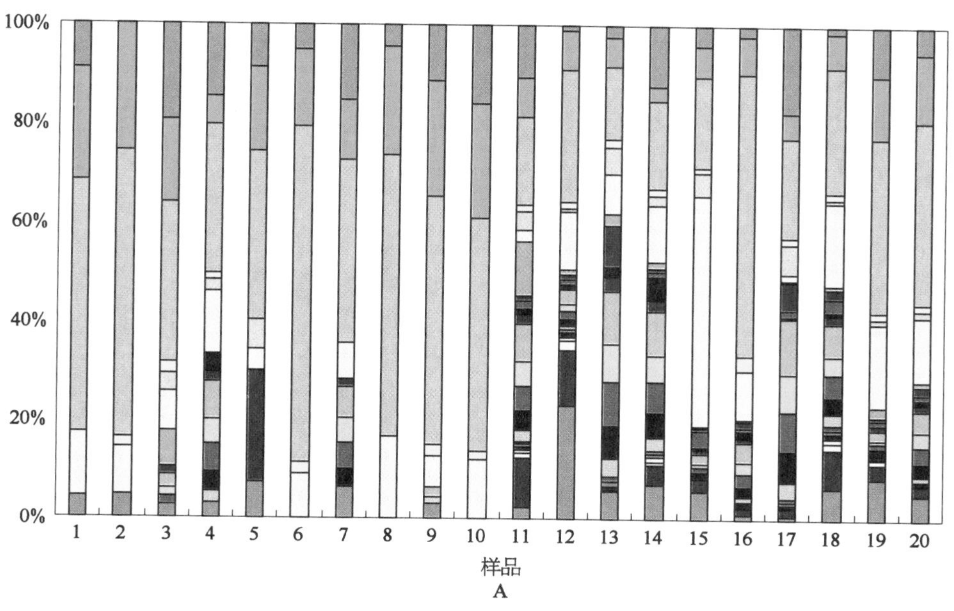

A

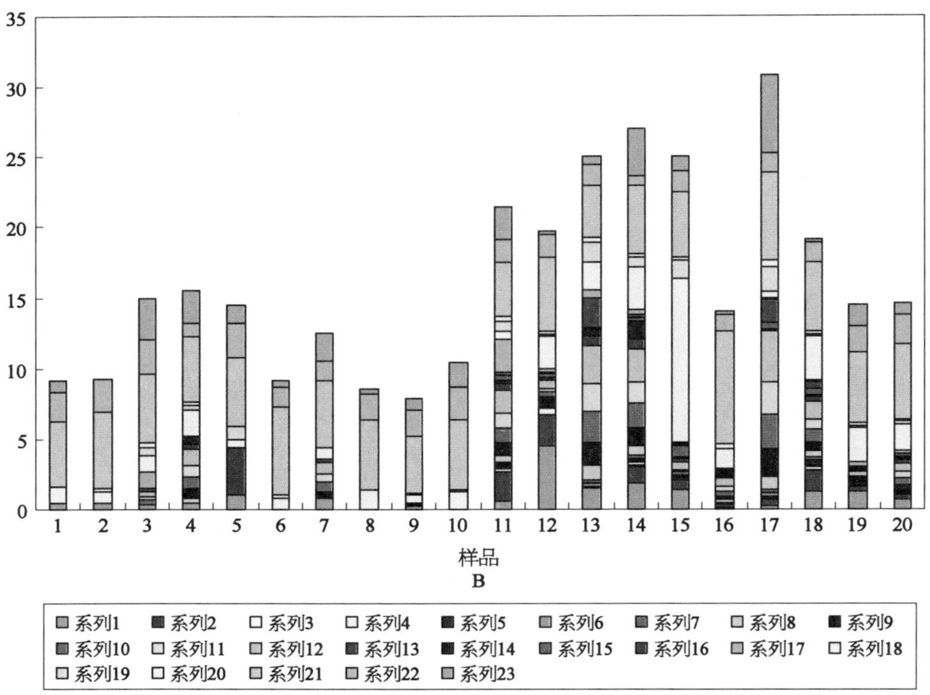

彩图 14 麸炒前后苍术挥发油中各组分含量

（A 各成分归一化百分含量相对比较；B 各成分归一化百分含量比较）

（样品 1～10 号为未麸炒苍术，样品 11～20 为麸炒苍术。系列 1～23 为挥发油组分。由于组分 24、25 含量较大，与其他组分相差至少一个数量级，为突显其他组分的配比及变化情况，组分 24、25 未在柱状图中显示）